外科周術期マニュアル

編集

岩井直躬 京都府立医科大学附属病院長
大辻英吾 京都府立医科大学消化器外科教授

金芳堂

編集

岩井	直躬	京都府立医科大学附属病院長
大辻	英吾	京都府立医科大学消化器外科教授

執筆者 (五十音順)

市川	大輔	京都府立医科大学消化器外科講師
岩井	直躬	京都府立医科大学附属病院長，小児外科教授
大辻	英吾	京都府立医科大学消化器外科教授
岡本	和真	京都府立医科大学消化器外科講師
岡本	雅彦	京都府立医科大学移植一般外科准教授
落合登志哉		京都府立医科大学消化器外科講師
小野	滋	京都府立医科大学小児外科講師
加藤大志朗		京都府立医科大学呼吸器外科講師
神田	圭一	京都府立医科大学心臓血管外科講師
木村	修	京都府立医科大学小児外科准教授
久保田良浩		滋賀医科大学外科講師
國場	幸均	京都府立医科大学消化器外科准教授
阪倉	長平	社会保険神戸中央病院外科部長
沢井	清司	京都ブレストセンター沢井診療所院長
島田	順一	京都府立医科大学呼吸器外科准教授
園山	輝久	京都府立医科大学消化器外科准教授
出口	英一	京都第一赤十字病院小児外科部長
土井	潔	京都府立医科大学心臓血管外科講師
中西	正芳	京都府立医科大学消化器外科講師
藤原	斉	京都府立医科大学消化器外科講師
文野	誠久	京都府立医科大学小児外科病院助教
細川	豊史	京都府立医科大学疼痛緩和医療教授
夜久	均	京都府立医科大学心臓血管外科教授
山岸	正明	京都府立医科大学心臓血管外科教授
吉村	了勇	京都府立医科大学移植一般外科教授

序

　研修医や病棟医が日常の外科診療に利用し易い「外科周術期管理マニュアル」を金芳堂から刊行して9年が経過した．この間，新臨床研修制度が施行され，将来，外科を専攻しない研修医も外科手術に携わる機会をもつようになった．また，外科を専攻する病棟医にとって開腹手術のみならず鏡視下手術の機会が増え，これらの周術期管理も少しずつ変化してきている．

　そこで今般，病棟外科医や将来外科を専攻しない研修医にも「周術期管理」を理解し易い内容の本を新たに企画した。腹腔鏡下手術および胸腔鏡下手術の内容とこれらの周術期管理についても新進気鋭の外科医に執筆をお願いした．さらに，癌治療を行う上で欠かすことができない緩和医療についても新たに企画・編集することにした．

　しかし，たとえ新しい手術器具が開発されたとしても，あるいは新しい手術術式が導入されたとしても，外科診療の基本は主治医自らがベッドサイドで患者をよく診察することである．ベッドサイドでの診察とそれに必要な処置を行う上で本書が一助となり，外科的治療成績がさらに向上すれば幸いである．執筆いただいた諸先生，特に編集を手伝っていただいた文野誠久博士にお礼申し上げる．また，当初よりご助言いただいている市井輝和代表取締役に敬意を表する．

　　　平成22年5月

岩井　直躬

目　次

序　　　　　　　　　　　　　　　　　　　　　　　　　　　　　*i*

1章　術前検査とその評価　（岩井直躬）1

1　一般検査 ……………………………………… 1
2　栄養状態の評価 ………………………………… 3
3　一般血液検査，呼吸循環機能検査，肝腎機能検査
　　…………………………………………………… 4
4　術前に検討する必須項目 ……………………… 8

2章　術前の準備　（岩井直躬，文野誠久）9

1　一般的術前管理 ………………………………… 9
　A．栄養管理 …………………………………… 9
　B．栄養療法 …………………………………… 9
　C．循環管理 …………………………………… 10
　D．呼吸管理 …………………………………… 11
　E．輸液管理 …………………………………… 11
2　小児の術前管理 ………………………………… 12
　A．新生児 ……………………………………… 12
　B．乳幼児・学童 ……………………………… 13
3　高齢者の術前管理 ……………………………… 14
　A．栄養・電解質の管理 ……………………… 14
　B．循環器疾患の管理 ………………………… 14
　C．呼吸系の管理 ……………………………… 15
　D．泌尿器疾患の管理 ………………………… 15
　E．その他の長期薬物投与 …………………… 16
4　妊娠時の術前管理 ……………………………… 17
　A．妊娠中に行う手術の適応 ………………… 17
　B．手術施行時期と妊娠の継続 ……………… 17
　C．妊娠時の特異性 …………………………… 17
　D．妊娠時の麻酔 ……………………………… 17
　E．外科手術の対象となる主な疾患 ………… 17
5　クリニカルパス ………………………………… 19
　A．意　味 ……………………………………… 19
　B．作成方法 …………………………………… 19
　C．パスの例 …………………………………… 19

3章　合併疾患と術前管理　（阪倉長平）23

1　呼吸器合併症 …………………………………… 23
2　循環器合併症 …………………………………… 25
3　消化器系合併症 ………………………………… 26
　A．消化性潰瘍 ………………………………… 26
　B．急性肝炎，慢性肝炎，肝硬変 …………… 27
　C．閉塞性黄疸 ………………………………… 27
4　糖尿病，肥満，甲状腺機能障害 ……………… 29
　A．糖尿病 ……………………………………… 29
　B．肥　満 ……………………………………… 30
　C．甲状腺機能障害 …………………………… 31
　D．ステロイド長期投与 ……………………… 32
5　水と電解質異常，腎機能障害 ………………… 34
6　血液凝固機能異常 ……………………………… 37

4章　緊急手術のタイミング　39

1　呼吸器外科 ……………………（島田順一）39
　1．呼吸器外科手術後合併症に対する緊急
　　　手術 ……………………………………… 39
　2．外傷に対する緊急手術 ………………… 40
　3．重症感染症に対する緊急手術 ……… 40
2　心臓血管外科 …（土井　潔，夜久　均）41
　A．弁膜症 ……………………………………… 41
　B．虚血性心疾患 ……………………………… 42
　　1．急性冠症候群 ………………………… 42
　　2．心筋梗塞後の機械的合併症 ……… 42
　C．大動脈瘤 …………………………………… 43
　　1．大動脈解離 …………………………… 43
　　2．真性および仮性大動脈瘤 ………… 44
3　消化器外科 ……………………（大辻英吾）45
　A．食道潰瘍と食道穿孔 ……………………… 45
　B．食道破裂 …………………………………… 45
　C．食道静脈瘤 ………………………………… 45

iv 目次

　　　D．胃十二指腸潰瘍 …………………45
　　　E．虚血性大腸炎 ……………………46
　　　F．虫垂炎 ……………………………46
　　　G．クローン病 ………………………46
　　　H．潰瘍性大腸炎 ……………………47
　　　I．イレウス …………………………47
　4　小児外科 …………………（岩井直躬）48
　　　A．直ちに緊急手術を行うべき疾患 ……48
　　　B．多少の時間的余裕がある疾患 ………48
　　　C．先ず全身管理を行ってから早期に手術
　　　　　を行う疾患 ……………………………48

5章　術後合併症と対策　51

　1　呼吸器合併症 ……………（島田順一）51
　　　A．術前の評価と対策 ………………51
　　　B．術中の留意事項と緊急対策 ……53
　　　C．術後管理のポイント ……………55
　　　D．肺炎 ………………………………56
　　　E．無気肺 ……………………………58
　　　F．気胸 ………………………………59
　　　G．胸水貯留 …………………………60
　2　心臓・血管系合併症（土井　潔，夜久　均）
　　　　…………………………………………62
　　　A．心停止 ……………………………62
　　　B．ショック（総論）…………………62
　　　C．ショック（各論）…………………64
　　　D．不整脈 ……………………………66
　　　E．高血圧 ……………………………67
　3　消化器系合併症 …………（岡本和真）68
　　　A．術後耳下腺炎 ……………………68
　　　B．消化管出血 ………………………68
　　　C．吃逆 ………………………………71
　　　D．急性胃拡張 ………………………71
　　　E．縫合不全 …………………………72
　　　F．術後肝障害と術後肝不全 ………74
　　　G．急性胆嚢炎 ………………………75
　　　H．術後膵炎 …………………………77
　　　I．術後イレウス ……………………78
　　　J．低栄養 ……………………………79
　4　代謝性合併症 ……………（小野　滋）82
　　　酸塩基平衡障害（代謝性，呼吸性）…82
　　　A．酸塩基平衡異常の病態と診断 ……82

　　　　1．呼吸性アシドーシス ……………82
　　　　2．呼吸性アルカローシス …………83
　　　　3．代謝性アシドーシス ……………83
　　　　4．代謝性アルカローシス …………84
　　　B．酸塩基平衡異常の治療 …………84
　　　　1．呼吸性アシドーシスと呼吸性アルカ
　　　　　　ローシス ……………………………84
　　　　2．代謝性アシドーシス ……………84
　　　　3．代謝性アルカローシス …………85
　5　腎・尿路系合併症 ………（小野　滋）86
　　　A．急性腎不全 ………………………86
　　　B．尿閉 ………………………………87
　　　C．尿路感染 …………………………88
　6　DIC ………………………（小野　滋）89
　7　その他の感染 ……………（木村　修）93
　　　A．創感染 ……………………………93
　　　B．MRSA感染症 ……………………94
　　　C．真菌感染症 ………………………96
　8　輸血の副作用 ……………（木村　修）97
　　　A．感染 ………………………………97
　　　B．大量輸血に伴うもの ……………98
　9　術後疼痛・鎮静管理 ……（木村　修）99
　10　術後精神障害 ……………（木村　修）102
　　　A．認知症 ……………………………102
　　　B．せん妄 ……………………………102
　　　C．禁断症状 …………………………102

6章　術式別にみた術後合併症と対策　105

　1　呼吸器手術 ………………（島田順一）105
　　　A．肺切除術 …………………………105
　　　　1．肺合併症 …………………………105
　　　　2．胸腔内合併症 ……………………107
　　　　3．気管支瘻 …………………………109
　　　B．気管・気管支の手術 ……………113
　　　C．縦隔・胸腺の手術 ………………113
　2　心臓・大血管手術 ………………………115
　　成人
　　　A．心臓手術後の合併症
　　　　　………………（土井　潔，夜久　均）115
　　　　1．低心拍出症候群 …………………115
　　　　2．不整脈 ……………………………115
　　　　3．呼吸不全 …………………………115

- 4．脳梗塞 …………………………116
- 5．腸管壊死 ………………………116
- 6．術後出血 ………………………116
- 7．縦隔洞炎 ………………………117
- B．大動脈瘤の手術 ………（神田圭一）117

小児 …………………………………（山岸正明）
- C．先天性心疾患における姑息術後合併症と対策 …………………………119
  - Ⅰ．肺血流低下型心疾患術後 …………119
    - 1．低酸素血症 ……………………119
    - 2．うっ血性心不全 ………………120
    - 3．気胸 …………………………120
    - 4．胸水，血胸 …………………121
    - 5．乳び胸 ………………………121
    - 6．無気肺 ………………………121
    - 7．肺出血 ………………………121
    - 8．横隔神経麻痺 ………………122
    - 9．反回神経麻痺 ………………122
    - 10．心タンポナーデ ……………122
    - 11．創部感染 ……………………122
  - Ⅱ．肺血流増加型心疾患術後 …………122
    - 1．うっ血性心不全 ………………122
    - 2．低酸素血症 ……………………123
- D．先天性心疾患における根治術後合併症と対策 …………………………123
  - Ⅰ．肺血流低下型心疾患 ………………124
  - Ⅱ．肺血流増加型心疾患 ………………124
  - Ⅲ．Fontan循環 ………………………124
    - 1．肺循環不全 …………………124
    - 2．胸水 …………………………124
    - 3．不整脈 ………………………125

3 消化器手術 …………………………126
- A．食道切除術 ……………（藤原 斉）126
  - 1．肺合併症 ………………………126
  - 2．循環器合併症 …………………127
  - 3．縫合不全 ………………………127
  - 4．反回神経麻痺 …………………127
- B．胃切除術 ………………（市川大輔）128
  - 1．出血 ……………………………128
  - 2．縫合不全 ………………………128
  - 3．横隔膜下膿瘍 …………………129
  - 4．創部感染 ………………………129
  - 5．吻合部狭窄 ……………………129
  - 6．術後膵炎 ………………………130
  - 7．膵液瘻 …………………………130
  - 8．胆嚢炎 …………………………130
  - 9．イレウス ………………………130
  - 10．輸入脚症候群 …………………131
  - 11．ダンピング症候群 ……………131
  - 12．消化吸収障害 …………………131
  - 13．鉄欠乏性貧血 …………………131
  - 14．悪性貧血 ………………………131
  - 15．骨異常 …………………………132
  - 16．逆流性食道炎 …………………132
- C．小腸切除術 ……………（中西正芳）132
  - 1．出血 ……………………………132
  - 2．縫合不全 ………………………133
  - 3．吻合部狭窄 ……………………133
  - 4．腸管血流障害 …………………133
  - 5．短腸症候群 ……………………133
  - 6．盲管症候群 ……………………134
  - 7．癒着性腸閉塞 …………………134
  - 8．創部感染 ………………………134
- D．大腸切除術全般 ………（國場幸均）135
  - 1．縫合不全 ………………………135
  - 2．術後出血 ………………………137
  - 3．術後イレウス …………………138
  - 4．腹腔内感染症 …………………139
  - 5．腹壁創感染症 …………………141
  - 6．吻合部出血 ……………………141
  - 7．吻合部狭窄 ……………………142
  - 8．膀胱・性機能障害 ……………143
  - 9．排便機能障害 …………………144
  - 10．骨盤死腔炎 ……………………144
  - 11．難治性瘻孔 ……………………144
  - 12．人工肛門合併症 ………………145
- E．肝切除術 ………………（落合登志哉）146
  - 1．術後合併症の分類 ……………146
  - 2．胆汁瘻 …………………………146
  - 3．術後出血 ………………………147
  - 4．術後肝不全 ……………………147
  - 5．消化管出血 ……………………148
  - 6．腹水・胸水 ……………………148
  - 7．腹腔内膿瘍 ……………………148
  - 8．耐糖能低下 ……………………149
  - 9．その他 …………………………149
- F．膵頭十二指腸切除術 …（園山輝久）149
  - 1．膵液瘻 …………………………149

2．出　　血 …………………150
3．胃内容排出遅延 …………152
4．膿　　瘍 …………………152
5．下　　痢 …………………152
6．糖尿病 ……………………152

4　内分泌・乳腺手術 …………………153
A．副腎摘出術 …………（吉村了勇）153
1．原発性アルドステロン症 …………154
2．Cushing症候群 …………………155
3．褐色細胞腫 ………………………156
B．乳腺手術 ……………（沢井清司）157
1．術前検査 …………………………157
2．インフォームドコンセントの要点
…………………………………161
3．主な手術方法と注意点 …………162
4．主な合併症と対策 ………………166
5．術後管理 …………………………167
6．補助療法 …………………………167

5　臓器移植手術 ……………………170
A．腎臓移植 ……………（吉村了勇）170
1．腎移植の歴史 ……………………170
2．腎臓摘出と保存 …………………170
3．腎臓移植手術 ……………………173
4．免疫抑制療法 ……………………177
5．合併症と対策 ……………………179
B．肝臓移植 ……………（岡本雅彦）182
1．グラフト摘出と保存 ……………182
2．周術期管理 ………………………183
3．免疫抑制法 ………………………185
4．合併症と対策 ……………………186
C．膵臓移植 …………………………187
1．適　　応 …………………………187
2．方　　法 …………………………188
3．周術期管理と合併症 ……………189

6　小児外科手術 ……………………192
新生児 ……………………（出口英一）
A．先天性食道閉鎖症 ………………192
1．術後合併症 ………………………192
2．合併症に対する対策 ……………192
B．先天性横隔膜ヘルニア …………195
1．術後合併症 ………………………195
2．合併症に対する対策 ……………195
C．臍帯ヘルニアと腹壁破裂 ………196
1．術後合併症 ………………………196

2．合併症に対する対策 ……………197
D．先天性十二指腸閉鎖（狭窄）症 ……198
1．術後合併症 ………………………198
2．合併症に対する対策 ……………198
E．先天性空腸・回腸閉鎖（狭窄）症 …199
1．術後合併症 ………………………199
2．合併症に対する対策 ……………199
乳児
F．乳児肥厚性幽門狭窄症
…………………………（文野誠久）200
1．術前管理 …………………………200
2．術後合併症 ………………………200
3．合併症に対する対策 ……………200
G．腸重積症 …………………………201
1．術後合併症 ………………………201
2．合併症に対する対策 ……………201
H．ヒルシュスプルング病
…………………………（久保田良浩）202
1．S状結腸までの結腸に無神経節症がとどまるヒルシュスプルング病 ………203
2．全結腸型無神経節症ないしはそれ以上広範囲の先天性無神経節症 ………205
I．鎖　肛 ……………………………205
1．低位型 ……………………………206
2．中間位型ならびに高位型 ………206
J．乳児鼠径ヘルニア ……（小野　滋）208
1．術後合併症 ………………………208
2．術中・術後合併症に対する対策　208
K．神経芽腫 …………………………211
1．術後合併症 ………………………211
2．合併症に対する対策 ……………212

7　鏡視下手術 ………………………214
A．胸腔鏡下手術 ………（加藤大志朗）214
1．胸腔鏡下手術の特性と術中管理　214
2．体位のとり方 ……………………216
3．気胸（適応，手技，合併症）……217
4．肺癌（適応，手技，合併症）……218
B．成人腹腔鏡下手術 ……（國場幸均）220
1．成人腹腔鏡下手術の特性と術中管理
…………………………………220
2．体位のとり方と注意点 …………221
3．食道癌に対する腹腔鏡下手術 …223
4．胃癌に対する腹腔鏡下手術 ……224
5．大腸癌に対する腹腔鏡下手術 …226

6．胆嚢疾患に対する腹腔鏡下手術　229
C．小児腹腔鏡下手術 …… (木村　修) 231
　　　1．小児腹腔鏡下手術の特性と術中管理
　　　　　………………………………………231
　　　2．体位のとり方 …………………231
　　　3．肥厚性幽門狭窄症 ……………232
　　　4．ヒルシュスプルング病 ………234
　　　5．直腸肛門奇形 …………………234
　　　6．鼠径ヘルニア …………………236

7章　ベッドサイド処置法 (文野誠久) 239

A．輸液ルートの確保 ……………………239
　　　1．末梢静脈穿刺法 ………………239
　　　2．カットダウン法 ………………241
　　　3．骨髄穿刺法 ……………………242
B．動脈ラインの確保 ……………………243
　　　1．穿刺部位 ………………………243
　　　2．準　備 …………………………244
　　　3．穿　刺 …………………………244
　　　4．固定および接続 ………………244
C．中心静脈カテーテルの確保 …………245
　　　1．鎖骨下静脈穿刺法 ……………245
　　　2．内頸静脈穿刺法 ………………247
　　　3．その他のアプローチによる穿刺法
　　　　　………………………………………247
D．経鼻チューブの挿入と管理 …………248
E．胸腔ドレーンの挿入と管理 …………248
　　　1．目的と適応 ……………………248
　　　2．手　技 …………………………248
　　　3．開胸手術後のドレナージ ……249
F．腹腔ドレーンの挿入と管理 …………249
　　　1．目的と適応 ……………………249
　　　2．手　技 …………………………250
　　　3．ドレーンの種類 ………………251
G．酸素投与法 ……………………………251
　　　1．経鼻カニューラ ………………251
　　　2．酸素マスク ……………………251
　　　3．リザーバー付き酸素マスク …251
　　　4．ベンチュリーマスク …………251
H．人工呼吸器の管理 ……………………252

　　　1．人工呼吸器の作動方式 ………252
　　　2．1回換気量 ……………………252
　　　3．酸素化の程度 …………………252
　　　4．PEEP (呼気終末陽圧) ………252
　　　5．人工呼吸器からの離脱 ………253

8章　インフォームドコンセントと癌の告知
(大辻英吾) 255

A．インフォームドコンセント …………255
　　　1．症状の説明 ……………………255
　　　2．手術の必要性 …………………256
　　　3．手術の内容 ……………………256
　　　4．手術の危険性 …………………257
　　　5．手術による治療効果，術後の治療と
　　　　　予後 ……………………………257
　　　6．手術によるデメリット ………257
　　　7．術中に予期されない事態が発生した
　　　　　場合の処置 ……………………257
　　　8．術後の合併症 …………………257
　　　9．術後疼痛 ………………………258
　　 10．手術および術後経過の概略 …258
　　 11．結　語 …………………………258
B．癌の告知 ………………………………258
　　　1．癌告知における医師の役割 …259
　　　2．癌告知に対する家族の役割 …259

9章　緩和ケア (緩和医療) (細川豊史) 261

A．緩和ケア (緩和医療) とは …………261
B．癌疼痛 …………………………………261
　　　1．癌疼痛の定義と分類 …………261
　　　2．癌疼痛の特徴 …………………262
　　　3．癌疼痛の対策と治療 …………262
　　　4．全人的苦痛 ……………………262
C．緩和ケアチーム ………………………263
D．まとめ …………………………………264

索　　引 ……………………………………267

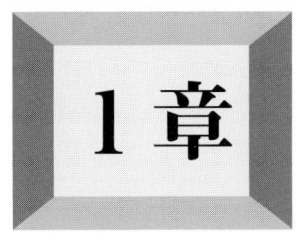

術前検査とその評価

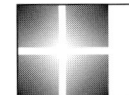 ## 1. 一般検査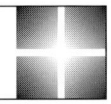

　手術侵襲の大小に関わらず現病歴を聴取し，疾患に応じた検査項目を適宜選択すべきである．

A. 問　診
　病歴を入念に聴取し既往歴に重要な疾患がないかを確認する．また，手術既往についても確認する．
　主なものは，
　1）代謝・内分泌疾患：糖尿病，甲状腺疾患，副腎機能障害，下垂体機能障害など
　2）循環器疾患：高血圧，虚血性心疾患，心不全，不整脈など
　3）呼吸器疾患：慢性気管支炎，肺気腫，喘息など
　4）脳神経疾患：脳出血，脳梗塞の既往および抗血栓剤の服用の有無
　5）その他：現在常用している薬物の有無など

B. 視　診
　診察室への患者の入室のしかた，歩行状態，顔色，呼吸状態を注意深く観察し，おおよその重症度を把握することが重要である．体表から観察できる皮膚の性状からも得られる情報が多く，色素沈着，くも状血管腫などを見逃さないよう十分観察する．

C. 触　診
　皮膚の性状，圧痛の有無，腫瘤の有無について診察する．この際，患者に恐怖心を与えないように所見のないところから徐々に触診し，圧痛部位では過度に痛みを与えないように注意する．

D. 聴　診

　呼吸音（肺胞音の性状，乾性および湿性ラ音の有無），心雑音の有無（雑音の性状，部位など），血管雑音の有無および腸蠕動の性状について聴診する．

　重要なことは漫然と所見をとるのではなく，疾患を想定して所見の有無を確認するという姿勢である．

2．栄養状態の評価

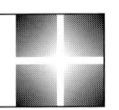

　栄養状態が良く，合併症のない患者の術後は良好に経過することが多い．しかし，慢性，亜急性の疾患，および慢性栄養不良により著しく衰弱した患者では十分な量と適切な質の栄養を供給しないと術後の合併症の頻度が増加する．特に消化管の術後では，手術侵襲に加え術後に経口摂取ができないことが多く，栄養面からみて術後の創傷治癒に不利な面が多い．術前から栄養状態の改善を計画的に配慮すべきである．

A．低栄養状態の把握

1）体重減少

　まず，最初に評価すべきことは，最近の体重減少である．3ヵ月前からの5〜10％の体重減少でも明らかな蛋白質の喪失を示すことがある．また，10％以上の体重減少は重大な栄養不良があると考えてよい．

　炎症性腸疾患，呼吸不全，うっ血性心不全などの慢性疾患患者では，ナトリウムと水分の貯留による体重増加によって体重減少を示さないことがあり，注意が必要である．

2）血中ヘモグロビン値

　男性 12.0 g/dl 以下，女性 11.0 g/dl 以下であれば異常と判断してよい．この場合，鉄欠乏性貧血，蛋白合成能の低下が考えられる．血中ヘモグロビン値は蛋白合成能の低下した患者で血清アルブミン値よりも早期に低下する傾向がある．

3）血清アルブミン値

　3.0 g/dl 以下では，蛋白合成能の低下，あるいは蛋白分解の亢進を疑う．

4）尿中クレアチニン排泄量

　24時間尿で測定する．血清クレアチニンが正常で，尿中クレアチニン排泄量が減少していれば骨格筋量の減少が疑われる．

B．肥　満

　肥満患者では全身麻酔のリスクが高い．これは以下の理由による．
1）胃酸のpHが低く，胃酸分泌が多い．
2）麻酔薬が脂肪に吸収されやすく，術後に麻酔からの覚醒が遅延する傾向にある．
3）横隔膜が腹部から圧迫され，肺のコンプライアンスが低下し，術後無気肺の危険性が高い．
4）潜在性に代謝異常がある．例えば，耐糖能異常，動脈硬化症などがある．
5）慢性的に心臓に負担がかかっている状態で，心機能の低下が認められることが多い．

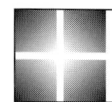

3. 一般血液検査，呼吸循環機能検査，肝腎機能検査

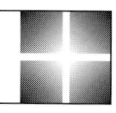

A. 一般血液検査

最も一般的な検査である．脱水がある場合には修飾を受けやすいので注意が必要である．

貧血
1) 赤血球数，ヘモグロビン値，ヘマトクリット値による貧血の程度の評価
2) 平均赤血球容積，平均赤血球 Hb 量，平均赤血球 Hb 濃度などの赤血球の形態分類による貧血の診断

白血球数
1) 増多：感染症，ステロイド投与，白血病
2) 減少：栄養不良，重症感染症，投薬による副作用

血小板
1) 増多：血液疾患，脾摘後
2) 減少：血液疾患，消費亢進，巨大血管腫，脾機能亢進症，肝硬変

B. 呼吸機能検査

術前に呼吸機能を検査する目的は，患者が全身麻酔および手術侵襲に耐え得るかどうかを検討すること，そして，術後に呼吸器合併症を起こす可能性について予測することにある．

1) **胸部 X 線写真**

既存肺疾患のスクリーニング検査として，また全身麻酔のリスク評価として必須の検査である．肺野，胸郭，縦隔において異常陰影を確認した場合には，CT にて精査が必要である．

2) **動脈血液ガス分析**

呼吸機能の総合的な評価と酸・塩基平衡の異常を知ることができる．

PO_2 の低下：気道閉塞，肺胞低換気，シャント量の増加，循環障害

PCO_2 の上昇：肺胞低換気，閉塞性肺疾患

$A-aDO_2$：成人で重度の呼吸機能障害が認められる場合や，新生児における横隔膜ヘルニアのように肺の成熟度が未熟な場合に必要．

$A-aDO_2 = P_AO_2 - PaO_2 = (713 \times F_IO_2 - PaCO_2/R) - PaO_2$

F_IO_2：吸入酸素濃度．空気呼吸下では 0.21

R：呼吸商 0.8（ただし 100％酸素吸入時は 1.0）

3) **スパイロメトリー**

肺活量 (% VC)：標準肺活量に対する被検者肺活量の比率で，拘束性呼吸障害の程度を示す．80 以下では障害を認める．60 以下で通常の手術には支障がないが，それ以下の場合には術前術後を通じて厳重に管理する必要がある．

一秒率 ($FEV_{1.0}$%)：1 秒間に呼出できる呼気量の割合を示し，閉塞性呼吸障害の程度を示す．70 以下で障害を認める．60 以下では術後の喀痰排泄について厳重に管理する必

要がある.

　残気量：肺気腫，慢性気管支炎で増加する．成人ではスパイロメトリーは肺の予備能を評価できる必須検査であるが，患者の協力を要するため，小児，特に乳児以下では施行困難である．

C. 循環機能検査

　手術の際には，麻酔の影響も含め全身の循環動態がダイナミックに変動する．呼吸機能とともに，術前に十分その予備能について評価しなければならない．一般的な検査として胸部X線写真および心電図がある．高齢者や虚血性心疾患の既往または疑いがあるものについては負荷心電図（トレッドミル運動負荷心電図），心臓超音波検査を更に施行する．また，心臓超音波検査は新生児の術前には必須である．

D. 肝機能検査

　肝機能の評価の主なものは以下の6項目である．
1) 肝逸脱酵素，2) 蛋白合成能，3) ビリルビン代謝，4) 肝分泌酵素，5) 胆道系酵素，6) 肝負荷試験（肝予備能）

1) **肝逸脱酵素**：この値は，肝細胞崩壊の程度を意味する．
　〔検査項目〕
・AST（GOT）：aspartate aminotransferase
・ALT（GPT）：alanine aminotransferase

2) **蛋白合成能**：血清蛋白の大部分が肝で合成されるため，肝障害時にはこれらの蛋白の量および分画が変化する．凝固因子も肝で合成される蛋白であり，その活性が肝障害の指標となる．
　〔検査項目〕
・血清総蛋白
・血清アルブミン
・血清蛋白分画：慢性肝障害でγ-グロブリン分画が増加する．したがって，慢性肝障害ではA/G比は低下する．
・プロトロンビン時間（PT）：凝固因子Ⅰ，Ⅱ，Ⅴ，Ⅶ，Ⅹの活性の指標
・ヘパプラスチンテスト（HPT）：凝固因子Ⅱ，Ⅶ，Ⅹの活性の指標

　当然ながら，これらの凝固系検査は新鮮凍結血漿の投与中やDIC時には正確な肝機能を反映しない．

3) **ビリルビン代謝**：胆道系の閉塞以外にも肝細胞障害，肝細胞から毛細胆管への胆汁排泄障害などで直接ビリルビン値の上昇を認める．このような場合，総ビリルビン値が2.0 mg/dl以上であれば侵襲の大きな手術ではリスクが高くなる．閉塞性黄疸で急激なビリルビン上昇を認めた場合には，手術による根本的な減黄を必要とするが，経皮経肝胆道ドレナージなどにより減黄し，総ビリルビン値が5.0 mg/dl以下となってから手術を施行するほうが望

4) 肝分泌酵素
〔検査項目〕
・ChE (cholinesterase)
・LCAT (lecithin-cholesterol acyltransferase)

これらは肝で合成され，血中に分泌される酵素である．肝障害時にはこれらの合成能が低下し，血中の活性が低下する．

5) 胆道系酵素
〔検査項目〕
・ALP (alkaline phosphatase)
・LAP (leucine aminopeptidase)

胆道の閉塞時に上昇する．なお，ALP は肝以外に骨などにも存在しており成長期の小児では成人よりも高値を示す．

6) 肝負荷試験（肝予備能）
〔検査項目〕
・ICG 試験：ICG (indocyanine green) を静脈投与し，その停滞率，消失率，あるいは最大除去率（Rmax）を測定する．ICG 0.5 mg/kg 静脈投与後 15 分の停滞率（R_{15}）が簡便な方法として頻用されており，肝臓癌の臨床病期分類にも用いられている．この検査は肝のエネルギー代謝よりも，肝血流の変化を反映する．その他，肝予備能測定のために種々の負荷試験が提唱されているが，どれもあまり一般的ではない．

E. 腎機能検査
腎機能は大きく分けて，1) 糸球体機能，2) 尿細管機能，3) 腎髄質機能に分けられる．

1) 糸球体機能検査
〔検査項目〕
・血清クレアチニン
・クレアチニンクリアランス

腎機能の低下している患者では血清クレアチニンの上昇を認める．クレアチニンは筋肉内に存在するクレアチンの代謝物質で，筋量が少ない小児では成人の正常値より低い値を示す．注意しなければならないのは，血清クレアチニンの上昇はクレアチニンクリアランスが正常の 50% 以下になって初めて現れるということである．したがって，血清クレアチニンが正常値であっても，高齢者や大きな侵襲の手術を施行する場合には，必ずクレアチニンクリアランスを測定し，正確な糸球体機能を把握すべきである．

クレアチニンクリアランスは原則として連続して 3 日間測定する．術後の輸液管理だけでなく，抗生物質の選択およびその量についても重要である．腎排泄性の抗生物質を投与する場合には，クレアチニンクリアランス値に応じて投与量を調整しないと予想より血中濃度が上昇して副作用が出現しやすくなる．

2) 尿細管機能検査
〔検査項目〕
・PSP試験：PSP (phenolsulfonphthalein) は大部分近位尿細管で分泌されることから，PSPの尿中排泄は近位尿細管機能を反映する．15分値が最高値を示し，時間の経過とともに値は低下する．尿路閉塞性の疾患では低値を示し，この検査の適応外である．

3) 腎髄質機能検査
〔検査項目〕
・尿濃縮試験 (Fishberg尿濃縮試験)：尿がネフロン終末部の集合管を通過する際，浸透圧の高い腎髄質で水分の再吸収が行われ，尿が濃縮されることから，この試験は腎髄質の機能を反映する．腎機能の低下とともに尿浸透圧は血清浸透圧に近づく．
・BUN (血中尿素窒素)：BUNは腎機能低下時に上昇するが，低栄養による蛋白異化の亢進あるいは消化管出血でも，クレアチニンは正常でBUNのみ上昇する．したがって，BUN上昇が腎機能の低下を反映しているかどうか注意する必要がある．
・電解質：腎機能が低下している患者では一般に高カリウム血症を認める．これは体内のカリウム量の調節および排泄ルートが主に腎臓で行われるからである．代謝性アシドーシスでも高カリウム血症が認められる．

4. 術前に検討する必須項目

　術前には全身状態を把握する必要がある．各疾患に特有の検査もあるが，ここでは共通する最低限必要な項目を挙げる．

A. 採血
・一般血液検査：白血球数，白血球分類，赤血球数，血色素量，ヘマトクリット，血小板数
・血液型，輸血用交差試験
・出血凝固時間
・血液生化学検査：肝機能，腎機能など
・感染症：HBs抗原，HCV抗体，梅毒，HIV抗体

B. 循環機能検査
・心電図（負荷心電図）
・心臓超音波検査：循環器疾患が既往にある場合

C. 呼吸機能
・胸部X線写真
・動脈血液ガス分析
・スパイロメトリー

D. 検尿一般

E. アレルギー
　使用薬剤，特に抗生物質の皮内反応チェック

F. 画像診断
　原疾患の診断，手術に必要なもの

G. その他
　麻酔医，手術室，必要があれば集中治療室の申込業務，紹介医への連絡，家族への十分な説明と同意などが必要である．これらの項目について準備できているかどうかを必ず術前にチェックする．

2章

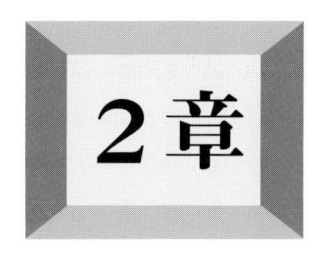

術前の準備

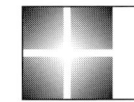

1. 一般的術前管理

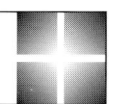

A. 栄養管理

低栄養の場合,貧血や創傷治癒遅延をきたし,術後合併症の頻度が高くなる.とくに蛋白のうちでもアルブミンは栄養のみならず,血漿膠質浸透圧の維持にも重要な役割を持っている.術後の肺水腫などを予防する意味でも 3.0 g/dl 以上の血清アルブミン値は必要である.術前低栄養が認められた場合は,時間的余裕があれば次項で述べる栄養療法によって栄養状態が改善してから手術を施行することが望ましい.

B. 栄養療法

栄養療法は経腸栄養と静脈栄養に分けられる.原則的には小腸からの栄養吸収が十分期待できる場合には経腸栄養を行うべきである.なお,栄養療法により術前の栄養状態が改善するまでには最低でも 2 週間は必要であるので,緊急手術は別として計画的に準備をすることが重要である.

1) 経腸栄養

 a) **経口栄養法** oral feeding

経口摂取が可能であれば,食事に加え,食間に成分栄養剤(エレンタール®,ハーモニック®,エンシュアリキッド®など)を飲用することにより不足栄養分を補い,栄養状態を改善することができる.最近では,ω3系脂肪酸・アルギニン・核酸・グルタミンなどの免疫強化栄養素を配合した免疫強化経腸栄養剤も使用されている.また,栄養障害をきたしている患者ではビタミン欠乏や微量元素の欠乏をきたしている場合が少なくないため,これらも合わせて投与する.

 b) **経管栄養法** tube feeding

口腔から食道に何らかの病変がある場合や,神経学的問題などで嚥下が困難である場合な

どで患者の自発的な経口栄養摂取が困難な場合には，経鼻チューブを胃内あるいは空腸内に留置することで経腸栄養を行う．

空腸内に投与する場合は，成分栄養剤のみとなる．成分栄養剤には種々のものがあるが，原則は粉末状の栄養剤を微温湯で溶解し，1 kcal/ml の濃度に調整して投与する．これ以上の濃度になると高浸透圧により下痢をおこしやすくなり，十分な栄養吸収には至らない．投与量にも注意が必要である．栄養障害のある患者の場合，小腸粘膜が萎縮していることが多く，初回から必要量の全量を投与してもそれらを十分吸収できない．腸管粘膜の適応には1週間を要するので，初回には必要量の1/3程度の量から開始し，1週間かけて必要量にまで漸次増量するのがよい．

この他，胃瘻や腸瘻を造設し経腸栄養を行う方法もあるが，すでに造設されている場合を除けば術前栄養療法としては一般的ではない．

2) 静脈栄養

静脈栄養の方法としては，四肢の末梢静脈より比較的浸透圧の低い栄養輸液を投与する方法（末梢静脈栄養法 peripheral parenteral nutrition；PPN）と中心静脈より高カロリー輸液を投与する方法（完全静脈栄養法 total parenteral nutrition；TPN）がある．PPNでは投与できるカロリーには限界があるため，不十分な栄養管理になる危険性もある．経腸栄養が可能な患者などで併用して行うとよい．経腸栄養が不可能な症例，小腸からの吸収が期待できない症例には中心静脈カテーテルを留置してTPNを行う．

a) 中心静脈路の確保

各種のTPN専用カテーテルが市販されているので，それらを大静脈に留置する．実際の手技に関しては第7章（「ベッドサイド処置法」）を参照のこと．

b) TPN処方

糖をベースにした基本液に，アミノ酸製剤，総合ビタミン剤や微量元素などを必要に応じて追加していくやり方が一般的であるが，最近では最初から混合し一包化された製品を使う機会が増えている．ただし，腎不全・肝不全などの患者の場合は，組成を患者に合わせてテーラーメイドする必要があり，やはり基本的な処方はできるようにしたほうがよい．小児の場合は，体重あたりの必要カロリーを計算して輸液メニューを作る必要がある．

いずれの場合にも，高カロリー輸液に患者の体が順応する期間を考慮し，徐々に投与カロリーを上げていくのが原則である．特に耐糖能異常のある患者では注意が必要であり，急激な高カロリー投与は高浸透圧性高血糖性非ケトン性昏睡や閉塞性肝障害の原因となる．アミノ酸投与に関しては，非蛋白カロリー（kcal）/窒素量（g）比が150前後となるように調整するが，腎不全では200以上にする必要がある．肝不全時には，正常時と比し，生体は分枝鎖アミノ酸を多く必要とするのでこれも肝不全用の製剤を利用する．

C. 循環管理

術前心電図および胸部単純写真による心胸郭比をチェックする．虚血性心疾患や不整脈のある場合には，負荷心電図も施行する．可能であれば，心エコー検査にて心筋の動きや心拍

出量を把握しておく．

　虚血性心疾患などの合併疾患を有する患者の場合は，循環器科医に相談しながら周術期管理を行うのが望ましい．頻拍性不整脈の場合にはその診断，原因検索とコントロールしている薬剤について術前に情報を得ることが重要である．徐脈性不整脈の場合には術中に一時ペーシングや永久ペーシングの適応となることもあり，循環器科医や麻酔科医との連携が必要になることがしばしばある．

D． 呼吸管理

　術前の呼吸機能が低下している場合には術後に低酸素血症，換気障害が起こりやすい．喘息の既往の有無，拘束性および閉塞性呼吸障害の有無，慢性呼吸不全で長期ステロイドの使用の有無，常に酸素療法を必要としているかなどについて入念に病歴を聴取する．診察および検査にてリスク判定をしておく．

　喫煙している患者では，即刻禁煙するよう指導を行う．2週間の禁煙にて術後喀痰量の減少が期待できる．また，喫煙の有無に関わらず術後の喀痰排出を容易にする目的で呼吸訓練を施行することが望ましい．

E． 輸液管理

　一般的には，術前脱水の補正，電解質異常の補正の目的で輸液を行う．術前脱水が高度の場合，特に腰椎麻酔などでは急激な血圧の低下やその結果突然の心停止といった合併症の頻度が高くなる．特に緊急手術など，入院してから手術までの時間の余裕がない場合でも術前に十分量の輸液をしておくべきである．

　電解質異常に関しては，麻酔導入時の過換気などで血清カリウム値が一過性に低下し，不整脈，心停止などの原因となることがあるので，術前に評価することが必須であり，異常を認めたらできる範囲で電解質の補正を行っておくことが望ましい．

　患者の年齢やリスクに応じた輸液内容，および輸液量を検討すべきである．

2. 小児の術前管理

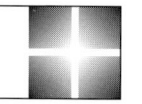

A. 新生児

新生児期の外科疾患には重篤なものが多く，必要最小限の検査を行い，早急に診断し，治療方針を決定することが大切である．また，新生児は成人のミニチュアではなく，各検査の正常値も成人とは異なることが多い．それゆえ術前・術後の管理には特有のものがある．

新生児における手術のほとんどが，緊急ないし準緊急的に行う手術である．最近では，出生前診断例が増加しており，たとえば，腹壁破裂や横隔膜ヘルニアなどでは，出生前に専門施設に母体搬送し，産科医，新生児科医，小児外科医が共同して計画的に治療をおこなうことが一般的になりつつある．

1）体温管理

新生児は低体温になりやすく，その結果代謝性アシドーシスから循環不全に陥りやすい．患児の保育器への収容，インファントウォーマーの使用，術中では四肢をグラスウールやアルミホイルで包み保護をする，加温器を使用するなど，きめの細かい配慮が必要となる．

2）呼吸管理

新生児の呼吸障害の所見としては，

・呼吸数：30/min 以下あるいは 60/min 以上

・呼吸様式：陥没呼吸，鼻翼呼吸，喘鳴，呻吟

・チアノーゼ

上記の所見があれば，酸素投与や気管内挿管を躊躇することなく行い，原因究明の検査を行う．

> **ワンポイント　　新生児特有の呼吸管理上の注意**
>
> 　動脈管（PDA）依存性心疾患を有する場合は，酸素投与がかえって状態を悪くすることがある．PaO_2 が 70～80 mmHg 以上にならないよう注意しながら，小児循環器科医と相談し，心エコー検査で診断してもらう方が良い．
>
> 　未熟児の場合には，未熟児網膜症を予防するために PaO_2 を 80 mmHg 以下とする．また，過度の低炭酸ガス血症も脳血流を低下させるため注意を要する．

3）循環管理

基本的な輸液量は 50～80 ml/kg/day で，やや dry side の管理が望ましい．しかし，以下のような場合には注意が必要である．

先天性心疾患がある場合は輸液管理が難しく，過剰な輸液は肺水腫の原因となる．小児循環器科医に心エコー検査を依頼し，心奇形の有無やその程度，適切な輸液量を決定する．必要な場合には，カテコラミンや肺血管拡張薬の投与を行う．とくに PDA 依存性心疾患の場合には中心静脈ルートからの PGE_1 製剤の持続注入が必要で，全身麻酔下での手術には不可欠である．前述したように酸素投与も含めて，PDA 依存性心疾患を持った患児には注意が

必要である．

腸閉塞・消化管穿孔の患児では，出血，腸液貯留や腹水などの細胞外液喪失により循環血液減少性ショックに陥っている．尿量が 1 ml/kg/hr に満たない場合には，まず術前に急速輸液（30～50 ml/kg/hr）を行い，尿量が確保できるまで待機すべきである．2～3 時間の急速輸液にても尿量が確保できない場合には poor risk であるが手術に踏み切らざるを得ない．腹部膨満が著しい症例では，術前に経皮的に腹腔ドレナージを行うことがある．

4）その他の管理

新生児は低血糖，低カルシウム血症を起こしやすい．これらは脳障害や痙攣の原因となるので注意が必要である．低血糖に対してはブドウ糖の輸液により対処する．また低カルシウム血症に対しては維持輸液に必要量のカルシウム製剤（カルチコール®）を加えて徐々に補正するのがよい．血中 Ca 濃度が 7.0 mg/dl 以下の場合，2～3 mg/kg を緩徐に静注する．

B. 乳幼児・学童

成人と異なり高血圧，糖尿病，虚血性心疾患や脳血管障害などの合併症はほとんどないことが多い．しかし，小顎症など麻酔に影響する合併奇形，小児喘息などのアレルギー疾患やてんかんの有無に注意して管理する必要がある．このような既往のある場合には，小児科医，麻酔科医と連携して術前の準備にあたる．さらに，感染性ウィルス疾患の病歴も重要である．幼稚園や学校などで，水痘，麻疹，流行性耳下腺炎，インフルエンザなどの流行がないか，あるいは罹患児との接触歴がないかも必ずチェックする．これらが入院中や術後に発症した場合は，患児にとって致命的なリスクになるばかりでなく，院内感染としても非常に大きな問題となる．

身体的な管理にもまして留意しなければならないのは患児の精神的な care である．個々の患児の発達度に応じ，手術方法や術後の状態について，患児が不安にならないよう意思の疎通を図ることが重要である．また，点滴や処置についても，うそをついたり，拘束したりして行うのでなく，患児が同意して協力できるよう配慮することが，術後の治療をスムーズに行う上でも重要である．

通常，鼠径ヘルニアなどの小手術や上部消化管手術などでは，経口摂取は手術の 6 時間前を目安に中止する．術前脱水を懸念する場合はあらかじめ輸液を行う．

下部消化管手術における bowel preparation は成人の場合と同じく術中の汚染および縫合不全を予防する目的で行う．手術 2 日前から非吸収性抗生物質（アミカシン®）の経口投与による chemical preparation と，経腸栄養剤や低残渣食による栄養管理にて腸管内容物を減らしておく．手術前日には，洗腸や経口腸管洗浄剤（マグコロール P®，ニフレック®など）による mechanical preparation を行い，術当日にはグリセリン浣腸をする．経口腸管洗浄剤はスポーツ飲料などに混合すると味がよくなり，幼児でも飲めるようになる．無理な場合は，経鼻胃管から注入する．病棟から手術室へ出室する際に予防的抗生物質の on call 投与を行う．

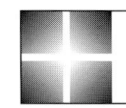

3. 高齢者の術前管理

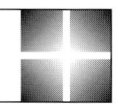

　高齢者は合併疾患の頻度が高く，それらに対して長期に内服薬による治療を受けている場合が多い．まず，病歴を入念に聴取し，投薬内容を厳密にチェックするべきである．漫然と投与されている場合も少なくなく，中断できる処方は中止する．また，術前検査において頻度の高い合併症に関しては潜在性の疾患を見逃すことがないように検査すべきである．

A. 栄養・電解質の管理

　高齢者の特徴として，低栄養，貧血，低蛋白血症の頻度が高い．特に低アルブミン血症は悪性腫瘍によるものが比較的多い．脱水を伴っている場合には，輸液補正をした上で評価しなければならない．

　術前に低アルブミン血症を伴っているからといって，急速なアルブミンの輸液は全身状態の改善にあまり効果はなく，むしろアルブミン投与によるうっ血性心不全となる場合もある．緊急手術でない場合には，計画的な栄養療法により全身状態を改善するまで手術を見合わせた方がよい．栄養療法として中心静脈栄養を行う際には，高齢者における耐糖能の低下，腎機能低下による電解質異常を十分考慮し，頻回にこれらの項目についてチェックすべきである．

B. 循環器疾患の管理

　高齢者の特徴として動脈硬化の進展に伴い高血圧，心不全，不整脈などの循環器合併症を高率に有しており，術前検査には潜在性の疾患も想定して準備する必要がある．

1) 高血圧症

　血圧のコントロール不良な患者では術中の血圧変動が激しく，術後脳梗塞や心筋梗塞の危険性がある．入院早期から降圧薬を投与し，収縮期血圧を 90～150 mmHg 前後に安定させておくことが重要である．

> **ワンポイント**　収縮期血圧が常に 160～180 mmHg 以上とコントロール不良な患者に対して，過剰な降圧薬投与を行い血圧が下がりすぎると，術前に脳血管障害や虚血性心疾患などを発現することがあるので注意を要する．高齢者の場合，血圧の下げすぎは特に要注意である．

2) 虚血性心疾患

　病歴から明らかに心筋梗塞の既往歴があればわかりやすいが，高齢者の場合，症状が典型的でない場合も多い．心筋梗塞における主訴が単なる頻脈や食欲低下，心窩部痛ということも稀ではない．慎重に問診し潜在性の虚血性心疾患がないかをチェックする．検査としては，心電図（安静時，負荷時），CPK-MB の測定が必要である．虚血性心疾患が疑われる，あるいは既往のある患者では，かならず循環器科医にコンサルトし，心エコー検査や造影 CT な

ども追加して行う．

3) 心不全

NYHA 分類のⅠ～Ⅱ度では通常の手術は問題ない．Ⅲ度では厳重な管理を要する．心エコー検査にて心機能を評価し，必要な場合には Swan-Ganz カテーテルを用いて心不全の評価をし，その治療にあたる．

NYHA 分類

Ⅰ度：心疾患があるが症状はなく，通常の日常生活は制限されないもの．
Ⅱ度：心疾患患者で日常生活が軽度から中等度に制限されるもの．安静時には無症状だが普通の行動で疲労・動悸・呼吸困難・狭心痛を生じる．
Ⅲ度：心疾患患者で日常生活が高度に制限されるもの．安静時は無症状だが，平地の歩行や日常生活以下の労作によっても症状が生じる．
Ⅳ度：心疾患患者で非常に軽度の活動でも何らかの症状を生ずる．安静時においても心不全・狭心症状を生ずることもある．

4) 不整脈

虚血性の心筋の器質的変化が原因となっている場合が多い．基本的な不整脈の診断に加え，不整脈の原因となっている基礎疾患について検討し，その治療を行う．基礎疾患となるのは主に以下の疾患である．

脱水，心不全，高血圧，電解質異常，ジギタリス中毒．

> **ワンポイント**　心房細動があり頻拍発作の予防目的にジギタリスを内服している患者では，血中ジギタリス濃度を測定し，ジギタリス中毒を予防することが大切である．この際，血清カリウム値を 4.2 mEq/l 以上に保つことが大切で，特に高齢者では血清カリウム値が 3.8～4.0 mEq/l であっても頻拍発作を起こすことがある．

C. 呼吸器系の管理

高齢者の呼吸器の特徴として，
1) 慢性閉塞性肺疾患（COPD）：慢性肺気腫・気管支喘息・慢性気管支炎の合併頻度が高い．
2) 閉塞性肺障害（$FEV_{1.0}$%の低下）の頻度が高い．
3) 心不全，腎不全などにより，呼吸機能の低下を認めることも稀ではない．

ことが挙げられる．

また，術前の管理として，以下のことを行う．
1) 禁煙：術前に最低 2 週間は行う．
2) 呼吸訓練：自発訓練として，インスピレックス，トリフローなどを使用して，自発的な深呼吸の練習をさせる．また理学療法士による呼吸理学療法や体位ドレナージを行う．

D. 泌尿器疾患の管理

高齢者の特徴として，腎機能の低下を認めることが多く，脱水によって腎不全に移行しや

すい．前立腺肥大の頻度が多く，水腎症をきたしている場合もある．心不全による腎前性腎不全の場合もあり，腎性腎不全との鑑別が必要である．

　術前管理として，前立腺肥大がある場合には，導尿をした上で24時間クレアチニンクリアランスを測定する．また，水腎症の有無をチェックする目的で超音波検査，静脈性腎盂造影を行う．ただし，腎機能が著しく低下している場合には，静脈性腎盂造影は行わない．また，尿濃縮試験は腎不全や心不全の危険性があるので注意を要する．

E．その他の長期薬物投与

　虚血性心疾患や脳梗塞の既往のある患者では，ワーファリンやアスピリンなどの抗凝固薬の投与が行われている場合が多く，術前2週間前に投与を中止しなければならない．

4. 妊娠時の術前管理

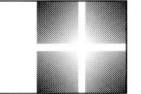

A. 妊娠中に行う手術の適応

妊娠中に外科疾患を合併した場合，胎児への影響を考え躊躇しがちであるが，必要と考えれば妊婦といえども直ちに手術を考慮すべきである．特に腹部疾患に関しては子宮の増大とともにその局在診断が困難なことが多い．

B. 手術施行時期と妊娠の継続

基本的には母体の救命を基本とするが，保存的治療にて十分待機できる場合には胎児への薬物の影響が比較的少ないと考えられる妊娠6ヵ月以降での手術が望ましい．

C. 妊娠時の特異性

母体のホルモンバランスの変化やそれに伴う血行動態や各種正常値に変動があり，治療にあたる場合にはこれらについて熟知する必要がある．特に白血球数に関しては妊娠2ヵ月頃より増加傾向にあり，妊娠末期では通常 10,000〜15,000/mm^3 となるので，炎症を伴う疾患の場合にはこの点を十分考慮しなければならない．

D. 妊娠時の麻酔

麻酔は局所麻酔または硬膜外麻酔が望ましい．子宮収縮抑制薬を使用し早産予防に努め，また胎児への影響の少ない薬剤を選択する必要がある．妊娠週数にもよるが，胎児の循環動態に影響を与える薬剤（鎮痛薬：インドメタシン）や神経系の発育に影響を及ぼす薬剤（制吐薬：ドンペリドン，鎮静薬：ジアゼパム，抗痙攣薬：カルバマゼピン，フェノバルビタール，フェニトイン）は禁忌である．抗生物質はペニシリン系，セフェム系を使用し，アミノグリコシド系やテトラサイクリン系のものは避ける．

E. 外科手術の対象となる主な疾患

1）急性虫垂炎

妊娠中も虫垂炎の頻度はそうでないときと同じである．虫垂は妊娠3ヵ月頃より上方に移動し，5ヵ月で腸骨稜の高さに位置するようになる（図2-1）．腹部の診察に関してはこのことに留意すべきである．妊娠期の虫垂炎では炎症が拡大しやすく，胎児死亡のリスクもあるため，早期に診断し手術することが重要である．

2）胆石症・胆嚢炎

虫垂炎に比べ頻度は低いが，妊娠時は胆汁うっ滞が起こりやすく，コレステロール結石が形成されやすい．

治療は保存療法が第一選択であるが，胆嚢炎を起こし，抗生物質にて軽快しない場合には経皮経肝胆嚢ドレナージにて経過を観察し，分娩の後に手術を行うのが理想的である．しか

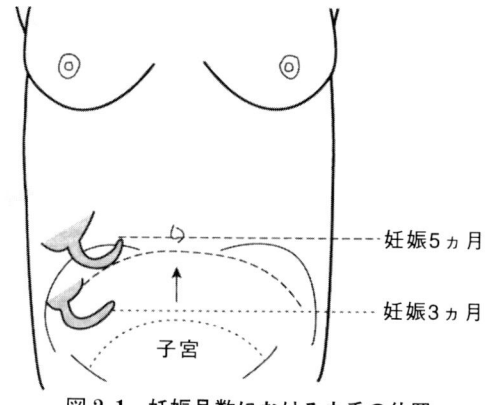

図 2-1　妊娠月数における虫垂の位置

し，ドレナージが不良な場合や，胆嚢壁穿孔の危険性の高いものについては，胆嚢摘出術を行う．胆嚢摘出術が手技上困難な場合は，胆嚢瘻造設術のみにとどめ，分娩後に胆嚢摘出術を行う．

3) 消化器悪性腫瘍

妊娠悪阻などで悪性腫瘍による症状が見逃されやすい．また，年齢が若いこと，妊娠早期ではX線検査が施行できず診断は困難である．診断されたときには進行していることが多く，予後は不良である．内視鏡検査で診断された場合には，患者および患者の家族と十分相談し，治療方針を決定すべきである．

4) 乳癌

妊娠中に乳腺も変化するので，消化器癌と同様，その診断は困難である．乳癌が疑わしいときには早期に生検を行い，診断がつけば手術を施行すべきである．通常の乳癌よりも悪性度が高く，予後不良である．

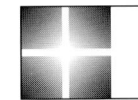

5. クリニカルパス

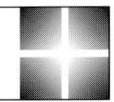

A. 意味

クリニカルパス（クリティカルパスともいう）とは，1985年にアメリカで初めて医療の分野に導入された概念で，一定の疾患や疾病を持つ患者に対して，入院指導，患者へのオリエンテーション，ケア処置，検査項目，手術，退院指導などをスケジュール表のようにまとめたもののことをいう．時間軸を横軸，ケアなどの内容を縦軸にとり，主な医療行為と医療分野全体をチャートにまとめてあり，それぞれの専門職が協働し，最短の時間で最少の資源を使って質と効率のよい治療効果をあげるために医療の標準化をめざしたものである．患者にとっては，入院中のスケジュールがあらかじめ示されるために安心感も高まり，インフォームドコンセントが充実するメリットがある．いまや多くの病院，疾患で導入されている．

B. 作成方法

第一段階：疾患または処置ごとで作成したいパスを選定する．施設ごとで症例が多くルーチン化しやすい検査や治療が適している．

第二段階：パスの基本フォーマットを作る．

第三段階：適応基準，退院基準・在院日数の設定を行う．退院基準はパスの最終アウトカム（達成目標）で，患者が安全に退院できると予期される状態のことである．

第四段階：日々のアウトカムを設定し具体的な診療内容をパス表に組み込む．

第五段階：バリアンスを設定する．バリアンスとは，パスで予定された内容を逸脱したり，アウトカムが達成されなかった場合のことである．

第六段階：クリニカルパスの運用と改訂を行う．定期的に評価し，継続的な改訂を行うことで，次第にEBMに則したパスへ成長していく．

C. パスの例

京都府立医科大学小児外科では，鼠径ヘルニアに関してパス運用を行っている．鼠径ヘルニアの入院日数は，3泊4日となっており，この間の手術前・術当日・術後退院までの流れについて医療者用（図2-2）と患者用（図2-3）のシートが運用されている．これらの使用により，手術管理の標準化・効率化・インフォームドコンセントの向上・患者と家族の安心感の向上など多くの有用性が認められている．

2章 術前の準備

パス名	パス番号	小児ソケイヘルニア根治術（右・左・両側）	科名	小児外科	病舎名	こ4 病舎
患者氏名	I	府立 花子様	年齢	1	性別 男・女	
担当看護師			担当PT/OT		主治医	京都 太郎
目標		体調崩さず安定した状態でOPを迎える。術後合併症起こさず苦痛最小限に経過し退院することが出来る。				

	入院前チェック	1月1日(日)	1月2日(月)	1月3日(火)		1月4日(水)
経過		入院日	手術前日	当日(手術前)	当日(手術後)	退院
		入院時間(　：　)				退院時間(　：　)
目標		心身ともに安定した状態で手術が受けられる。			バイタルサインが安定している	発熱がない。
検査	□胸部X-P □CBC・生化 　感染症・血型 □心電図					
食事	□　　　食		●手術指示簿参照	●手術指示簿参照	●帰室3時間後より水分可 嘔気嘔吐なければ食事摂取可	
処置・観察	●身長(　)cm ●体重(　)kg	●vital測定 ●風邪症状観察 ●嵌頓観察	●手術指示簿参照 ●風邪症状観察 ●嵌頓観察	●手術指示簿参照	□酸素不要 □酸素　(経鼻・マスク・放流) 　(　)L/Min → (　)止 ●帰室時・3時間後vital Sat測定 ●3時間以降、38.5℃以上の発熱なく、飲水後嘔気嘔吐なく、自尿確認あれば点滴抜去	□検創 ●検温
注射・内服	頓用 38.5℃以上の発熱時・疼痛時 ①Dr call ②アンヒバ坐薬(　)個 　100・200mg				□OP場持参点滴継続(　/H) ●点滴抜去(　：　) 〈内服〉 ●　　　　　　分3 ●　　　　　　分3 　　　　　　　○夕	●残薬持参し服用継続　→ 　　　　　　　　　　　→ 　　　　　　　　　　　→ ○朝　○昼
活動		●制限無し			□完全覚醒確認後フリー	●シャワー可 褥瘡リスク評価 　活動性　　点 　可動性　　点 　知覚の認知　点
説明		○入院オリエンテーション ○患者用パス説明 □主治医より手術説明	○手術オリエンテーション ○浴衣、T字帯、入浴確認 ○前日までに麻酔科医訪問		●手術結果説明	○次回外来受診日説明 　医師外来 　月　日(　：　) 　○退院指導、内服薬説明
その他		□育成医療申請用紙作成 □DPC入力 □入院診療計画書2枚 ○外来カルテ ○X-Pフィルム ○入院手続き確認 ○IDカード預かり ○入院持参薬(有・無)	○同意書確認 ○血型、感染症確認 ○欠食オーダー確認 ○前投薬、術後薬とり ○リストバンド作成			□退院手続き ○退院持参薬 ○IDカード返却 ○退院承認書 ○外来受診日を患者パスに記入し説明
バリアンス		□有	□有	□有	□有	□有
看護			○保清			
署名		Dr.　深夜　日勤　準夜	Dr.　深夜　日勤　準夜	Dr.　深夜	日勤　準夜	Dr.　深夜　日勤　準夜

図2-2 医療従事者用クリニカルパスシート

ソケイヘルニア根治術を受けられる

病棟(病室) _____ 府立　花子様

主治医	京都　太郎
看護師	

病名・症状 目　標	○体調、崩すことなく安定した状態で手術を受けられる。 ○合併症を起こすことなく、苦痛最小限に経過することができる。

経過	1月1日(日) 入院日	1月2日(月) 前日	1月3日(火) 当日(手術前)	1月3日(火) 当日(手術後)	1月4日(水) 退院	退院後
検査	入院前に必要な検査は、済んでいますのでありません					
食事	年齢に応じた食事を用意しています。アレルギー等禁止されている食物がありましたらお申し出ください。	夕食を食べた後は絶食です。水分(お茶、ジュース等)は(　：　)までです。ミルクを飲まれている場合は、(　：　)までです。	飲んだり食べたり出来ません。	手術から帰ってきて3時間後、水分から始めます。気分不快や嘔吐がなければ食事をとります。	食事制限はありません	食事制限はありません
処置	身長・体重測定 血圧、体温、脈をはかります。	検温します。	朝、浣腸をします。浴衣、T字帯(オムツ)に着替えます。(　　)に手術室へ行きます。	必要時、酸素をします。血圧、体温、脈拍測定をします	朝、検温をします。傷の状態を診察します。	強くこすったり、掻いたりしないようにしましょう
注射・内服	現在、使用されている飲み薬や塗り薬等ございましたらお申し出ください。		麻酔科医の指示で手術前に安定剤を使用する場合があります。午後から手術の場合は病棟で点滴をします。	経過が安定している事を確認して点滴を抜きます。痛みがある時はお申し出ください 傷の感染を予防するための抗生物質の飲み薬を処方されることがあります。 朝昼夕	(処方された場合)手術後3日間(退院後も)、抗生物質の飲み薬を続けてください 朝昼夕	朝昼夕
活動	病院内での制限はありません	シャワー又は入浴しきれいにしましょう。	手術まで病棟内で静かにお過ごしください	帰室後はベッド上安静です。麻酔からしっかり覚めるまで安静にして下さい。	日常生活の制限は、ありません。診察後シャワー可	日常生活の制限は、ありません。シャワー可
説明	主治医より手術の説明をします。看護師より入院生活、病棟案内をします。 浴衣、T字帯(前開きのオムツ)を準備してください。	手術日までに麻酔科医より診察、説明があります。	手術室には待合室がありませんので病棟で待機してください	主治医より手術結果の説明をします。	医師の診察後、退院手続きをお伝えします.	次回外来受診日は H　年 月 日 曜日 時　分〜 医師外来
その他	育成医療申請がすんでない場合は、用紙を提出してください。					

* 入院に関して心配事がありましたらお申し出ください。
* この表はおよその経過をお知らせしたものです。種々の都合により、予定どおりでないこともありますので、あらかじめ御承知ください。
　この用紙は、入院期間中、手元に置いてください。

図2-3　患者・家族用クリニカルパスシート

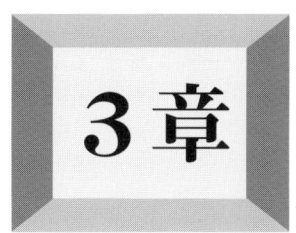

3章

合併疾患と術前管理

1. 呼吸器合併症

　呼吸とは生命体と環境との間のガス交換と定義されている．ヒトにおいて呼吸は1.換気，2.拡散，3.血流，4.呼吸ないし換気の制御の4要素に分けることができる．これらのいずれかの要素の異常が呼吸不全を生じうる．

　主な呼吸器合併症を表3-1に示した．これらの呼吸器疾患は互いに関連して併存している場合もあるので注意が必要である．術前検査（表3-2）の内で胸部X線検査では仰臥位正面像も必要である．その理由は，術後にポータブル撮影機で撮影した胸部写真を術前の胸部写真と比較する必要が出てくるからである．肺機能検査では%VCとFEV$_{1.0}$%の積が大まかな換気機能の指標となる（例えば%VC＝75%でFEV$_{1.0}$%＝80%ならば，大まかな換気機能は75%×80%＝60%となる）．心電図では肺性Pなどの右心負荷の所見をチェックする．術前処置（表3-3）では呼吸器合併疾患そのものをコントロールしておく．また合併疾患に伴う呼吸器の病的状態を改善しておく．例えば気管支喘息では，喘息を薬物療法によってコントロールしておくと同時に気道分泌物の排泄に努める．慢性気管支炎では抗生物質などで気管支感染症をコントロールしておくと同時にタッピングや吸入療法で気管支内の分泌物を

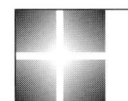

表3-1　主な呼吸器系合併症

1. 気管支喘息
2. 慢性気管支炎
3. 肺結核
4. 肺線維症
5. 肺胸郭手術後

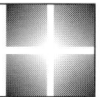

表3-2　必要な術前検査

1. 胸部X線検査（立位正面，仰臥位正面，両側面）
2. 胸部CT（肺野に陰影があれば）
3. 肺機能検査（FVC, %VC, FVC$_{1.0}$, FEV$_{1.0}$%）
4. 動脈ガス分析
5. 心電図検査（出来れば心エコー検査）
6. Swan Ganzカテーテル検査（心電図で肺性心の所見があれば）

表3-3　術前の処置	表3-4　術後管理の要点
1. 禁煙 2. 呼吸器原疾患や呼吸器合併症（呼吸器感染症や活動性炎症）のコントロール 3. 呼吸器理学療法（バイブレーターなど） 4. 気道加湿療法（超音波ネブライザーなど） 5. 呼吸訓練 6. 喀痰排泄薬療法 7. 気管支拡張薬療法	1. 十分な輸液 2. 呼吸器原疾患のコントロール 3. 理学療法（バイブレーターなど） 4. 気道加湿療法（超音波ネブライザーなど） 5. 感染の予防 6. 術創痛のコントロール 7. 呼吸器術後合併症の早期発見 8. 気管支拡張薬療法 9. 喀痰排泄薬療法 10. 気管支鏡や気管切開

除いておくことなどが必要である．呼吸器合併症患者に対し呼吸訓練や術後の喀痰排泄の重要性をよく説明して理解させておく．術前の評価では％VCとFEV$_{1.0}$％の積が50％以下や，PaO$_2$ < 55 mmHg，PaCO$_2$ > 45 mmHg，安静時呼吸数が毎分18回以上などの所見は術後換気不全の可能性が高く，要注意である．明らかな肺高血圧（肺性心）が認められれば術後の呼吸循環不全に対する慎重な準備が必須である．喀痰中の結核菌排出陽性患者では術後の急速な結核増悪の危険があり，薬物療法で結核菌排出を陰性としてからの全身麻酔が望ましい．術後管理については一般論を表3-4に示した．PaO$_2$は術前より若干高め，PaCO$_2$は若干低めを指標とし，いわゆる正常値まで戻すことを指標としない．気管内挿管や気管切開，気管支鏡を用いた喀痰除去やレスピレータの使用は早めに決断すべきである．

　また近年増加している肺結核などが術前に疑われても確定診断が術後になる場合もあり，そのような場合は二次的な感染を予防するために，担当麻酔科医師にも連絡を行うべきである．

2. 循環器合併症

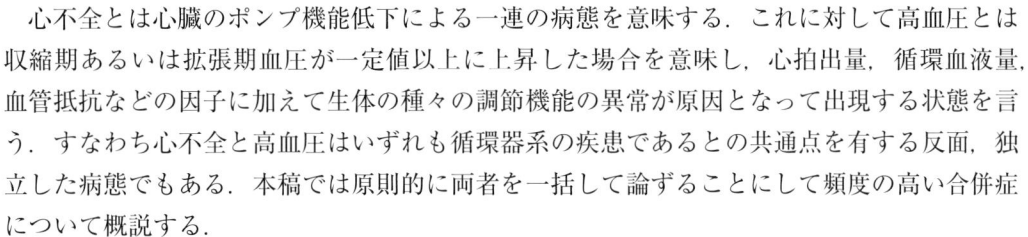

　心不全とは心臓のポンプ機能低下による一連の病態を意味する．これに対して高血圧とは収縮期あるいは拡張期血圧が一定値以上に上昇した場合を意味し，心拍出量，循環血液量，血管抵抗などの因子に加えて生体の種々の調節機能の異常が原因となって出現する状態を言う．すなわち心不全と高血圧はいずれも循環器系の疾患であるとの共通点を有する反面，独立した病態でもある．本稿では原則的に両者を一括して論ずることにして頻度の高い合併症について概説する．

　主な循環器合併症を表3-5に示す．術前検査（表3-6）では，術前胸部X線の中で仰臥位正面が必要なのは呼吸器疾患の場合と同じで，術後に仰臥位写真での比較を必要とするからである．Step 1で異常が示唆されれば，示唆された病態に従って精査を行う．潜在的心不全が存在すると考えられる場合にはSwan-Ganzカテーテル検査は心機能を正確に把握するために必須である．虚血性心疾患では冠状動脈造影を含む心臓カテーテル検査を行う．術後に備えて呼吸訓練も大切である．虚血性心疾患や弁膜症で抗凝血薬や抗血小板凝集薬の投与を受けている患者では術前2週間（最低でも1週間）前からこれらの薬剤の投与を中止して，手術時の薬剤の影響を除く必要がある．不整脈患者では術前にその種類と頻度をホルター心電図で調べ，心エコー，心臓カテーテル検査，EPS（心臓電気生理学的検査）によって不整脈の原因（基礎疾患），虚血性心疾患，弁膜症，形態的機能的心奇形や心筋症の有無と程度を評価する必要がある．

表3-5　主な循環器系疾患

1. 心不全
2. 虚血性心疾患
3. 不整脈
4. 高血圧症
5. 動脈硬化

表3-6　必要な術前検査

Step 1
1. 循環器系の病歴
2. 理学所見
3. 胸部X線検査
立位正面，仰臥位正面，両側面
4. 心電図（可能なら負荷心電図）
5. 肺機能検査
Step 2
6. 心不全（潜在的心不全を含む）
NYHA分類やGoldman分類
心超音波断層検査，ホルター心電図，
心臓カテーテル検査，動脈ガス分析
7. 虚血性心疾患
NYHA分類やGoldman分類
心超音波断層検査，心臓カテーテル検査（冠状動脈造影を含む），心筋シンチグラム
8. 不整脈
Lown分類（心室性不整脈）
EPS
ホルター心電図
9. 抗血液凝固薬の中止
10. ペースメーカー

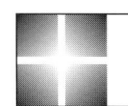

3. 消化器系合併症

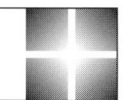

消化器合併症の内で主なものを表3-7に示した．それぞれの病態への対応を示す．

A. 消化性潰瘍

術前から消化性潰瘍が併存する症例では，手術侵襲により術後に潰瘍が急性増悪する危険がある．急性増悪すると上部消化管出血を来すことが多い．特に黄疸症例や活動期潰瘍症例では要注意である．病態が許せば，黄疸が消退したり，瘢痕期になるまで手術を延期する．術前処置(表3-8)ではプロトンポンプインヒビターやH_2レセプターブロッカーを始めとする抗潰瘍薬を投与する．また幽門狭窄症例では術前に胃洗浄をして胃を空虚にする．貧血があれば鉄剤などの造血剤を投与し，ヘマトクリット30％以上を目標に貧血を補正する．急ぐ場合は輸血を行う．術後は抗潰瘍薬を投与し，胃管挿入により胃液を除去しマーロックスなどの局所投与用抗潰瘍薬を使用する．出血が生ずれば一般の消化性潰瘍の出血に準じて治療する．

表3-7 主な消化器合併症

1. 消化性潰瘍
2. 急性肝炎
3. 慢性肝炎
4. 肝硬変
5. 閉塞性黄疸

表3-8 消化性潰瘍の対策

術前
　上部消化管の造影と内視鏡
　　出血性潰瘍の場合は止血操作
　消化性潰瘍の治療
　　薬物療法(抗潰瘍薬)
　　食事療法，出血や通過障害があれば絶食
　　場合によっては手術時期の調整
　貧血の評価と補正
　　鉄剤投与，輸血，ヘマトクリット30％以上に補正
術後
　抗潰瘍薬の投与
　　(H_2レセプターブロッカー，プロトンポンプ阻害薬，胃粘膜保護薬など)
　胃管留置，抗潰瘍薬注入
出血時(術後処置に加えて)
　経胃管的冷却(氷水灌流)
　止血剤注入(トロンビン末など)
　内視鏡的止血術
　出血に対する全身的治療

表3-9 急性肝炎の術前検査

1. 急性肝炎の原因検索
   ウイルスマーカー
   薬剤使用歴など
2. 肝機能障害の評価
   肝細胞逸脱酵素濃度
   肝の合成生成物濃度(コレステロール,コリンエステラーゼ,HPT,PT,PTTなど)
   肝の代謝排泄機能(ビリルビン,アンモニア,ICGなど)
3. その他の検査
   生検,画像検査

表3-10 急性肝炎における手術適応

1. 良性疾患および待機可能な病態
   急性肝炎が治るまで手術を延期
2. 悪性疾患
   AST,ALTが300以下となってから手術
3. 緊急手術(救命のために手術が必要な病態)
   肝庇護*下に手術施行

*肝庇護:腸管内腐敗防止(カナマイシン,ダラシンなどの内服),ラクツロース内服,ブドウ糖+インスリン点滴投与,PGE1持続投与,強力ミノファーゲンC静注

B. 急性肝炎,慢性肝炎,肝硬変

急性肝炎患者では可及的に手術を避け,肝機能が正常化してから手術を行うのが原則である.悪性腫瘍に対する手術が必要で数ヵ月以上の手術延期が出来ない場合には,AST(GOT),ALT(GPT)が300以下に落ち着いている場合には,術前術後の肝庇護療法(表3-10の脚注)を行いつつ手術を行う.劇症肝炎や肝性脳症がⅡ度以上では手術を行わない.

慢性肝炎や肝硬変の術前検査を表3-11に示す.手術適応では大まかではあるがChild分類が使い易い.Child Aでは健常者に準ずると考えて良く,Child Bの代償期では肝庇護下に手術を行う.Child Cでは手術は避けるべきである.これにICGR$_{15}$やヘパプラスチンテスト(ICGR$_{15}$が40%以上やヘパプラスチンテスト30%以下では肝機能がかなり悪いと考える)などを参考にして施行予定の手術侵襲とのバランスで手術を考える.慢性肝炎の活動期では手術を避ける.慢性肝炎や肝硬変の術後管理の要点を表3-14にまとめた.

表3-11 慢性肝炎と肝硬変術前の検査

1. 慢性肝炎,肝硬変の原因検索
   ウイルスマーカー
   薬剤使用歴,飲酒歴など
2. 肝機能障害の評価
   肝細胞逸脱酵素濃度
   肝の合成生成物濃度(コレステロール,コリンエステラーゼ,HPT,アルブミンなど)
   肝の代謝排泄機能(ビリルビン,アンモニア,ICG,OGTTなど)
3. 血液像と止血機能検査
   PT,PTT
   血小板数
4. その他の検査*
   生検,画像検査(CT,MRI,超音波),上部消化管内視鏡

*脾腫,食道静脈瘤,消化性潰瘍,肝癌,腹水の有無

C. 閉塞性黄疸

閉塞性黄疸の術前処置(表3-15)ではまず胆道ドレナージを考慮する.重症度と緊急性に最も関係するのは胆道系の急性感染症の有無であり,急性化膿性胆道炎では緊急の胆道系ドレナージが必須である.抗生物質投与をもって胆道ドレナージに代えることが出来ないの

は言うまでもない．急性化膿性胆道炎では閉塞性炎症部位が一ヵ所とは限らないので，すべての閉塞性炎症腔が十分にドレナージされるまで，必要なら複数本ドレナージチューブを挿入留置する．胆道系に化膿性炎症が合併しない閉塞性黄疸で，単なる減黄処置が目的なら胆道ドレナージはそれほど緊急でなくとも良い．閉塞部位の上流に留置されたドレナージが良く効いているのを確認した後に，閉塞部位の下流にも造影チューブを置き，上流と下流の双方のチューブから同時に造影を行い，閉塞部位の位置と性状を確認する．減黄期間中は何度か造影を行い，ドレナージチューブの位置のずれを修正し，少なくとも血清ビリルビン値 5 mg/dl 以下にまで減黄する．化膿性炎症合併例，高度黄疸例，長期にわたる黄疸症例では肝機能障害のみならず，腎機能，消化管粘膜障害，血液凝固機能障害などが存在する可能性が大である．減黄の期間を利用して減黄処置と平行に，上記の障害の検索と治療を行う．胆道閉塞の原因と手術方針が決まったならば手術直前に改めて全身状態，特に前述の病態の改善程度について評価を行う．

表 3-12　慢性肝炎，肝硬変患者の手術適応

新犬山分類で Activity A2, Staging F2 まで
Child 分類で Child A と B
ICG 15 分値が 40％以下
　但し血糖，腹水，血液凝固能がコントロール可能，できれば ALT, AST 値が 100 U/l 以下

表 3-13　新犬山分類

Stage
　F0: no fibrosis
　F1: fibrous portal expansion
　F2: bridging fibrosis
　F3: bridging fibrosis with architectural distortion
　F4: cirrhosis

Activity
　A0: no necro-inflammatory activity
　A1: mild piece meal necrosis and lobular activity
　A2: moderate piece meal necrosis and lobular activity
　A3: severe piece meal necrosis and lobular activity with or without bridging necrosis

表 3-14　術後の管理の要点

1. 肝不全予防
　　腸管毒素産成予防（ラクツロース，カナマイシンなど）
2. 肝血流維持
　　PGE 1
3. 出血傾向対策
　　血小板輸血，新鮮凍結血漿
4. 栄養と代謝のコントロール
　　糖液（＋インスリン）
　　Fisher 比の高いアミノ酸輸液（アミノレバンなど）
　　新鮮凍結血漿
5. 消化管出血対策
　　潰瘍治療や潰瘍予防薬の投与

表 3-15　閉塞性黄疸の術前処置

1. 閉塞部位と原因の検索
2. 減黄処置と減黄効果の評価
3. 胆道ドレナージ（PTCD, PTGBD, ENBD, ERBD, EST など）
4. 胆道系感染性急性炎症の対策
　　胆道ドレナージ
　　胆汁移行性抗生物質の投与
5. 血液凝固機能の評価と補正
　　ビタミン K 投与（10 〜 30 mg を連日投与する）
6. 他の肝機能障害の有無の検索
7. 消化性潰瘍併発の予防
8. 肝不全，腎不全

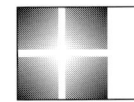

4. 糖尿病，肥満，甲状腺機能障害

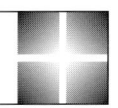

A. 糖尿病

近年，栄養状態の変化や高齢化に伴って糖尿病罹患率が飛躍的に上昇している．糖尿病コントロールの良否は術後の合併症のリスクにも関わっており適正な管理が望まれる．

糖尿病患者の術前検査（表 3-16）の目的は以下の二つである．一つは糖尿病の病型や病態の評価で，現在の糖尿病のコントロール状態と血糖値調節のしやすさを知る．これによって術後急性期の糖尿病コントロールを正確に予測できる．糖尿病自体の簡便な重症度分類は血糖値のみで行いうる（表 3-17）．術前の空腹時血糖値をできれば 120～150 mg/dl（空腹時 200 mg/dl を超えると術後合併症が多くなる），一日尿糖は 10 g/day 以下で尿中ケトン陰性となるように糖尿病を調節する．インスリンを使用する場合は，術後の調節性を考慮して速効性インスリンとする．術前諸検査では絶飲食処置が不規則に指示され勝ちである．この時期にインスリンを使用し始めると，思わぬ低血糖状態を来す場合がある．特に夜間や早朝の低血糖は危険であるので血糖が一時的にせよ低すぎないように十分な注意が必要である．検査目的の二番目は糖尿病合併症の評価である（表 3-16）．糖尿病では，動脈硬化や虚血性心疾患，腎機能障害，低栄養状態，感染などの慢性あるいは亜急性の病態が合併していることが多い．したがって，術前にこれら合併病態の存在と程度を検索しておき，その病態改善と術後急性期における対策を講じなければならない．糖尿病の急性合併症であるケトアシドー

表 3-16 術前検査

糖尿病の病態評価
血糖値：空腹時，食後，75g OGTT
糖化体：糖化アルブミン，糖化ヘモグロビン
尿検査：尿糖，一日排泄糖量，ケトン体
糖尿病合併症の評価
腎機能：血清電解質，血清クレアチニン，血清 BUN，尿蛋白，
クレアチニンクリアランス
眼底検査
神経学的諸検査
血圧，心電図

表 3-17 糖尿病の重症度と術前評価

1）空腹時血糖値
140 mg/dl 以下（軽症）：術前インスリン投与の必要性は乏しい
140 から 200 mg/dl（中等症）：術前からインスリンでコントロールが望ましい
200 mg/dl 以上（重症）：術前から必ずインスリンでコントロールしておく
2）急性合併症の有無：ケトアシドーシス，非ケトン性高浸透圧性昏睡，乳酸アシドーシスについては緊急に治療
3）慢性合併症の有無：各合併症について術前に病態を改善し，術後の対策を立てておく

シス,乳酸アシドーシス,非ケトン性高浸透圧性昏睡には手術以前に緊急の対応が必要である.

B. 肥満

肥満の術前検査(表3-19)では肥満の程度を把握することが必要である.標準体重法

表 3-18　術前処置と術後管理

術前
1. 血糖,尿糖のコントロール
2. 電解質と脱水の補正
3. 低栄養状態の回復管理
4. 糖尿病慢性合併症の治療
5. 感染症治療
   (糖尿病急性合併症は緊急に治療)

術後
6. 血糖コントロール
   (Sliding scale 法,速効性インスリンを用いて血糖値 150〜200 mg/d*l*,尿糖 10 g/day 以下尿ケトン陰性にコントロール.夜間低血糖に注意)
7. 感染予防
8. 糖尿病因性急性合併症の早期発見と治療
   (ケトン性アシドーシス,乳酸性アシドーシス,非ケトン性高浸透圧昏睡)
9. 糖尿病因性慢性合併症の悪化の発見と治療
   (特に動脈硬化性疾患,腎不全)
10. 手術創治癒遷延と縫合不全対策
11. 褥瘡発生

表 3-19　肥満の術前検査

1. 肥満度算定:標準体重法,BMI が使用しやすい*
2. 肥満の原因の把握
   単純な肥満ではなくて原因疾患の一症候ではないか
   (Cushing 症候群,甲状腺機能低下,ステロイド長期投与,Insulinoma など)
3. 肥満に随伴する手術麻酔リスクの評価
   呼吸機能検査
   循環器機能検査
   末梢血液像と血液凝固異常のチェック**
4. 肥満が原因である代謝性疾患の把握
   動脈硬化,虚血性心疾患,高血圧,高脂血症,耐糖能異常など

*標準体重法=(実測体重−標準体重)/(標準体重)×100(%),20%以上を肥満,100%以上を morbid obesity とする.
　BMI (body mass index)=(体重,kg)/(身長,m)^2,35 以上を morbid obesity とする.
**末梢血液像:Hb 16 g/d*l* 以上では術後の静脈血栓症の頻度が大.手術が許せば術前からヘパリン (5000 U/day) 投与.

やBMI (body mass index) が使用し易い．標準体重法で 100% 以上や BMI で 35 以上は morbid obesity と呼ばれ，肥満に伴う合併疾患が多く，術後合併症の頻度も高い．肥満は原因疾患を有する症候性肥満と単純性肥満に分けられるので，症候性肥満の可能性を考慮して肥満の原因疾患の有無を検索する．肥満の原因疾患によっては原因疾患自体の術前治療を必要とする．手術や全身麻酔に際しては，重症肥満ではそれ自体

表 3-20 肥満患者の術後の注意点

1. 術後呼吸不全と肺炎の注意
2. 術後循環不全（特に肥満による肺高血圧症が存在する場合）
3. 術後高血糖
4. 輸液量の調整
5. 創哆開に注意
6. 早期離床と床上体操（呼吸器合併症，血栓症や褥瘡の予防にも有効）
7. 感染

がリスクである．すなわち換気機能低下や気道閉塞の危険，肺動脈圧上昇に伴う慢性右心不全や過大な体重による左心不全の危険があるので，呼吸機能や循環機能を術前に評価する．血液像で Hb 16 g/dl 以上は術後の深部静脈血栓症の頻度が高い．術前からの抗凝固薬投与や術後の早期離床が大切である．また肥満は脂肪や糖の代謝性疾患として動脈硬化，虚血性心疾患を伴うので，これらの疾患の有無の検索も必要となる．最近では脂肪組織の体内分布が肥満の合併症と関係することが明らかとなり，内臓脂肪型肥満では代謝性疾患の合併頻度が高いとされている．内臓型肥満の判定には腹部 CT で臍の高さのスライスを用いて画像上の脂肪面積を定量して判定される．簡便な方法では，腹部手術前の CT 像で内臓周囲の脂肪量が皮下脂肪に比較して著しく厚い印象を与える患者や他の患者に比較して著しく多い印象の患者は，軽度の肥満であっても要注意である．肥満患者の術後管理上の注意点は表 3-20 にまとめた．

C. 甲状腺機能障害

甲状腺機能障害では，機能亢進と機能低下に分けられる．術前検査（表 3-21）では既往歴，臨床症状のほかに，現在の甲状腺機能を評価する目的で TSH，甲状腺ホルモン T3，T4 とより活性な freeT3 と freeT4 を測定する．またその原因疾患を検索し，必要であればその治療を優先する．甲状腺機能亢進症（表 3-22）では心房細動や（時に潜在性の）心不全をチェックし，術前に治療する．甲状腺機能亢進状態は一種のカタボリック状態であるので，

表 3-21 甲状腺機能障害の術前検査

1. 既往歴，家族歴
2. 甲状腺機能異常の臨床症状
3. 血清コレステロール，血清 ALP，血糖尿糖，心電図
4. T3，T4，遊離 T3，遊離 T4，TSH，TSH レセプター抗体

表 3-22 甲状腺機能亢進状態の術前術後処置

術前
1. 抗甲状腺薬
2. βブロッカー（頻脈や不整脈に対して）
3. 無機ヨード製剤
4. ステロイド
5. 血糖コントロール

術後
6. 甲状腺クリーゼの予防

それに起因する全身の栄養状態の異常に注意をはらい，術前に是正する必要がある．術後の甲状腺クリーゼは稀な術後合併症であるが，発症すれば死亡率が高いので十分な術前の対策が必要である．術後甲状腺クリーゼを予防するために，術前に甲状腺機能の正常化を図る．甲状腺機能を正常化するために，初回にはMMI（メルカゾール）30〜60 mg/dayやPTU（チウラジールなど）300〜600 mg/dayを投与し，甲状腺ホルモンの血液濃度をモニターしながら漸減し数ヵ月かけて甲状腺機能を正常化する．無機ヨード剤は，ルゴール液（10〜30滴/日）または飽和ヨウ化カリウム液（3〜10滴/日），あるいはヨウ化レシチン（10〜30 mg/日）を投与しても良い．緊急時には，メルカゾールを静注し，頻脈に対してはプロプラノロールを心電図を見ながら静注する．ヒドロコルチゾン100〜500 mgなどの副腎皮質ホルモンの静注も行われる．甲状腺機能低下症（表3-23）に対しては，低栄養状態や低ナトリウム症が潜在している可能性に注意して術前検査を進める．術前に甲状腺ホルモン剤を投与する．普通はT4製剤のチラージンS 50μg/錠なら2錠/日から始めて，血中甲状腺ホルモン量を見ながら増減する．チロナミンはT3製剤であるのでより速効性である．副腎皮質ホルモンも緊急時には有効である．

表3-23　甲状腺機能低下状態の術前術後処置

術前
1. 甲状腺製剤
2. ステロイド
3. 栄養管理と電解質補正
術後
4. 呼吸管理（アシドーシス）
5. 意識障害のチェック
6. 体温維持
7. 低血糖，低Na血症の補正

D. ステロイド長期投与

　膠原病，潰瘍性大腸炎などの疾患に対してステロイドが長期に投与されると，下垂体機能が抑制され二次的副腎機能不全が生ずる．術前検査では（表3-24）ステロイド投与の原因となった疾患の評価と，ステロイドの投与量と期間の把握を行う．副腎機能不全の評価（表3-25）は最も大切な術前の作業である．まず副腎皮質の現在のステロイド産生量を調べる目的で，血漿中コルチゾル濃度を測定する．もう一つは副腎皮質の予備能力検査で，ACTH刺激試験である．これらに異常があれば，（潜在的）副腎機能不全と考えて，周術ストレス期に副腎不全症状が発生する可能性があり，周術期のステロイド補充療法が必要である．周術期には速効性のヒドロコルチゾンの投与が原則で，最大分泌量の3倍のステロイド

表3-24　ステロイド長期投与症例の術前検査

原因疾患の病態把握
ステロイドの投与量と期間の把握
副腎機能不全の評価
（ステロイド投与中止により症状出現）
臨床症状（脱力，体重減少，胃腸症状など）
一般検査（低Na，高K，高Cl性代謝性アシドーシス，低血糖）
副腎機能検査
血漿コルチゾール濃度
ACTH刺激試験
ステロイド投与に原因する代謝異常の評価
ステロイド糖尿病
ステロイド肥満
水分，電解質バランス異常
など

表 3-25　副腎機能検査

1) 血漿コルチゾール濃度
　必ずステロイド投与を受けていない時で早朝安静時に採血して測定する．成人の正常値（早朝安静時の基礎値）は 5〜20 μg/dl. 低い場合には，現在の副腎が産生している副腎皮質ホルモン量が少ないと判断する
2) ACTH 刺激試験
　ACTH 投与前と ACTH 投与（250 μg 筋注または静注）1 時間後に血漿コルチゾール濃度を測定する．通常では，投与後 7〜18 μg のコルチゾール濃度の上昇を認める．反応の低い場合には，ストレス期に副腎機能が反応する機能に乏しいと判断する

上記 1），2) の何れかの検査で低下を認めれば周術期のステロイド補充療法を行う．

表 3-26　周術期のステロイド補充療法

手術当日
　正常副腎最大分泌量の 3 倍量（ヒドロコルチゾン*300 mg）を三分割静注
　　　　　　　　　　　（術直前に 100 mg，その後 8 時間毎に 100 mg）
翌日
　ヒドロコルチゾン 150 mg を三分割で静注
翌々日
　ヒドロコルチゾン 75 mg を三分割で静注
その後
　術前の副腎機能状態を参考にして徐々に減量
　副腎機能不全の兆候を認めれば，ヒドロコルチゾン 150 mg を三分割投与に戻してから再び徐々に減量

*手術当日は必ずヒドロコルチゾンを用いる．

表 3-27　ステロイド長期投与症例の術前処置

1. 副腎機能の評価
2. ステロイド減量（原疾患が悪化しない程度にまで術前に徐々に減量する．可能なら副腎機能回復まで手術を延期する）
3. ステロイド投与が原因の代謝異常の補正
4. 感染のコントロール

を投与し，2 日目から漸減する（表 3-26）．ステロイド長期投与患者には，ステロイドに原因する高血圧や糖，電解質，体組織の異化などの代謝異常や感染がしばしば存在するので，これらの病態の評価と術前のコントロールも大切である（表 3-27）．

5. 水と電解質異常，腎機能障害

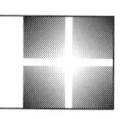

　水と電解質のバランス異常には，これらの摂取量の過不足のみが原因である場合は稀で，ホルモン分泌，糖代謝，心不全など他の原因疾患が存在して，その結果水や電解質の異常を来している場合が多い．術前には原因疾患の究明と治療が必要である（表 3-28，3-29）．水

表 3-28　術前の検査

原因疾患の検索
　　代謝異常，循環異常，腎機能異常などの有無
水と電解質異常の評価
　　体重（の推移）と理学所見（浮腫や脱水の所見を含む）
　　中心静脈圧（の推移：定期的測定の必要性）
　　血液像（特にヘマトクリット）
　　血清電解質
　　血清生化学検査（BUN，クレアチニン，血糖）
　　尿検査（尿量，pH，比重，尿中電解質，尿蛋白，尿糖）
　　動脈血ガス分析と pH
調節代償機能の評価と術後の予測
　　腎機能検査（PSP 検査，クレアチニンクリアランス）
　　尿中 NAG
　　β-2 microgloburin
　　レノグラム

表 3-29　術前の処置と術後の留意点

1. 原因疾患の治療
　　腎不全に対しては人工透析など
2. 血糖などの代謝異常の調整
　　高血糖などは速効性インスリンで調節し 150 mg/dl 以下を目安
3. 電解質バランスの補正
　　クレアチニン値を指標，カリウム値に注意
4. 水分バランスの補正
　　十分な尿量維持（30 ml/h が目安）
5. 体重，ヘマトクリットの推移を指標

表 3-30　脱水症の分類

1. 水欠乏性脱水	Na 高値
2. 食塩欠乏性脱水	Na 低値
3. 混合性脱水	不定

表 3-31　腎機能障害における術前検査

1. 体重の変化など：体重の推移と浮腫や脱水の所見
2. 血圧：腎性高血圧
3. 中心静脈圧：定期的に測定する．絶対値よりも，術前と術後の変動が大切
4. 胸部 X 線：心肥大，肺水腫に注意
5. 心電図：心肥大，高 K 血症
6. 血液生化学検査（BUN，Cr，蛋白分画など）
7. 血液電解質検査（特に K 値に注意）
8. 尿検査（尿量，pH，比重，尿中電解質，尿蛋白，沈渣）
9. 末梢血液像（腎性貧血など）
10. 腎機能検査（特に術後代償機能の評価）
　　　クレアチニンクリアランス，PSP 検査，Fishberg 試験，尿中 NAG
　　　β-2 microgloburin，レノグラム
11. 内分泌検査
　　　レニン，エリスロポイエチン，エンドセリン，心房性 Na 利尿ペプチド，脳性 Na 利尿ペプチド
12. 動脈血ガス分析（代謝性アシドーシスに注意）
13. 血液凝固系

と電解質の異常は病態が非常に複雑であるので，多くの項目を検査してその実態を評価する．また水や電解質の異常に伴い，平行して他の代謝物の異常が存在する場合も多いので，その病態の評価も同時に行う．原因と病態に合わせて水，電解質と血液 pH のバランス異常を補正する．腎以外の原因疾患で水と電解質の異常を生じていることが明らかでも，腎の代謝調節予備能の検査は欠かすことができない．このような場合でも，周術期に負担がかかる腎の代謝調節予備能が低下している場合がしばしば認められるからである．脱水状態（表 3-30）の輸液では，維持輸液量＋欠乏量の半分を原則とし，年齢と腎臓，心臓の予備能力によって調整する．輸液開始は細胞外液を用いるのが安全で，普通は 200 ml/時前後の速度で時間尿量 30 ml/時を目安に輸液するが，心，腎予備能が明らかでない場合には輸液速度を若干遅く

表 3-32 術前クレアチニンクリアランス値（Ccr）による術後腎機能の予測

Grade 0	Ccr＞50 mg/min：腎不全の可能性少ない
Grade 1	Ccr＝50〜30 mg/min：腎不全が疑われる．精査が必要．術前，術後に補液などで腎血流量を維持し，尿量を確保しておくなどの管理が適切であれば，術後急性腎不全の可能性は少ない
Grade 2	Ccr＝15〜30 mg/min：BUN，血清クレアチニン値の上昇．術後 GFR の低下により急性腎不全の可能性がある．術後急性腎不全を予防する目的で術前術後に補液して腎血流量と尿量を確保．腎毒性薬剤，腎排泄性薬剤の使用は避ける．急性腎不全が生ずれば人工透析
Grade 3	Ccr＜15 mg/min：尿毒症の症状が顕在することが多い．術前に人工透析により尿毒症状態を補正する．術前に人工透析が不要な状態でも，術後には必要と考えたほうが良い．Ccr＜5〜10 mg/min では手術の前日に透析が必要

する．病態と心，腎の予備能が明らかになってくれば適宜輸液内容と速度を変更する．高血糖の場合には速効性インスリンを用いて血糖値は 150 mg/dl を超えないようにする．腎機能障害（表 3-31）が原因の水と電解質の異常でも，術前の検査と処置は本質的には上記のものと同じであるが，周術期の腎の代謝調節機能が十分には期待できないので，この機能の術前評価が大切となる．最も簡便な方法ではクレアチニンクリアランス値（Ccr）を指標とす

表 3-33 腎不全の術前処置と留意点

1. 水分バランスの補正
2. 電解質，酸塩基平衡の補正
3. 血圧コントロール
4. 高窒素血症，栄養の補正
5. 腎性貧血の補正：エリスロポイエチン投与で改善する．Ht＞30％以上が目安
6. 腎排泄性薬剤使用を避ける
7. 人工透析など：人工透析患者，クレアチニン排泄機能悪化（Ccr＜5〜10 mg/min または serumCr＜5〜8 mg/dl），高カリウム血症（serumK＞6 mEq/l），metabolic acidosis（HCO$_3$＜15 mEq/l）では手術前日に人工透析を行う
　　手術前日の透析には術中の出血傾向を避ける目的でナファモスタットを使用

る（表3-32）．腎不全の術前処置（表3-33）に人工透析が必要であるのは，以前から人工透析を受けている患者，Ccrが5〜10 mg/min以下，血清クレアチニン値が5〜8 mg/dl以上，血清カリウム6 mEq/l以上，代謝性アシドーシスでHCO$_3^-$ 15 mEq/l以下が目安である．患者の状態が要求すれば，手術終了の24時間後には人工透析が可能である．腎機能障害患者で心機能が若干悪くても，肺水腫や心不全の顕在化を恐れいたずらに水分を制限してdry sideに置くのは，腎血流量が減少することから，腎機能がさらに悪化するのでかえって良くない．強心薬を適宜用いて心機能を改善しつつ過不足なく水分を与えてGFRを増加させ，時間尿30 ml/h以上を目安にして尿量を保つ．腎血流量保持の目的でPGE 1（500 mg〜1000 mg/dayをシリンジポンプで投与）を用いることもある．これらの積極的な腎血流量維持による利尿の結果，腎機能が逆に改善したり，少なくともそれ以上悪化させないですむ．腎性貧血にはエリスロポエチンが有効でHt 30％以上を目安に改善をはかる．

6. 血液凝固機能異常

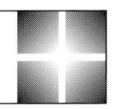

　近年の高齢化に伴い，循環器疾患や中枢神経系の血管障害罹患数が増加している．特に術前に抗凝固療法を施行されている場合，問診により内服薬を正確に把握し，さらに十分な休薬期間をおくことが必要である．緊急手術などの際にはこれらが不十分となり，術中や術後の出血により合併症をきたす場合があるので注意すべきである．

　術前検査（表3-34）では原因となる基礎疾患の把握が第一で，二番目が血液学的検査による凝固機能異常の評価である．あらかじめ凝固機能異常の部位が予測できても，時間の経過と共に他の凝固機能異常の部位が存在する複合的異常となることも多いので，必ず一通りの凝固機能異常検査スクリーニングを行う．その上で特異的検査を追加すべきである．病態に合わせて術前に凝固機能を改善する（表3-35）．血小板3万cells/dl以下では，術中術後に血小板輸血が必要になる．非特異的凝固因子や単体で補充できない凝固因子の機能異常と不足は，新鮮凍結血漿の輸血が唯一で，最も速効性がある．術前補正値は血小板3万cells/dl以上，フィブリノーゲン100 mg/dl以上，PT1.5倍以内，APTT 30％以上を目安にする．血友病Aでは第Ⅷ因子，血友病BではⅨ因子を補充する．手術前日から手術終了24時間後までは血中濃度を正常値内（100％）に維持し，その後5日目で50％量，7日目以降は20％

表3-34　術前検査

1. 基礎疾患の把握
2. 血液学的検査
スクリーニング検査
出血時間
凝固時間
血小板数
PT，APTT，FDP，フィブリノーゲン
3. 特異的検査
TAT，PIC，AT-Ⅲ，PAI-1，D-Dダイマー，トロンボモジュリン，AT Ⅲ活性，凝固因子定量（血友病Aでは第Ⅷ因子，血友病Bでは第Ⅸ因子など），血小板機能検査

表3-35　血液凝固異常の術前の補充療法

1. 血小板補充
血小板数は少なくとも3万cells/μl，出来れば5万cells/μl以上にする
2. 特異的凝固因子投与
血友病Aに第Ⅷ因子，血友病Bに第Ⅸ因子などを投与する
血友病による特異的凝固因子補充は正常値まで補充する
3. 非特異的凝固因子投与
新鮮凍結血漿として投与する．2～5単位/日を凝固機能を調べながら2～3日間投与する．フィブリノーゲン100 mg/dl以上を目安にする

表 3-36　DIC 患者の術前処置

1. 原因疾患の治療
2. 重要臓器の機能評価
3. 補充療法：血小板輸血は手術直前が良い．血小板数 3 万 cells/dl 以上にする．新鮮凍結血漿の輸血．フィブリノーゲン濃度を 100 mg/dl 以上にする
4. 抗凝固療法：低分子ヘパリンと抗酵素薬（メシル酸ナファモスタット，メシル酸ガベキサートなど）の投与．アンチトロンビン製剤を投与して AT III 活性を 80% 以上に保つ．低分子デキストランも有効．抗凝固療法時には APTT をモニターする

脚注 1：抗酵素薬
　　　メシル酸ナファモスタット（フサン）
　　　　　　　0.06 〜 0.20 mg/kg/h 点滴静注
　　　メシル酸ガベキサート（FOY）
　　　　　　　20 〜 39 mg/kg/day 点滴静注
脚注 2：低分子ヘパリン
　　　　　　　75 IU/kg/h 点滴静注

量を維持するように血友病で欠損する凝固因子を投与する．ITP では免疫グロブリン投与を術前 5 日間投与，閉塞性黄疸におけるビタミン K 欠乏症にはビタミン K を投与する．抗血小板製剤の効果は約 2 週間持続する．虚血性心疾患などで抗血小板製剤が投与されている患者では手術 2 週間前（少なくとも 1 週間前）に投与を中止する．DIC では原因疾患の治療を先行しなければならない．原因疾患によって DIC にも病態の差がある．術前の処置を表 3-36 に示した．DIC では多数の重要臓器の障害が生じているのでその評価と機能改善が必要である．治療は抗凝固療法と補充療法を併用する．後者のみでは無効で，前者が必ず行われなくてはならない．抗凝固療法は低分子ヘパリンと抗酵素製剤を併用し，APTT をモニターしながら行う．補充療法は血小板とフィブリノーゲンなどの凝固因子を補充する．血小板は消耗されるので補充は手術直前に行う．目標値は 3 万以上，できれば 5 万 cells/μl を維持する．凝固因子は新鮮凍結血漿を用い，フィブリノーゲン濃度 100 mg/dl 以上となるよう輸血する．

4章

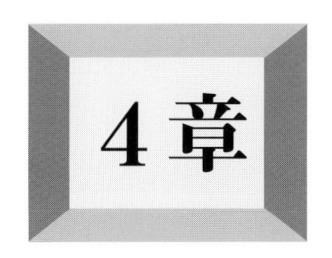

緊急手術のタイミング

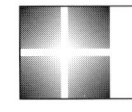

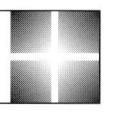

1. 呼吸器外科

　呼吸器外科領域においては，気胸・血胸に対する胸腔ドレナージや喀血に対する気管支鏡，血管造影といった緊急の処置を必要とすることは多いが，緊急手術を行わなければならない状況は限られている．しかし，胸腔ドレナージ後の出血量が多く，止血傾向の見られないもの，出血性ショックを来しているものはタイミングを逃さずに手術に踏み切ることが重要である．具体的には肋間動脈損傷を伴う外傷性血胸や，術後の出血などがあげられる．これらの状況では150〜200 ml/hr以上の出血が2時間以上持続する場合，または出血により血行動態が不安定な場合に緊急手術を考慮する必要がある．

1. 呼吸器外科手術後合併症に対する緊急手術

1) 出血

　呼吸器外科手術後には出血は多少なりとも認められるが，150〜200 ml/hr以上で2時間以上持続する場合，または出血により血行動態が不安定な場合には緊急手術を考慮する必要がある．

　出血部位として頻度が高いのは癒着剥離面や，肋間動脈や気管支動脈からの出血である．肺動静脈からの出血は急激に出血性ショックに至り救命困難となる場合がある．

2) 術後気管支断端瘻

　肺全摘および肺葉切除術後の気管支断端瘻は急性膿胸を伴うことが多く重大な術後合併症である．中枢気道と胸腔内の交通がおこると急性膿胸を合併するのみでなく対側肺，残存肺葉が吸引による肺炎を来たすためとくに全摘後では対応が遅れると致命的である．診断が確定次第速やかに胸腔ドレナージを行うが，ドレナージが不十分で対側肺吸引による肺炎の徴候があるなど全身状態に影響がでるようであれば緊急開窓術を行う．感染の程度と全身状態が許せば再開胸を行って瘻孔閉鎖術を行うことも可能である．術後の創処置と抗生物質投与により感染が制御されれば瘻孔は自然に閉鎖することが多い．閉鎖が得られないときは大網充填術や筋弁充填術を行う．

2. 外傷に対する緊急手術
1）肋骨骨折
　単独で外科的治療を行うことは少ないが，肋骨骨折を認めるときには胸腔内および腹腔内損傷を合併する可能性があることを常に考慮する必要がある．外傷性血気胸の90％には肋骨骨折を合併している．

2）胸郭動揺　flail chest
　胸部鈍的外傷による重大な合併症で，胸壁損傷の5〜13％を占める．3本以上の隣接した肋骨がそれぞれ2ヵ所以上で骨折するときにおこりうる重大な呼吸機能不全を呈する病態である．呼吸による胸郭の奇異性運動（骨折部分が呼気時に陥没し，吸気時に膨隆すること）により診断される．胸壁運動の異常により1回換気量が低下し，有効な咳嗽が得られないために気道分泌物が貯留し，無気肺や肺炎を来す．また，しばしば肺挫傷を合併し，気道閉塞や肺内シャントの増加を認めることがある．

　治療としては気管内挿管下に人工呼吸管理による内固定を行う．flail chestに対する外科治療を行うのは，1）他の胸腔内外傷を合併していて開胸術を必要とするとき，2）人工呼吸器からの離脱ができないとき，3）胸郭動揺が顕著なときである．

　手術はプレートによる外固定術や肋骨接合ピンを用いた肋骨接合術を行う．

3）横隔膜損傷
　胸腹部外傷の0.8〜15％を占める．左側損傷が50〜90％と多い．両側横隔膜損傷は鈍的外傷の2〜6％に生じる．単独損傷は少なく，血気胸および肝損傷に対する緊急手術を行ったときに判明することが多い．術前に横隔膜損傷を診断し得えるのは約半数に過ぎない．

4）外傷性血気胸・肺挫傷
　鈍的胸部外傷における外傷性血気胸および肺挫傷は遭遇する頻度が高い．超音波検査で血胸を認めたときはvital signが安定していれば胸部X線および胸部CTを施行し，出血量に応じて胸腔ドレナージを施行する．緊急手術を必要とする場合は少ないが，上述のように出血のコントロールが困難な場合に考慮する．肺挫傷は受傷後に進行して重篤化することがある．

5）気管・気管支損傷
　胸部鈍的外傷後に胸腔ドレナージ後にもかかわらず連続性のエアリークが改善せずに持続する場合には気管・気管支損傷を疑う必要がある．気管支鏡で断裂を確認できることもあるが，診断は困難なことも多い．遷延する気胸の手術時に判明することもある．

3．重症感染症に対する緊急手術
　降下性壊死性縦隔洞炎（descending necrotizing mediastinitis：DNM）は致死率が15-47％と報告されている．扁桃周囲膿瘍や咽後膿瘍を契機として発症することが多い．糖尿病患者は発症危険因子であり，また発症時の死亡リスクも高い．治療が遅れると急速な経過をたどり，敗血症性ショックから死に至る重篤な疾患である．早期診断には頸胸部CTが有効で，頸部から気管前面や咽頭周囲を経て縦隔内に連続した膿瘍を認める．診断が確定すれば適切な抗生物質を投与し，頸部ドレナージおよび胸腔鏡補助下縦隔ドレナージが必要である．

2. 心臓血管外科

A. 弁膜症

　緊急手術の対象となる弁膜症の一つは，短時間に発生した弁破壊に伴う急性弁機能不全である．弁破壊の原因には，感染性心内膜炎（IE：infective endocarditis），mucoid degeneration などの弁膜組織退行変性が原因の僧帽弁膜損傷や弁腱索断裂，さらに外傷によるものなどが含まれる．弁破壊の結果として弁閉鎖不全を生じ，急性心不全を発症する．その多くは通常の弁膜症と同じく，心不全の急性期さえ乗り切れば心機能の代償期に入り，少なくとも3～5年間は内科的治療で無症状化し，待機的手術（elective surgery）の対象となる場合が多い．しかしながら人工呼吸器による呼吸補助療法，強心薬や利尿薬などの薬物療法，さらに大動脈内バルーンパンピング（IABP）や経皮的心肺補助（PCPS）などの機械的循環補助療法を用いても全身状態の悪化が進行する場合には，血行動態的に低心拍出症候群（LOS）から急性腎不全に陥る前に手術に踏み切る事が重要である．したがって"心不全の重症度判断"が大切であり，緊急手術の絶対適応は乏尿から尿閉へと進み急性腎不全にまで至る直前である．感染性心膜炎の場合，先に記したように弁破壊に伴う急性心不全は緊急手術の対象となる．さらに高度耐性菌や staphylococcus aureus による感染性心膜炎では，通常なら7日程度かける「抗菌薬治療効果の判断」をより迅速に数日で決定し，重篤化する前に外科治療に踏み切るべきである．また，弁輪部膿瘍や仮性動脈瘤形成および房室伝導路障害の出現など，感染が弁周囲へ波及している所見を認めた場合も緊急手術の適応である．一方で弁尖に付着した疣腫（vegetation）に対する手術適応は，やや意見のわかれるところである．しかしながら可動性を有する径 10 mm 以上の大きな疣腫が増大傾向を示す場合には，この疣腫が塞栓源となり脳梗塞や腸管壊死等の重篤な合併症を併発する可能性が高いため，可及的早期の外科治療を考慮すべきである．脳梗塞をすでに発症してしまった場合，心臓手術のタイミングはさらに難しいジレンマを抱える．すなわち心臓手術における全身ヘパリン化は脳梗塞後の出血を誘発する危険がある．その一方で，出血のリスクが下がると言われている2～3週間を経過してからの手術では塞栓症再発の危険がある．しかしながら感染性心内膜炎という複雑な病態において患者の予後を総合的に改善するという観点から，出血を伴わない脳梗塞症例に限り，最近ではごく早期の心臓手術を推奨する傾向が強くなっている．

ワンポイント　　　　「感染性心内膜炎の手術適応」

1) 弁機能障害による心不全の発現．
2) 肺高血圧（左室拡張末期圧や左房圧の上昇）を伴う急性弁逆流．
3) 真菌や高度耐性菌による感染．
4) 弁輪膿瘍や仮性大動脈瘤形成および房室伝導障害の出現．
5) 適切かつ十分な抗生剤投与後も7～10日以上持続ないし再発する感染症状．
6) 可動性のある 10 mm 以上の疣腫が増大傾向にある．

B. 虚血性心疾患

1. 急性冠症候群 (acute coronary syndrome：ACS)

　急性冠症候群（ACS）は一般的に，不安定狭心症から急性心筋梗塞までを含む幅広い臨床像を示す言葉として使われており，カテーテル治療（PCI）や冠動脈バイパス術（CABG）による早期の血行再建が不可欠である．ACSの中にはST上昇を伴う急性心筋梗塞（STEMI）のように循環動態が不安定な場合も多く，一般的にCABGよりもPCIが第一選択となる．CABGはPCI不成功に終わった場合や，高度の左主幹部病変などのPCI不適当症例において適応になると考えられる．

　CABGの適応になったACSのうち不安定狭心症では原則的に一刻も早く血行再建を行うべきである．一方，すでにAMIを発症している場合のCABGのタイミングは難しい．出来るだけ心筋壊死を少なくするという観点からは，ゴールデンタイムと言われる発症後6時間以内の血行再建が望ましいとされる．しかしその反面，この時間帯にCABGを行った場合の死亡率12～17%は，発症後24時間以上経過してから行った場合の死亡率3～4%に比べると著しく悪い．すなわちこれは，AMI急性期の循環動態が不安定な時期にCABGを行った場合，早期血行再建による心機能回復のアドバンテージを持ってしても，手術という侵襲を乗り切れないケースがある事を示している．従って，AMI発症早期にCABGを行う場合には，必要に応じて大動脈バルーンパンピング（IABP）や経皮的心肺補助循環法（PCPS）などのメカニカルサポートを用い，患者の循環動態を安定させる事が肝要だと考えられる．

> **ワンポイント**　「緊急CABGの対象となるACS症例」
> 1) 左主幹部に高度狭窄を有する，あるいは左主幹部相当の病変（左前下行枝と左回旋枝入口部の高度狭窄）を有する患者．
> 2) 非手術治療が無効で，持続する胸痛あるいは心筋虚血を有する患者．
> 3) PCI不成功例で心筋虚血が持続し，広範囲の心筋梗塞の危険がある患者，あるいは血行動態が不安定な患者．

2. 心筋梗塞後の機械的合併症

　心筋梗塞における機械的合併症は，急性期の脆弱な心筋組織の破綻により生じ，適切な治療を行った場合でもその死亡率は非常に高い．機械的合併症には，僧帽弁乳頭筋断裂に伴う急性僧帽弁逆流症，心室中隔穿孔および左室自由壁破裂が含まれる．これら合併症の出現は心筋梗塞発症後3～5日とされていたが，血栓溶解療法を受けている患者では24時間以内の急性期に起こる可能性が高い．いずれの場合にも，診断には心エコーが重要な役割を果たす．そして原則的には，早急な外科的修復を要する．しかしながら患者が心原性ショックに陥っている場合も多いため，躊躇無くIABPやPCPSを用いた循環補助を行い，手術準備の時間的余裕を得る事が重要である．

　心室中隔穿孔の手術のタイミングに関しては，若干議論の余地が残る．心筋梗塞後2週間以上経過すると，穿孔部周囲の梗塞部の線維化が進み，外科的な修復を比較的容易に行う事が出来るようになる．しかしながら左心機能が良好で血行動態の落ち着いている患者にお

いても，その多くは穿孔部位の拡大から急激な循環動態の破綻を来すため，現在では可及的に早期の手術が重要であると考えられている．早期の手術を行わない場合には，少なくとも左室の後負荷を軽減するためにIABPを挿入し厳重な監視下に経過を追う必要がある．そして肺高血圧の進行，腎機能低下などの徴候を認めれば速やかに手術を行う．

> **ワンポイント** 「心筋梗塞機械的合併症治療の原則」
> 1) 心エコーを用いた早期の診断．
> 2) 診断がつき次第外科へコンサルトする．
> 3) 積極的にメカニカルサポート（IABP，PCPS）を使用して血行動態を維持する．

C. 大動脈瘤

大動脈瘤に対する緊急手術の成績は手術や補助手段，周術期管理の進歩などにより以前ほど悪くは無くなってきているが，極力緊急手術を避けることが原則である事には変わりない．大動脈解離や大動脈瘤破裂による疼痛は時として他の疾患との鑑別が困難である場合があるため，その可能性を常に念頭に置くことが必要である．急性症状の早期診断は予後に大きく貢献する．一刻も早く正確に診断し手術を決定する事が最重要の疾患である事は言うまでもない．

1. 大動脈解離

大動脈解離の分類はDebakey分類（図A）が有名であるが，このⅠ型とⅡ型を合わせたStanford分類A型の自然予後は発症後48時間以内の死亡率が50%であるため，緊急手術が第一選択となる．一方Ⅲa型及びⅢb型を合わせたStanford分類B型は安静・降圧・除

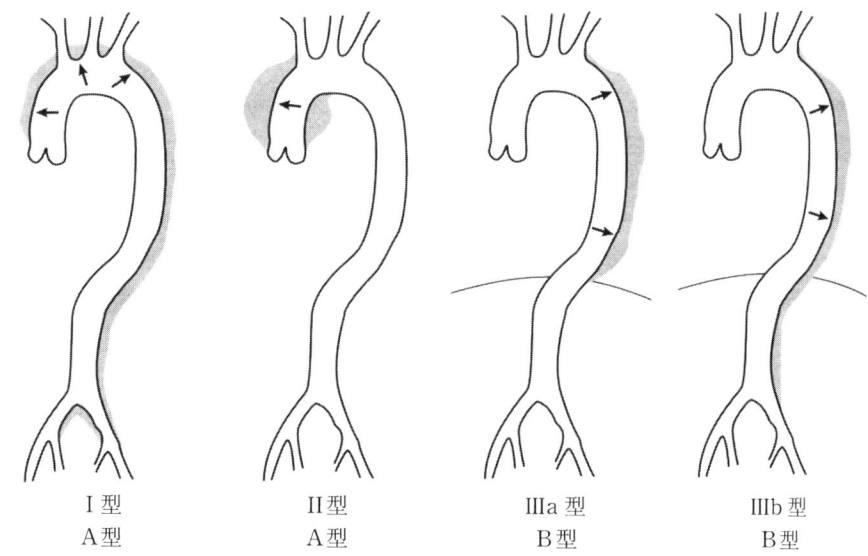

Debakey :	Ⅰ型	Ⅱ型	Ⅲa型	Ⅲb型
Stanford :	A型	A型	B型	B型

矢印：エントリー（亀裂発生部位）の好発部位を示す

図A 大動脈解離の分類

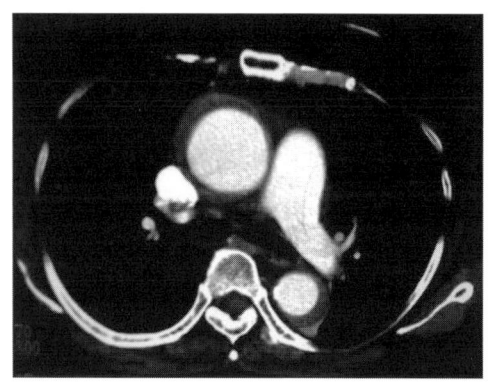

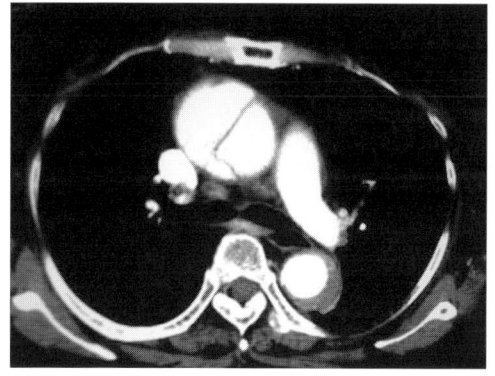

図 B　左：血栓閉塞型大動脈解離　右：偽腔開存型大動脈解離

痛と言った保存的治療が第 1 選択となる．この中でも解離が限局している II 型や III a 型は破裂による突然死の可能性が高い事に留意すべきである．

また Stanford 分類 A 型でも造影 CT で偽腔が三日月型かつ造影剤の流入が見られないいわゆる『血栓閉塞型』（図 B・左）の場合は保存的治療でも治癒する可能性があるため高齢者やハイリスク症例では保存的治療が選択されることがある．反面 B 型解離でも破裂例は当然のこと，疼痛が持続する切迫破裂状態，重篤な臓器・下肢の血流障害を伴う場合には手術が第一選択となる．またエントリーが左鎖骨下動脈より末梢であっても中枢方向へ解離が進展する可能性（逆行性解離）もあるため，注意深い経過観察が必要である．

2. 真性および仮性大動脈瘤

上述の如く待機的に手術が行われることが望ましいが，破裂（すでに小さな破裂が生じた後，一時的に止血されている場合を含む）・切迫破裂状態では緊急手術が唯一の救命手段となる．早急な決断後，家族へのインフォームドコンセントを迅速に得て緊急手術を行う必要がある．最近では開胸・開腹手術のほかステント・グラフトを用いた血管内治療も行われているため，患者のリスク・瘤の形状を分析し術式選択を行うことも重要となる．

> **ワンポイント**　大動脈解離・大動脈瘤破裂に対する根本的な治療は緊急手術しかない．手術成績も以前よりは改善しているが，ハイリスク症例や多臓器の血流不全を伴う例などでは依然死亡率は高く，迅速な適応判断と術式選択が求められる．予想される手術合併症を含め，①開胸・開腹手術，②ステントグラフト内挿術，③自然予後の3つの選択肢について十分に説明を行う事が必要である．

3. 消化器外科

A. 食道潰瘍と食道穿孔

　食道潰瘍は臨床上，食道炎との区別が難しい．その原因には消化液の逆流によるもの，腐食性物質によるもの，Barrett潰瘍などがあるが，化学的刺激や異物や放射線などの物理的刺激による食道炎が深部に及ぶと食道潰瘍を形成する．食道潰瘍単独では緊急手術の適応となることは稀であるが，穿孔を起こすと緊急手術の適応となる．最近では内視鏡下の食道ブジー時に食道穿孔が多く発症し，損傷部位は頸部が多く注意が必要である．

B. 食道破裂

　食道破裂の原因で最も多いのは嘔吐などによる食道内圧亢進の結果生じる特発性食道破裂である．この特発性食道破裂は暴飲暴食後の嘔吐などで食道内圧が著しく上昇した時に多く見られ，下部食道左側，特に横隔膜直上が多い．頸部食道穿孔では頸部痛，嚥下痛，嗄声などが出現し，胸部食道穿孔では胸骨後部痛，心窩部痛，嚥下困難が出現する．下部食道穿孔の場合は上腹部痛や背部放散痛が出現する．早期より発熱をきたすことが多く，放置すると縦隔炎を併発し，進行すると膿気胸が生じてショック症状を引き起こす．絶飲食による高カロリー輸液と抗生物質の投与により軽快する場合もあるが，多くの場合は外科的治療を要する．頸部食道穿孔の場合は頸部・縦隔ドレナージを行なう．胸部食道穿孔の場合は可能であれば損傷部位の直接縫合と，胸腔と縦隔のドレナージを行なう．また，穿孔部位へのT-チューブの挿入が有効な場合もある．いずれにしても重篤な縦隔洞炎を伴うため，適切なドレナージが大切であるが，頸部食道破裂例は早期診断と適切なドレナージで多くの場合救命できる．胸部食道破裂例では診断時期が遅れると予後不良であることが多い．

C. 食道静脈瘤

　食道壁の静脈は粘膜固有層や粘膜下層に静脈網を形成し，外膜の静脈に交通している．食道下部の静脈網は左胃静脈や短胃静脈を介して門脈に連絡するが，門脈圧が亢進すると血液が逆流する．そのために食道粘膜下層の静脈が拡張や蛇行を生じて食道静脈瘤が形成される．食道静脈瘤の症状が出現することは稀であるため，突然の吐血で発見されることも多い．緊急止血法としてはSengstaken-Blakemore tubeやLinton tubeが用いられる．止血されれば通常は内視鏡的硬化療法がおこなわれるが，止血されなければ食道離断術などの緊急手術の適応である．食道静脈瘤を有する患者は肝機能が不良のことが多いため，耐術能の評価が重要である．

D. 胃十二指腸潰瘍

　胃十二指腸潰瘍の緊急手術の適応は出血と穿孔である．出血に対しては内視鏡的止血術が第一選択であるが，止血が困難な場合や出血を繰り返す場合には緊急手術の適応となる．穿

孔に対しては以前はほぼ例外なく緊急手術が行われていたが，現在は空腹胃の穿孔で炎症が限局している場合には緊急手術を行うことを念頭に置きながら保存的に経過観察することが多い．その際には絶飲食とし，胃管を挿入して腹部所見や血液データの厳重な観察が必要である．CTの所見が有用であることも多い．いずれにしても，必要な場合は時期を逸せず緊急手術をすることが望ましい．

E. 虚血性大腸炎

虚血性大腸炎は高齢者の動脈硬化症の高度な症例に合併することが多いが，若年者にも発症する．transient form では腹痛や下血に始まり下痢や嘔吐を伴うこともあるが，10日以内に軽快することが多い．stricting form では狭窄，腹痛，下血で受診し，狭窄症状のために待機的手術を行うことが多い．Gangrenous form では汎発性腹膜炎の症状を呈するため，緊急手術の適応であるが予後は不良なことが多い．

F. 虫垂炎

急性虫垂炎は急性腹症の内で最も頻度が高いが，病因としては内腔の狭窄に腸内細菌の感染を伴うためと考えられる．炎症の程度からカタル性（catarrhalis），蜂巣炎性（phlegmonous），壊疽性（gangrenous）の3型に分類されることが多い．典型例は発熱と上腹部痛で発症し，嘔吐を伴うが，数時間後から腹痛部位が右下腹部に限局してくる．圧痛点としては McBurney 点や Lanz 点が有名である．手術適応の判断としては腹膜刺激症状の有無，即ち，defense の有無，Blumberg sign の有無が重要である．血液検査所見では白血球の増加を認めることが多いが，CRP などの炎症所見は乏しい場合もある．老人や小児では典型的な理学所見や血液検査所見を呈さない場合もあり，腹部超音波検査や CT 検査を行うなどの注意を要する．鑑別診断としては回盲部に炎症所見を呈する疾患，即ち，腸炎，右尿路結石症，腸間膜リンパ節炎，Meckel 憩室炎，Crohn 病，盲腸憩室炎，右付属器炎などがあげられる．急性虫垂炎の診断がつき次第，緊急手術を行うのが原則であるが，厳重な管理のもとで手術を念頭において，抗生物質の投与などの保存的治療で軽快することも多い．老人では症状が典型的でないことが多く，手術時期を逸しないように慎重に診断することが重要である．また，小児においては早期に穿孔を起こしやすいため，診断が疑わしい場合には積極的な手術が望ましい．開腹法は交叉切開法や傍腹直筋切開法などが代表的であるが，十分な切開長が必要である．汚染手術であるため，術後の創感染や腹腔内膿瘍を形成しないように注意が必要である．

G. クローン病

クローン病は若い成人に見られる炎症性疾患で，線維化や潰瘍を伴う肉芽腫性病変が消化管のどの部位にも起こりうる．発熱，貧血，虹彩炎，関節炎，難治性痔瘻を伴うことも多い．栄養療法や薬物治療などの内科的治療が主であるが，瘻孔，膿瘍，穿孔，出血に対して緊急手術が必要となる場合がある．腸切除を行っても再発することが多く，腸管の大量切除は避

けるべきで，腸切除の必要な場合は必要最小限に留めるべきである．

H. 潰瘍性大腸炎

　大腸の粘膜や粘膜下層がびまん性に非特異的炎症を起こす自己免疫疾患で，ほとんどの症例で病変は直腸から口側へ連続性に広がる．通常，慢性の経過をたどり，寛解と再燃を繰り返す．粘血便はほぼ必発の症状であるが，下痢，腹痛，発熱を伴うことが多い．鑑別診断としては感染性大腸炎があるが，血管透見像を欠いた粗造な粘膜や偽ポリポーシスなどの内視鏡検査所見と，杯細胞の減少や陰窩膿瘍などの生検所見で確診する．通常，サラゾピリンやステロイドの投与などの内科的治療を行うが，中毒性巨大結腸症，穿孔，大出血を認めた場合には緊急手術の適応となる．特に急性電撃型，劇症，重症型では上記の症状のほかに敗血症となる頻度も高く，緊急手術を行っても救命できない場合も多い．手術は潰瘍性大腸炎患者の大腸癌罹患率が極めて高いため，大腸全摘術が原則である．

I. イレウス

　イレウスとは種々の原因で腸管内容が肛門側に移動しないことによる病態をいう．臨床的には大便の排泄停止の他に腹痛，嘔吐，腹部膨満，脱水などを呈する頻度の高い疾患である．イレウスは機械的イレウスと機能的イレウスに大別される．機械的イレウスは腸管の内腔が閉塞して起こる閉塞性イレウスと，腸管の血行障害を伴った絞扼性イレウスに分類される．また，機能的イレウスは腸管運動麻痺によって起こる麻痺性イレウスと，腸管の攣縮によって起こる痙攣性イレウスに分類される．イレウスの治療を行うに当たってはその原因を知ることも重要であるが，先ずその病態が分類上のどれに当てはまるのかを知ることが大切である（表4-1）．閉塞性イレウスはもっとも頻度が高く，絶飲食の上でイレウス管（胃管でもよい）を挿入して腸管内圧の減圧を図る場合が多いが，効果が不十分な場合にはbacterial translocationが起きたり腸穿孔を起こす可能性があるため，人工肛門の造設などの緊急手術を要する．絞扼性イレウスは血行障害を伴うため，比較的短時間に腸管が壊死に陥り，放置すると腹膜炎から敗血症となり死に至る可能性が高い．そのため，腹部単純X線，CT，血液検査などから絞扼性イレウスの診断はできる限り早期に行い，緊急手術する必要がある．いずれに分類されるイレウスも腸管から水分が吸収されないだけでなく，血管透過性が亢進しているため，脱水の補正を十分行う必要がある．

表4-1　イレウスの分類

A. 機械的イレウス
　1）閉塞性イレウス
　　①先天性
　　②腸管の器質的変化
　　③異物
　2）絞扼性イレウス
　　①腸係蹄の絞扼
　　②軸捻転
　　③ヘルニア嵌頓
　　④腸重積
　　⑤腸間膜動脈血栓・塞栓
B. 機能的イレウス
　1）麻痺性イレウス
　2）痙攣性イレウス

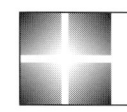

4. 小児外科

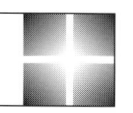

　小児外科疾患は，成人の外科的疾患に比し緊急手術を要することが多い．とくに，新生児外科疾患では緊急手術の占める割合が大きくなる．

　しかし，緊急手術を要する場合でもさまざまな程度の緊急度がある．すなわち，診断が確定すると直ちに緊急手術を行うべき疾患，緊急手術は必要であるが多少の時間的余裕がある疾患，あるいは先ず全身管理や局所管理を急いで行ってから早期に手術を行うべき疾患に分けられる．

A. 直ちに緊急手術を行うべき疾患

　破裂性臍帯ヘルニアや腹壁破裂がある．穿孔性腹膜炎では，原因疾患として胃破裂や壊死性腸炎の腸管穿孔がある．Bochdalekヘルニアを中心とする新生児横隔膜ヘルニアの多くは直ちに緊急手術を行うべき疾患とされていたが，近年，患児の呼吸循環状態の安定化（stabilization）を図ってから早期に手術を行うべきであるとする意見が多くなった．

B. 多少の時間的余裕がある疾患

　以前では直ちに緊急手術が必要であると考えられていたが，術前診断や術前管理の進歩に伴って多少の時間的余裕があると考えられるようになった疾患として，新生児期では先天性食道閉鎖症，中腸軸捻転（腸回転異常），非破裂性臍帯ヘルニア，および囊胞性肺疾患がある．乳児期では嵌頓鼠径ヘルニア，幼児・学童期では出血を伴った胸・腹部外傷などがある．

C. 先ず全身管理を行ってから早期に手術を行う疾患

　早期に手術は必要であるが，先ず水分や電解質の補給により脱水の改善，貧血や低体温などの改善，あるいは呼吸循環状態の安定化を要する疾患がある．新生児期では横隔膜ヘルニア，先天性十二指腸閉鎖症，先天性空・回腸閉鎖症および人工肛門造設術を予定したヒルシュ

表4-2　直ちに緊急手術を行うべき小児外科疾患

	疾患名
新生児期	破裂性臍帯ヘルニア 腹壁破裂 穿孔性腹膜炎 （胃破裂，壊死性腸炎）

表4-3　緊急手術は必要であるが，手術まで多少の時間的余裕がある小児外科疾患

	疾患名
新生児期	先天性食道閉鎖症 中腸軸捻転（腸回転異常） 非破裂性臍帯ヘルニア 囊胞性肺疾患
乳児期	嵌頓鼠径ヘルニア
幼児・学童期	胸・腹部外傷（出血を伴うもの）

表4-4 先ず全身管理を行ってから早期に手術を行うべき小児外科疾患

	疾患名
新生児期	横隔膜ヘルニア 先天性十二指腸閉鎖症 先天性空・回腸閉鎖症 ヒルシュスプルング病（人工肛門造設術）
乳児期	肥厚性幽門狭窄症 腸重積症

スプルング病などが挙げられる．乳児期では肥厚性幽門狭窄症および腸重積症がある．

　以上は，あくまでおおよその目安であって，同じ疾患でも術前の全身状態の程度によって緊急度が変わってくる．緊急手術のタイミングは，以上の基本的な考え方と患児の術前状態とのバランスに立って緊急度を総合的に判断すべきである．

5章

術後合併症と対策

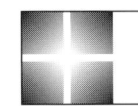

1. 呼吸器合併症

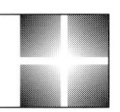

　画像診断技術の目覚ましい進歩につれて，手術対象となる疾患が増加している．一方，人口構成の変化に伴い手術対象者の高齢化が進み，結果として基礎疾患や合併症を有する患者への手術の機会も増加している．このような患者においては術後呼吸器合併症のハイリスクグループとなる．本項では周術期の呼吸器機能評価とその処置対策について，術前・術中・術後の三つに分けて述べた後，個々の呼吸器合併症について紹介する．

A. 術前の評価と対策
1) 患者背景
　加齢と共に全身の臓器機能は低下している．その中でも呼吸機能障害の頻度は高く，また術後にその影響が大きく出る．

　呼吸器疾患の既往について問診による聴取が重要である．喫煙状況や，化学物質への曝露歴の有無などの確認は十分に行うべきである．その上で，気管支喘息や慢性閉塞性肺疾患（COPD），肺線維症などの慢性疾患だけでなく，肺炎などの急性疾患や肺癌を含む胸部手術などの既往を確認する必要がある．

2) 自覚症状と理学（他覚）所見
　呼吸器系の自覚症状としては咳嗽，喀痰（血痰を含む），胸痛，呼吸困難などが挙げられる．咳嗽は乾性咳嗽と湿性咳嗽に分類され，喀痰は性状により膿性，血性などを判断する．呼吸困難（息切れ）は安静時か労作時かの症状で大別し，Hugh-Jones分類（表5-1）を用いて客観的に評価される．なおこの「呼吸困難」はあくまでも主観的なものであり，医学的な「呼吸不全」とは同義ではないことに留意する．

　他覚所見としては，vital signとして呼吸回数を確認し，聴診にて①呼吸音の増強・減弱，②呼吸音の左右差，③ラ音（連続性ラ音wheezeや断続性ラ音crackle）などの異常音の有

表 5-1 Hugh-Jones 分類

> Ⅰ度
> 同年代の健常者と同様の生活・仕事ができ，階段も健常者なみに昇れる
> Ⅱ度
> 歩行は同年代の健常者なみにできるが，階段の昇り下りは健常者なみにはできない
> Ⅲ度
> 健常者なみに歩けないが，自分のペースで1km（あるいは1マイル）程度の歩行が可能
> Ⅳ度
> 休みながらでなければ50m以上の歩行が不可能
> Ⅴ度
> 会話や衣服の着脱で息が切れ，外出できない

無を確認する．

3) 呼吸機能の評価

術前スクリーニングとして，スパイロメトリーを用いた呼吸機能および動脈血ガス分析による酸素化能を評価する．パルスオキシメーターによる経皮的酸素飽和度の測定は，周術期の酸素化モニタリングの指標として有用である．

スパイロメトリーでは肺活量（VC：vital capacity）・％肺活量（％VC）および1秒量（$FEV_{1.0}$：forced expiratory volume in 1 second）・1秒率（$FEV_{1.0}$％）を測定し，①拘束性障害（％VC＜80％），②閉塞性障害（$FEV_{1.0}$％＜70％），③混合性障害（①＋②）に分類する．ここで $FEV_{1.0}$％が50％以下では術後の呼吸器合併症が高率に発生するので注意を要する．

大気（room air）下での動脈血酸素分圧（PaO_2）が60mmHg未満は酸素飽和度で90％以下となり，「呼吸不全」と定義される．また動脈血二酸化炭素分圧（$PaCO_2$）が50mmHg以上の場合，換気不全を呈しており，肺機能の予備力としては高度に低下していると言える．

4) 胸部X線検査

併存する呼吸器疾患の術前画像診断として意味を持つ．COPDのうち肺気腫では，肺野の透過性亢進や横隔膜低位，肋間の開大などがみられる．一方，気管支喘息では明らかな異常所見を呈さないことが多い．肺線維症や間質性肺炎では，下肺野優位のびまん性網状影や粒状影を認める．肺結核後遺症では荒蕪肺や残存肺の代償性過膨張を伴うことが多い．いずれにせよ胸部X線検査で異常陰影を認める症例では術前に胸部CT検査での精査が必要である．

5) 喀痰検査

術前より喀痰を有する症例では，喀痰の性状の確認だけでなく，発熱などの全身状態の評価が必要である．特に膿性痰や黄色痰は気道内感染の可能性が示唆される．特に基礎疾患によりcompromised hostの場合や抗生物質の長期投与などの治療歴がある症例では，耐性菌が定着している可能性もあるため喀痰の細菌培養検査が必要となる．

6）その他の検査

心電図検査で，P波の増高（肺性P波）や右心室の拡大など肺性心の所見がみられることがある．

血液検査では白血球数やCRP，赤沈（ESR）などの炎症反応に注意する．またKL-6（シアル化糖鎖抗原）やSP-A，SP-D（肺サーファクタントタンパクA・D）などは肺の線維化やリモデリングの指標として有用な血清マーカーである．

7）術前の処置対応

気道のクリーニングと呼吸・咳嗽訓練の2つが重要である．

気道の浄化としては，「禁煙」が大前提である．術後合併症のリスク軽減のためには1ヵ月以上の禁煙が必要である．重度喫煙者など禁煙が困難な患者には，経皮吸収ニコチン製剤（ニコチネルTTS®）やバレニクリン（チャンピックス®）などの禁煙補助薬を併用して，禁煙指導とニコチン中毒の治療を行う．

またカルボシステイン（ムコダイン®），塩酸アンブロキソール（ムコソルバン®）などの喀痰融解薬や気道粘膜修復剤の内服，もしくは気管支拡張薬（硫酸サルブタモール）や塩酸ブロムヘキシン（ビソルボン®）によるネブライザー吸入を行い気道の浄化を図る．なお気管支喘息症例では，ステロイド吸入により気道の炎症を軽減しておく．

呼吸訓練としては，腹式呼吸・深呼吸と吸入後の効果的な咳嗽の練習とともに適度な運動を行い，肺の機能を高めておく．スーフル®やインスピレックス®といった呼吸訓練器具を用いるのも効果的である．

なお臭化チオトロピウム（スピリーバ®）は2〜3週間以上の吸入により1秒量が増加することで症状（息切れ）が改善するため，COPD症例での術前導入として有用である．

呼吸器疾患の治療薬（気管支拡張薬など）が投与されている場合は術前まで継続投与する．またステロイド内服投与症例では，創傷治癒の観点からは出来る限りステロイド減量（プレドニン10 mg/日程度）が必要である．ただし原疾患の病態が急性増悪することもあり，ステロイド減量には注意を要する．

B. 術中の留意事項と緊急対策

1）麻酔法の選択

手術内容に応じて可能ならば局所浸潤麻酔，伝達麻酔（脊椎麻酔，硬膜外麻酔），全身麻酔の順で麻酔法を選択する．麻酔中の喘息発作や気管支攣縮は発生頻度の比較的高い麻酔合併症である．中等度以上の呼吸器合併症を有する症例においては，気道刺激の強い気管内挿管による全身麻酔を極力避け，ラリンゲルマスクによる吸入麻酔管理や硬膜外麻酔の併用などの工夫が必要である．

気管支喘息患者に対する麻酔導入には気管支拡張作用を有するプロポフォールなどが用いられる．また吸入麻酔薬自体にも気管支拡張作用がある．なお吸入麻酔に一般的に使用される亜酸化窒素（笑気）は閉鎖腔をより過膨張させる作用があり，気胸のリスクを高め，肺組織でのガス交換能を悪化させる．よって肺気腫やブラが多発する症例では笑気を用いず，空

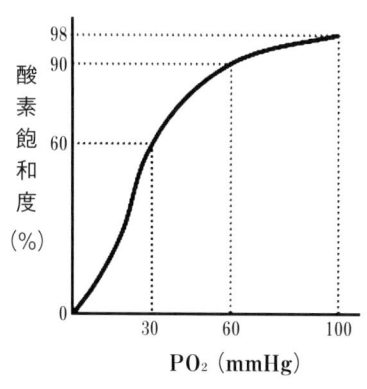

図 5-1　標準酸素解離曲線

表 5-2　動脈血酸素分圧 (PaO$_2$) と酸素飽和度 (Sat)

PaO$_2$ (mmHg)	Sat (%)
100	98
90	97
80	95
70	93
60	90
55	88
50	85

気・酸素混合気を使用して麻酔管理する方がよい．

2) 手術時間，手術操作，体位

手術侵襲の程度は手術内容に加え，出血量（輸血量）や手術時間などに依存する．長時間の手術は術後に呼吸器関連合併症の発生率を高める．術後合併症の発生を抑えるためには，手術を円滑に進めることが肝要である．

片肺換気による胸部手術や上腹部手術，横隔膜を圧迫しやすいTrendelenburg体位，砕石位などでは，微小な無気肺を生じやすい．腹腔鏡手術も気腹の影響で横隔膜の偏位や無気肺など肺のコンプライアンスの低下をきたしやすい．

術中に麻酔担当医により適宜，気道内の喀痰吸引と肺の加圧を行うことが重要である．

3) 術中モニタリング

通常の心電図モニターの他に，呼吸状態（呼吸数と換気量）の観察と，パルスオキシメーターを用いた酸素化のモニタリングを行う．人工呼吸の際は，カプノメーター装着により呼気中の二酸化炭素濃度のモニタリングを行う．経皮的動脈圧モニターによる血圧監視を行う場合，動脈血ガス分析を適宜，施行する．

4) 酸素投与

麻酔中の酸素投与が術後に急性肺障害を惹起させることがある．これは高濃度の酸素曝露が肺胞の細胞を傷害させる機序による．よって麻酔中は不必要に吸入酸素濃度を上げず，PaO$_2$ = 100 mmHg前後を維持できる吸入酸素濃度とする．特に肺線維症や間質性肺炎を合併する症例では，酸素濃度を下げてSpO$_2$ = 90％前半を目標に管理する（図5-1，表5-2）．

高CO$_2$血症の患者に全身麻酔（人工呼吸）を施す場合，過換気にならないように術前のPaCO$_2$レベルに合わせて調整換気する．

5) 排痰

気道内分泌物は術中の換気障害だけでなく，術後の呼吸器合併症の原因となる．術中は酸素飽和度および呼気中二酸化炭素濃度をモニターしつつ，頻回に呼吸音の聴取を行う．分泌物の貯留が疑われたら積極的に気道内吸引を行う．気管支ファイバーによる吸引は直視下に末梢側まで吸痰できるため有用である．

C. 術後管理のポイント

手術侵襲の程度に応じて，vital sign，特に呼吸状態のチェックと SpO_2 のモニタリングを行う．

1) 酸素療法

鼻カニューラ（2～3 l/分）もしくはフェースマスク（40％，6～8 l/分）を用いて，術後早期には PaO_2 = 100 mmHg を目安に酸素投与を行う．

2) 胸部検査

胸部は呼吸・循環・体液管理の中枢的役割を担うため，胸部以外の手術後においても胸部のチェックが必要である．いかに侵襲の低い手術であっても，全身麻酔の術後は手術室での胸部 X 線撮影は必須である．また術後も定期的な胸部 X 線によるフォローアップが重要である．

3) 排痰 ―気道のクリーニング―

全身麻酔の手術後は，吸入麻酔薬の影響もあり覚醒とともに喀痰等の気道分泌が亢進しやすい．呼吸器障害を有する患者では一般患者より喀痰が多く，術後はさらに増加する傾向にある．術後の仰臥位保持は特に背側に喀痰が貯留しやすく，無気肺や換気障害の原因となる．手術により免疫能が一時的に低下している状態では細菌感染，すなわち肺炎を併発しやすい．したがって「排痰」することが肺炎を防ぐために重要である．体位変換やネブライザー吸入などを併用した自己での痰の喀出を積極的に行う．分泌物の喀出が困難な場合は，気管支ファイバーを用いた直視下での吸痰を行い，気道を浄化させる．

4) 早期離床

術後早期より臥床→座位→立位→歩行と積極的に身体を動かす．これにより気管支上皮の線毛の作用で分泌物の排出が促され，また立位となることで腹腔内臓器による胸腔圧迫が解除されて肺の十分な拡張が得られやすくなる．早期離床こそが呼吸器合併症の予防に重要である．

5) 疼痛管理

術後疼痛は喀痰の排出を妨げやすく，術後呼吸器合併症の原因となることが多い．手術の侵襲の程度に合わせて，非ステロイド鎮痛薬の投与や硬膜外ブロック麻酔，フェンタニルの持続皮下注射などを行う．我々の施設で胸部手術を行う際は，術中にロピバカイン（アナペイン®）を用いた胸部傍脊髄ブロックを施行し，術後にフェンタニル持続皮下注（0.42 μg/kg/h）を行うことにより，極めて高い鎮痛効果を得ている．

6) 輸液・栄養管理

術後は水分・電解質バランスを計算しながら輸液を行う．輸液過多は肺水腫につながるため，利尿薬（フロセミド）や少量のカテコラミンを使用して 1.0 ml/kg/hr の尿量を目標にオーバーバランスにならないように管理する．

COPD の患者は特に呼吸仕事量が多くなり健常者よりエネルギーを必要とするため，分枝鎖アミノ酸などのタンパク質や，呼吸商の低い（摂食による炭酸ガスの発生が少ない）脂質の摂取・補給を心がける．

> **ワンポイント** 誤嚥は喉頭周囲の筋力低下や延髄の嚥下中枢の機能低下によって生じるが，術後の覚醒不良や長期臥床などが増悪の引き金になりやすい．高齢者ではもともと嚥下機能が低下しており，誤嚥性肺炎のリスクがさらに高まるため特に注意を要する．また全身麻酔における気管内挿入による反回神経麻痺が原因となる場合も少なくない．全身麻酔による手術後には，必ず飲水テスト（嚥下）を行い，誤嚥の有無を評価した上で，経口摂取を開始すべきである．

> **ワンポイント** フェンタニルはμ_1受容体に選択して鎮痛効果を発現するオピオイドで，その鎮痛効果はモルヒネの75～100倍とされる．他のオピオイドと比較して，副作用の発現率が低く，その程度も軽い．肝臓で代謝されるため，モルヒネが使用しにくい腎機能低下患者でも安全に使用できる．癌性疼痛や術後疼痛に適応があり，0.25～0.5μg/kg/hrの持続静注もしくは持続皮下注で用いられることが多い．主な副作用として眠気や悪心・嘔吐，せん妄，呼吸抑制などがあげられ，副作用の発現時には減量・中止などの対策を講じる．

D. 肺炎 pneumonia

　肺の組織に炎症をきたす疾患を総称して肺炎と呼ぶが，その原因は様々で，細菌・ウィルス・真菌・マイコプラズマなどの感染性肺炎や誤嚥性肺炎などの機械的肺炎，薬剤性肺炎，アレルギー性肺炎などがある．また病変の形態により肺実質性（例：大葉性肺炎，気管支肺炎）と間質性（例：間質性肺炎）とに分類される．ここでは周術期に合併しやすい細菌性肺炎と間質性肺炎について述べる．

(1) 細菌性肺炎

〔病因〕

　麻酔中に気道内に分泌物が貯留した状態で，術後疼痛により咳嗽力の低下から痰の喀出が不十分となると，気道感染を生じやすい．手術侵襲による免疫能の低下や術後の体動制限などにより細菌感染が顕性化しやすくなる．術後肺炎の大半は細菌性肺炎である．高齢者や慢性閉塞性肺疾患（COPD）を有する患者では痰の喀出能力はさらに低下しており感染が重篤化しやすい．また術後の意識レベルの低下や咽頭反射の低下は不顕性誤嚥を起こし誤嚥性肺炎の原因となる．

〔症状〕

　術後数日から一週間以降に発熱，咳嗽（乾性，湿性），膿性痰の喀出などを自覚症状として出現する．しかしながら高齢者では，時にこれらの自覚症状を欠く場合があり，対応に注意が必要である．血液検査上は，白血球の増多やCRPの上昇などがみられる．術後，CRP値が10.0μg/ml以上に再上昇するようであれば，術後感染を併発している可能性を考えて原因精査すべきである．画像所見では，胸部X線にて浸潤影が出現してくる．画像上，すりガラス陰影を呈する場合があり，これは後述の間質性肺炎との鑑別が重要となってくる．また肺炎の初期段階では胸部X線では捉えきれないこともあり，必要に応じて胸部CT検

査を行う．酸素交換能は低下しており，血液ガス分析ではPaO$_2$の低下を認める．感染が重篤化すると急性呼吸不全に陥り，多臓器不全へと移行して致死的になることがある．

〔対策〕

予防が先決である．術前より禁煙を遵守し，気道浄化および喀痰訓練を行い気道のクリーニングに努める．術中は適宜，喀痰吸引を行っておく．術後は定期的に体位変換を行い，早期離床を目指す．深呼吸や咳嗽にて自己排痰を行い，ネブライザーなどによる吸入療法も取り入れ，積極的に喀痰の排出を促す．術後疼痛がこれらの阻害因子となる場合が多いため，十分な鎮痛処置を行なっておく．自己排痰が不十分な場合や無気肺（後述参照）が生じた場合には，理学療法に加えて気管支ファイバースコープによる気道内吸引などを積極的に行う．また必要に応じて陽圧換気法（PEEPなど）も実施する．

肺炎を生じた場合には，まず起炎菌の同定のために喀痰検査を行う．この喀痰検査においては唾液成分の少ない粘性痰を採取することを心がける．細菌の同定およびその薬剤感受性試験には数日〜1週間を要するが，グラム染色は早く判定でき，起炎菌を推定するのに有用である．起炎菌としては，肺炎球菌（*Streptococcus pneumoniae*）を主体としたグラム陽性球菌や，緑膿菌（*Pseudomonas aeruginosa*）や肺炎桿菌（*Klebsiella pneumoniae*）などのグラム陰性桿菌が挙げられる．Compromized hostや難治症例ではMRSA（*Staphylococcus aureus*）などの多剤耐性菌もみられる．誤嚥性肺炎では嫌気性菌によるものが多い．

肺炎の治療は喀痰のドレナージと抗生物質の投与である．喀痰吸引などによる気道クリーニングにより感染の拡大を予防するとともに，予想される細菌を標的として広域ペニシリン系もしくはセフェム系を初期投与する．嫌気性感染が疑われる場合はクリンダマイシン系の抗生物質を使用する．その後，喀痰検査による菌種の同定および薬剤感受性の結果に応じて，最適な抗生物質の投与を行う．抗生物質による治療効果の判定は投与から3〜4日後を目安に行い，熱型や炎症所見の推移を観察しながら状況に応じて抗生物質の継続・変更・中止を行う．

肺炎では肺の酸素化能が低下しているため，PaO$_2$ = 80〜100 mmHg程度を維持するように酸素投与を行う．酸素投与下でPaO$_2$ = 60 mmHg（SpO$_2$ = 90％）を確保できないなど肺炎が重症化した場合には，人工呼吸管理を行った上で，免疫グロブリン製剤の投与，主要臓器（心・肺・腎・肝）の庇護（カテコラミン，利尿薬など），栄養管理など集約的な治療が必要である．抗炎症作用目的でステロイド投与を行われることもある．

ワンポイント　　抗生物質の抗菌作用時間　―TAMとPAE―

βラクタム系の抗生物質ではtime above MIC（TAM：最小発育阻止濃度（MIC）以上の血中濃度を維持する時間）を考慮，投与回数を増やして使用する方がその効果は増す．一方，アミノ配糖体やニューキノロン系の抗生物質では，薬剤が細菌と短時間接触した後でも細菌の増殖抑制効果が持続する（post antibiotic effect：PAE）．この効果は容量依存性であるので，投薬間隔が長くても十分な抗菌効果を果たす．

(2) 間質性肺炎

〔病因〕

肺の間質組織（肺胞隔壁）を主座とした炎症をきたす疾患の総称で，肺コンプライアンスの低下とガス交換能の低下をきたし治療抵抗性である．ウィルス感染，放射線，薬剤，膠原病などが原因となるが，明らかな原因を持たないものは特発性間質性肺炎（ideopathic interstitial pneumonia：IIP）と呼ばれ本邦では特定疾患に指定されている．術後の間質性肺炎は，手術侵襲，高濃度酸素の曝露，投与薬剤など種々の要因で発症しうる．

〔症状〕

微熱，乾性咳嗽，呼吸困難が三主徴である．しかしながらこれらの三徴が揃うことは少なく，また自覚症状に乏しい場合もあり注意を要する．

胸部聴診で捻髪音（fine crackle）を聴取するのが特徴であるが，発症初期には判別しにくいことが多い．胸部X線および胸部CTでは下肺野優位なすりガラス状陰影を呈するのが典型像であるが，感染性肺炎の初期像も同様の形態をとる場合があり他の所見も踏まえて十分な鑑別を要する．血液検査ではLDHや赤沈（ESR）の上昇がみられるが非特異的な所見である．KL-6，SP-A，SP-Dなどは間質性肺炎における炎症の活動度の判定や治療効果の判定に信頼性が高い．

間質性肺炎の急性増悪の早期発見において血液酸素分圧（PaO_2）の低下が最も鋭敏な指標である．自覚症状が軽微であってもSpO_2測定で通常より2〜3％の低下がみられたら，間質性肺炎を疑って胸部X線および胸部CT検査など原因精査を行うべきである．

〔対策〕

間質性肺炎に対する確立した予防法はない．治療は炎症の抑制を目的としたステロイドや免疫抑制剤の投与が主体となるが，治療法は確立していない．間質性肺炎の急性増悪にはソル・メドロール®（0.5〜2 mg/日×3〜5日）を用いたステロイドパルス療法が一般的であるが，奏功しない場合も多い．最近では，全身性炎症反応症候群に伴う急性肺障害の治療の一環としてサイトカイン産生を抑えるシベレスタットナトリウム（エラスポール®）の投与も検討されている．

E. 無気肺　atelectasis

〔病因〕

気道内分泌物や血液，異物などにより気管支が塞がれ，閉塞部位から末梢側の肺に空気が入らず肺の一部が虚脱した状態を無気肺と称する．

胸部や腹部における比較的侵襲の大きい手術では，術翌日に一時的に肺活量が術前値の50％程度まで大きく低下する．術後疼痛による深呼吸の欠如や咳嗽力の低下に加え，麻酔の影響による気道分泌物の増加と気管支上皮の線毛機能の低下などにより，気道内に分泌物がたまりやすくなる．この分泌物により気管支が閉塞すると，この末梢側の肺は含気を失い無気肺を生ずる．無気肺は換気—血流不均衡と肺内シャントを引き起こし，低酸素血症を来す．発症時期は通常術後48時間以内が多く，無気肺に細菌感染が続発する可能性も大きい．

〔症状〕

閉塞気管支の部位により，区域・亜区域レベルから葉・一側全肺レベルまで広がりは種々であり，臨床像も異なる．頻呼吸，頻脈，呼吸音の減弱・消失，血液ガス所見の悪化などで発症を疑う．胸部聴診では呼吸音の左右差がみられたり，痰の貯留音を聴取したりすることがある．胸部X線上は無気肺像と患側胸腔容積の減少兆候（縦隔の患側への移動，患側横隔膜の挙上）などが認められる．心陰影周囲では無気肺像のシルエットサインに注意が必要である．区域気管支より末梢レベルでの無気肺では，臨床症状を伴わず胸部X線でのみ異常を指摘されることも少なくない．

〔対策〕

鎮痛薬を十分に使用し術後の疼痛コントロールを図った上で，早期離床とともに咳嗽や深呼吸を励行することが重要である．無気肺が改善しない場合や大きい場合には，積極的に気管支ファイバースコープ下に気道内分泌物を吸引除去する．また，離床が十分に進められない場合でも，気道分泌物の排出を促し，痰の貯留を予防するために定期的な体位変換による体位ドレナージを行う．気道の加湿を計るためネブライザーなどによる吸入療法を行い，喀痰排出を促進させる．この場合，吸入療法の効果を上げるために気管支拡張薬，喀痰融解薬の吸入を併用してもよい．

F. 気胸　pneumothorax

〔病因〕

胸腔に気体が侵入し，肺の換気が減弱あるいは消失しガス交換が障害された病態が気胸である．自然気胸治療ガイドラインでは，肺の虚脱の程度により，①軽度（肺尖が鎖骨レベルまたはそれより頭側にある），②中等度（軽度と高度の中間程度），③高度（全虚脱またはこれに近いもの）に分類される．このうち，胸腔が陽圧となった状態は緊張性気胸（tension pneumothorax）と呼ばれ，循環や対側肺の換気も障害される重篤な病態である．また経過中にも肺虚脱が進行することがあることも念頭に置いて経時的な評価が必要である．

胸部以外の手術では圧倒的に周術期に多い．肺気腫や肺嚢胞があり，術中陽圧換気や術後の咳嗽などによる臓側胸膜の損傷や，過大な陽圧人工呼吸によるもの（barotrauma），手術手技やIVH，針生検による肺の損傷，手術手技による胸腔と腹腔との交通，肺炎・胸膜炎・癌の微小転移による臓側胸膜の破裂などが原因と考えられる．

〔症状〕

胸痛や呼吸苦，低酸素血症などが初発症状である．診断は，呼吸音が減弱あるいは消失で気胸を疑うが，確診は胸部X線写真による．立位（または座位）で行うか，立位をとれない場合は患側を上として側臥位で撮影しても良い．気胸腔が，臓側胸膜縁で境界された血管陰影を欠く透亮帯として認められる．健側肺への縦隔の偏位を伴う場合は緊張性気胸を疑う．

〔対策〕

人工呼吸器による陽圧呼吸を行っている患者では，気胸の程度によらず全例ドレナージの適応となる．自発呼吸の患者で気胸が軽度の場合，数時間後のX線を再検し変化がなけれ

ば経過観察のみでもよい．中等度以上（肺尖が鎖骨より尾側にある）であれば脱気もしくは胸腔ドレナージが基本となる．前者は外套針と注射器を用いて用手的に穿刺吸引を行う．後者は胸腔ドレーンを挿入して腹側で肺尖部に留置し，ハイムリッヒ弁もしくは水封式の低圧持続吸引装置を用いてドレナージを行う．この際，肺の拡張が得られ，皮下気腫の出現しない程度の吸引圧を設定する（通常－15 cm H$_2$O ～－0 cm H$_2$O (water sealed))．

G. 胸水貯留　pleural effusion

〔病因〕

通常一側胸膜腔には生理的胸水（1～20 ml）が存在し，壁側胸膜と臓側胸膜の潤滑液となっている．体循環系および肺循環系の毛細血管の静水圧，膠質浸透圧の相互関係によって壁側胸膜から臓側胸膜に向かって体液の移動が見られる．胸水は，①静水圧の上昇，②膠質浸透圧の低下，③血管透過性の低下，④リンパ流低下，などにより産生が増加する．胸水はその性状から水胸（漏出液あるいは滲出液），血胸（血液），乳び胸（乳び：胸管内容液），膿胸（膿性または膿様液）に分類される．

〔症状〕

胸水貯留に伴う呼吸苦，息切れや，胸膜刺激症状として咳嗽がみられる．その他，胸痛，吃逆，腹痛などがみられることもある．

聴診では呼吸音の減弱や消失がみられ，打診にて濁音を呈する．胸部 X 線や胸部 CT，超音波検査などにて液体貯留を確認する．胸部 X 線の立位正面像で CP angle が鈍になっていれば胸水貯留を疑うが，超音波検査や胸部 CT などで確認が必要である．超音波検査は位置や性状の確認のみならず液体成分の動態も観察可能であり，またベッドサイドでも行える検査であり，診断に有用なツールである．胸部 CT では胸水の量の把握のみならず，造影 CT にて出血（血液成分）や膿瘍形成の有無などが判別できる．腹部疾患が原因である可能性がある場合には腹部エコーや腹部 CT が必要となる．

胸水の鑑別のために，穿刺液の一般検査（pH，LDH，糖・蛋白量，WBC，Ht，リバルタ反応）に加えて，細菌検査（グラム染色，細菌培養，結核菌 PCR）や，細胞診，ADA や腫瘍マーカー，アミラーゼの測定などを行う．

> **ワンポイント**　術後胸水の原因として，呼吸器外科領域では急性期は血胸，術後数日では乳び胸（発生頻度は少ない），それ以降は膿胸が多い．腹部手術後は腹腔内の炎症の波及（特に横隔膜下膿瘍などの腹腔内膿瘍）により出現する場合がある．それ以外の場合は心不全や過剰輸液の場合に見られやすい．

〔対策〕

胸水貯留を来す原因になる可能性のある疾患を術前にコントロールすることが大切である．心・肝・腎機能の改善，水分管理，低蛋白血症の是正を行う．術後輸液の量や輸液の種類，電解質のバランスにも注意を要する．必要に応じてカテコラミン，利尿薬，血液製剤などの投与を行う．

繰り返す胸水貯留や進行性の胸水貯留例では胸腔ドレナージを行う．アスピレーションキットまたはトロッカーカテーテルを中腋窩線の第 5 ～ 6 肋間から背側に向けて挿入する．エコーガイド下に穿刺部位を決定し，肺損傷に気をつけながらコッヘルなどで鈍的剥離を行い，開胸した上でドレーンを確実に挿入留置する方が安全である．また，膿胸を疑い洗浄が必要な時や，胸膜癒着術を行うために薬液注入のルートが必要な時は，ダブルルーメンのトロッカーカテーテルを選択する．水封式ドレーンシステムを用いて water sealed もしくは $-15\,\mathrm{cm} \sim -5\,\mathrm{cm}\,H_2O$ 程度の吸引圧で持続吸引を行ってドレナージする．

　貯留した胸水を放置すると 2 ～ 3 ヵ月で胸膜の肥厚を来し，その後胸水をドレナージしても肺の膨張が得られなくなることがある．

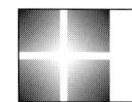

2. 心臓・血管系合併症

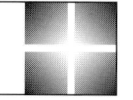

A. 心停止

いわゆる心停止 (cardiac arrest) には心室細動 (ventricular fibrillation) と心静止 (cardiac standstill) があるが，いずれにしても有効な心拍出が無い状態であり，緊急に治療をしないと脳の機能障害や死に至る．原因はともあれ診断がつきしだい一刻も早く心肺蘇生 (cardiopulmonary resuscitation：CPR) を開始する (図 5-2)．

余裕があれば CPR に並行して，心停止の原因検索を行う．しかしながらベッドサイドで可能な検査は，心エコー・ポータブル X 線・血液ガス検査など限られている．

発症目撃者によって心停止後直ちに CPR が開始されており，尚かつ CPR を一通り行っても効果がない場合であれば，経皮的補助循環装置 (percutaneous cardiopulmonary support：PCPS) の使用を考慮する．

B. ショック（総論）

ショックとは単に血圧の急激な低下を意味するだけでなく，重要臓器・組織への血流が不足している状態を示す．そしてその状態が速やかに改善されないと不可逆的な臓器障害さらに死を招く．従ってまずは血圧を維持する事を最優先とし，その間に原因検索を行う．また，ショックの原因は多数あるが，周術期に遭遇しうる特に重要なものを中心に取り上げる．図

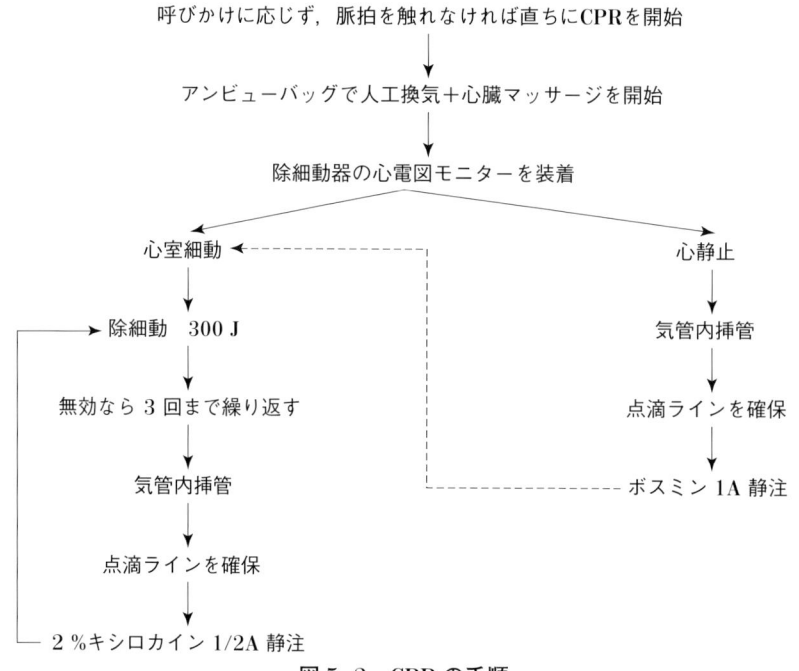

```
呼びかけに応じず，脈拍を触れなければ直ちにCPRを開始
                    ↓
アンビューバッグで人工換気＋心臓マッサージを開始
                    ↓
        除細動器の心電図モニターを装着
              ↙              ↘
          心室細動              心静止
            ↓                   ↓
       除細動 300 J           気管内挿管
            ↓                   ↓
       無効なら3回まで繰り返す    点滴ラインを確保
            ↓                   ↓
         気管内挿管  -------→ ボスミン 1A 静注
            ↓
        点滴ラインを確保
            ↓
       2％キシロカイン 1/2A 静注
```

図 5-2 CPR の手順

5-3 はショックへの初期対応とそれにつづく原因検索のチャートである．

初期対応としての血圧維持は，基本的に輸液負荷と昇圧薬（カテコラミン）投与である．同時に輸液負荷と昇圧薬にどれだけ反応するかは，ショックの原因を推測する一つの判断材料になる．出血や敗血症が原因であればこれらの治療に良好に反応するが，心タンポナーデや肺梗塞が原因であれば効果に乏しい．

80 mmHg 以上の収縮期血圧を維持出来る状態で原因検索を行う．ショックの原因検索については意識レベルや疼痛の有無なども重要な情報であるが，まず循環不全（低心拍出状態）を決定する 4 つの因子，心拍数・前負荷・後負荷・心収縮力を迅速に推測する．すなわち，

1) **心拍数**：脈を触診する．脈拍数やリズムを知るだけでなく，おおよその血圧も慣れていれば推測出来る．
2) **前負荷**：頸静脈の怒張の程度から中心静脈圧を推測出来る．下がっていれば血管内は相対的に血液量不足の状態である．
3) **後負荷**：手足先の皮膚温（末梢温）から末梢動脈収縮のレベル（末梢血管抵抗）を推測できる．暖かければ血管抵抗値は低い．
4) **心収縮力**：心エコーが最も簡単に推測出来る検査方法である．左心室の動きが悪ければ心筋梗塞など心原性のショックを疑う．

原因検索のチャートにも示したように，ベッドサイドでショックの原因検索を行う上で，**心エコーは非常に有用である**．心室の動きがわかるだけでなく，心嚢液貯留の有無（心タンポナーデ），下大静脈径（中心静脈圧の目安），高度の右心負荷像（肺梗塞），心筋梗塞に伴う機

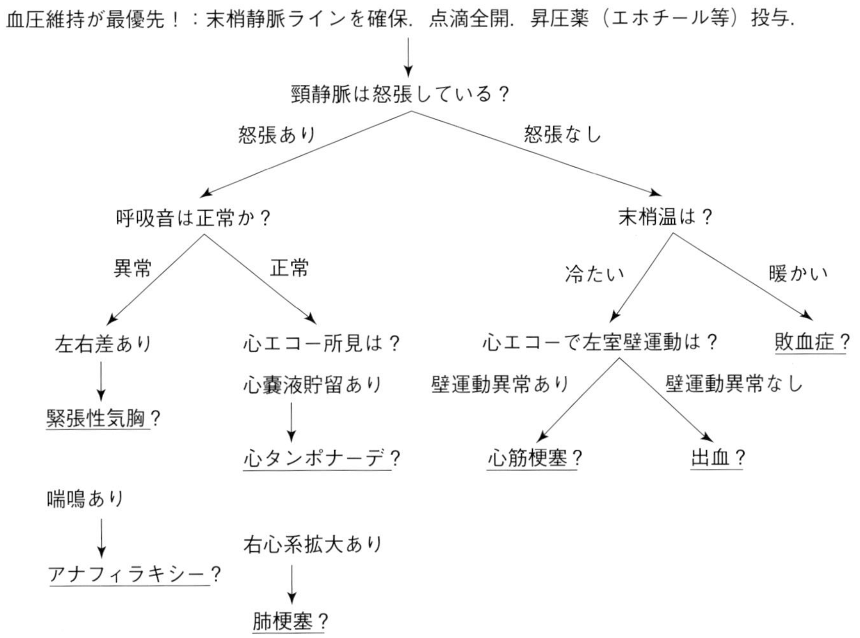

図 5-3 ショックの原因検索の手順

械的合併症の有無（心室中隔穿孔，乳頭筋断烈による僧帽弁逆流症）などの情報を得られる．心機能だけでなく，胸水や腹水の有無も確認することが出来る．

その他にベッドサイドで行う重要な検査としては**聴診**，**心電図**，**血液ガス検査**，**胸部X線写真**が上げられるだろう．

聴診に際しては，呼吸音の左右差の有無（気胸），喘鳴の有無（アナフィラキシー）や収縮期雑音の有無（心室中隔穿孔，乳頭筋断烈による僧帽弁逆流症）を確認する．

心電図では，不整脈の有無（心房細動，心室粗動，房室ブロック）や急性心筋梗塞の有無を確認する．

血液ガス検査では，酸素化のレベル，アシドーシスの有無（高度の循環不全）や貧血の有無（出血）を確認する．

胸部X線写真では，気胸の有無，縦隔の偏移（緊張性気胸？），大量の胸水（胸腔内出血？），心陰影の拡大（心タンポナーデ？），肺うっ血の有無などを確認する．

敗血症や心筋梗塞などショックの原因が判明したものの循環不全状態が続いている場合には，動脈圧（後負荷の指標）・中心静脈圧（前負荷の指標）・尿量（心拍出量の指標）を参考にしながら，輸液量やカテコラミン投与量を微調整して循環動態の適正化を図らなければならない．循環動態のコントロールに難渋する症例では，スワンガンツカテーテルの留置を考慮する．現在ではスワンガンツカテーテルを用いる事により，心拍出量を連続的に計測する事が可能である．また一般的にはスワンガンツカテーテルを用いる事により，循環動態の指標の一つである混合静脈血酸素飽和度（SvO$_2$）を連続的に計測する事も可能である．最近では末梢動静脈に留置した専用のセンサーを用いる事により，さらに少ない侵襲で動脈圧心拍出量や混合静脈血酸素飽和度を連続モニターすることも可能になっている．

> **ワンポイント**　「ショック時の治療上目標とするパラメーター」
> 1) 収縮期血圧：90 mmHg 以上
> 2) 中心静脈圧（CVP）：5〜10 mmHg
> 3) 心係数（cardiac index：CI）：2.0 l/min/m^2 以上
> 4) 混合静脈血酸素飽和度（SvO$_2$）：60％以上）

C. ショック（各論）
1）出血

多くの手術では血腫形成を予防したり術後出血量を推測したりする目的でドレーンを数日間留置する．しかしながらドレーン先が適切な場所に置かれていなかったり，血栓でドレーンが閉塞していたりする可能性がある．また，開心術における両側胸腔や，大腿動脈手術における大腿部筋間・後腹膜腔など隣り合ったスペースに血腫が広がっている可能性もある．したがって周術期に発症したショックの場合には常に手術部位からの出血を念頭において診察しなければならない．一般的に血液の喪失に遅れて採血検査上のヘモグロビン濃度は低下するため注意を要する．診断に際し造影CTの遅延相を用いると，血腫の中に淡い造影所見

を認める事があり，出血部位の同定に役立つ．また周術期にはストレスがかかるため，短期間に胃十二指腸潰瘍を形成し，大量の上部消化管出血の原因となる事がある．循環血液量の喪失を反映して中心静脈圧（CVP）は低下する．輸液によって希釈された結果ヘモグロビン濃度が低下すると，心係数（CI）を維持していても混合静脈血酸素濃度（SvO_2）は低下する．

2) 敗血症

腹膜炎を発症した消化管穿孔に対する手術や，感染性心内膜炎活動期の開心術後には，敗血症からショックとなる可能性がある．一般的に末梢血管抵抗（systemic vascular resistance：SVR）は著しく低下し，血管透過性が亢進して水分が血管外へ漏出するため循環血液量も喪失しCVPが低下する．心エコーでは左心室の動きは過剰なまでに活発となっている．一般的にCIは3 $l/min/m^2$ 以上にまで増加するが，発熱などにより末梢組織での酸素消費も亢進するためSvO_2は低下しアシドーシスが進行する事もある．敗血症性ショックの治療に際しては，循環血液量の喪失を補うために大量の輸液を必要とする．しかしながらそれだけで体血圧を維持する事は難しく，低下したSVRを上げる目的でノルアドレナリンの持続投与を行う．

3) 肺梗塞

手術中および術後のベッド上での安静期に形成された深部静脈血栓が遊離し，肺動脈塞栓症を起こしたものが肺梗塞である．典型的な例では，術後ベッド上安静が解除され，離床が始まった時に発症する．軽症例では胸痛を伴う呼吸困難を訴えるが，重症例では心拍出量が著しく低下してショックとなる．静脈還流が阻害された結果CVPは上昇しCIは減少する．心エコーでは拡大した右心系と虚脱した左心系を認める．診断には胸部造影CTが有用である．一般的に重症例では輸液負荷や強心薬の効果は乏しい．場合によってはPCPSを用いて循環動態を維持する必要がある．

4) 緊張性気胸

周術期には様々な原因で気胸が生じる可能性がある．例えば胸部外科手術時に小さな肺損傷を起こしていたが手術中に気付いていなかった場合，あるいは術中・術後に鎖骨下静脈から中心静脈ラインを確保した場合などである．周術期に人工呼吸器を用いた陽圧換気を行っている場合には，一旦発生した気胸は短時間に悪化し緊張性気胸となる危険がある．緊張性気胸では著しく上昇した胸腔内圧のために静脈還流が阻害されCVPは上がりCIは減少する．緊張性気胸の診断がついた場合には直ちに胸腔ドレーンを留置し脱気を行う．

5) アナフィラキシー

周術期に遭遇するアナフィラキシーショックの多くは薬剤性である．血行動態的には敗血症性ショックに類似する．すなわちSVRの著しい低下および血管透過性亢進に伴う循環血液量の喪失とCVPの低下である．アナフィラキシーショックの治療に際しては循環血液量の喪失を補うために大量の輸液を必要とする．さらにSVRを上昇させるためにノルアドレナリン，エピネフリンなど昇圧薬の投与を行う．しかしながら一般的に昇圧薬に対する反応性に乏しく，ステロイドの使用が必要である．

6) 心筋梗塞

一般に外科の定期手術前には心電図を含めた虚血性心疾患のスクリーニングが行われているため，重症の冠動脈病変が見逃されていることは少ない．しかしながら消化管穿孔などの緊急手術の場合にはその限りではない．循環不全を来す程の心筋梗塞であれば，心電図で診断は容易である．心エコー上も明らかな心室壁運動の低下を認める．ヘパリンおよびニトログリセリンの静注を開始し，循環器内科医に連絡をとる．

7) 不整脈

ショックを伴う不整脈は心拍数 150/min を上回る頻脈性不整脈の場合か，40/min を下回る徐脈性不整脈の場合である．いずれの場合にも心肺蘇生に準じた準備が必要となる．

頻脈性不整脈の場合，患者の意識状態が悪くなるようであれば躊躇無く電気的除細動を行う．この場合，同期モードで 100-200 J で行う．比較的安定しているようであれば心電図で不整脈の診断を試みる．QRS 幅が広い（120 msec/3 マス以上ある）のであれば心室性頻脈，狭いのであれば上室性頻脈の可能性が高い．輸液ラインを確保した後，上室性頻脈であればワソラン 1 A (5 mg) を 5 分ほどかけてゆっくり静注する．心室性頻脈であれば 2% キシロカイン 1/2 A (50 mg) をゆっくり静注する．

徐脈性不整脈の場合，患者の意識状態が悪くなるようであれば直ちに心臓マッサージを開始する．輸液ラインを確保した後，アトロピンの投与を行う．完全房室ブロックによる徐脈であれば，アトロピンの効果は乏しいのでカテコラミンを投与する．経皮的体外ペーシングが使用可能であれば試みる．早急に循環器内科医に連絡し，経静脈的な一時的ペーシングリード挿入を依頼する．

8) 心タンポナーデ

術直後の出血が心囊内に血腫を形成して心タンポナーデとなることが多いが，術後数日から数週間経過してから発生する遅発性の心タンポナーデにも稀に遭遇する．遅発性の心タンポナーデは一般的に経胸壁心エコーにて容易に診断する事が可能である．しかしながら術直後で人工呼吸器下にある患者の場合には，肺が過膨張となっているため経胸壁心エコーによる診断が困難である．心囊内に留置したドレーンからの出血量の急激な減少（ドレーンの閉塞），CVP の上昇，CI や SvO_2 の著しい低下を認めた場合には要注意である．タンポナーデからショックになった場合には，輸液負荷やカテコラミンの投与にはほとんど反応しない．したがって治療のためには一刻も早い心囊液・血腫のドレナージが必要となる．

D. 不整脈

周術期においては正常な心臓であっても二次的な要因（脱水，電解質異常，低酸素血症，疼痛）などで不整脈が起こりやすい状態になっている．従ってまずこれらの要因に問題が無いかを確認し，あればその補正を行う．

不整脈の多くは持続性でなければ直ちに血行動態の破綻を来す事はないため，落ち着いて不整脈の種類の解析を行い，上級医に相談する．

持続性で心拍数 150/min 以上の頻脈性不整脈あるいは心拍数 40/min 以下の徐脈性不整脈の場合には血行動態の破綻を来す可能性がある．患者の状態に注意しつつ抗不整脈薬やカ

テコラミン投与に備えて点滴ラインを確保し，上級医に連絡する．

E. 高血圧

　術後の高血圧は手術部位からの出血の要因にもなるため収縮期圧で 150 mmHg 以下にコントロールする．カテコラミンが使用されている場合にはまずこれを減量する．術後高血圧の多くは疼痛が原因であるので，痛みのレベルを確認し必要に応じて鎮痛薬を使用する．人工呼吸器下に管理されている患者では覚醒してきている可能性があるため，鎮静薬の投与を考慮する．これらの二次的要因を取り除いてもなお高血圧が持続する場合には降圧薬を使用する．未治療の動脈瘤を合併している患者の血圧が 200 mmHg を越えた時のように，緊急で血圧を下げる必要がある場面ではペルジピン静注（0.5～1 mg）を行う．

3. 消化器系合併症

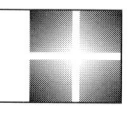

A. 術後耳下腺炎

麻酔中の気管内挿管が契機になって耳下腺管（Stensen 管）から細菌が逆行性感染して起こる耳下腺炎で anesthesia mumps とも言われる．術後 1 日目から数日目にかけて発症する．

咀嚼時の片側耳下腺部痛から徐々に疼痛が増強し，腫脹，圧痛も認めるようになる．進行すると髄膜炎にまで発展することもあるので注意が必要である．

超音波検査で唾石，腫瘍，膿瘍の有無を検索しておく必要がある．髄膜炎を疑う場合には髄液検査を行う．治療は抗生物質の全身投与と発熱や疼痛に対する解熱性鎮痛薬の投与が基本である．唾石がある場合には切石術を行う．Stensen 管からの抗生物質水溶液で洗浄する際は，膿が静脈内に逆流して髄膜炎を引き起こす危険性があるので，圧がかからないように注意する．膿瘍を形成した場合には，切開排膿が必要になるが，切開に際しては顔面神経の走行に留意して，これを損傷しないように注意する．

B. 消化管出血

消化管出血の原因を表 5-4 に示す．消化管出血には消化管吻合が行われた場合の消化管吻合部出血を念頭におく必要がある．消化管吻合部出血には①縫合糸や吻合器のステイプルのゆるみに起因する術後早期のもの，②縫合不全に伴うもの，③縫合糸，ステイプルの脱落，組織の壊死による術後 5～10 日頃に起こるものが挙げられる．消化管吻合時の自動吻合器や自動縫合器の選択に際して，吻合部消化管壁の厚さに適したステイプルを選択することが消化管吻合部出血の予防に重要である．消化管吻合部以外からの出血には様々な疾患があるが，術後の場合は特にストレス潰瘍や，NSAIDs 消化管障害による出血に注意する必要がある．また，抗凝固薬投与中に伴う止血困難の可能性は常に念頭におく必要がある．

症状としては吐血，下血とドレーンからの出血がある．吐血は一般的に Treiz 靭帯よりも口側の上部消化管からの出血が原因である．下血には黒色便と血便に分類され，黒色便は上部消化管からの出血，血便は Treiz 靭帯より肛門側からの出血が原因

表 5-3　術後耳下腺炎の検査・予防・治療

検査
1) 超音波検査：唾石，腫瘍，膿瘍の検索
2) 血液・生化学検査：アミラーゼ高値
3) 髄液検査：髄膜炎合併時に実施
予防
1) 口腔内ケア：歯磨き，含嗽，う歯の処置
2) 唾液分泌を抑制する薬剤を使用しない
3) 十分な補液（脱水の防止）
治療
保存的治療
1) 局所の冷罨
2) 抗生物質の全身投与（髄膜炎防止のため全身投与が原則）
3) 唾生管の抗生物質水溶液による洗浄*
外科的治療
1) 膿瘍の切開排膿（顔面神経損傷に注意）
2) 唾石の切石術

*唾液管洗浄では圧力がかからぬように注意．圧力がかかると逆行性に髄膜炎の危険性がある．

である．消化管吻合部出血が腹腔内に出血した場合，ドレーンから出血する．

消化管出血の検査では内視鏡検査が最も重要である．消化管吻合術後であっても出血が持続する場合や，大量である場合は緊急内視鏡検査を実施すべきである．内視鏡検査の実施が困難な場合や小腸出血を疑う場合には，MDCTによる腹部造影CT検査で出血部位が同定できることもある．小腸出血が疑われる場合には^{99m}Tc標識赤血球による出血シンチグラフィーも有効なことがある．また，Meckel憩室の異所性胃粘膜からの出血を疑う場合には^{99m}TcO$_4$−(pertechnetate)シンチグラフィーがその同定に有効である．腹部血管造影検査は侵襲的な検査であるが，上部内視鏡検査で出血部位が同定できない場合やCT検査，出血シンチグラフィーなどが実施できない場合には有効な検査で，しかも同時に出血部位の血管を塞栓することで止血処置もできる．

治療はまずバイタルサインの測定が重要である．細胞外液の輸液で血圧が保てなければ輸血やアルブミン製剤などの投与も考慮する．凝固系が正常であれば自然に止血することも多い．しかし，バイタルサインが安定しない場合，100 mL/時以上の持続する出血が考えられ

表5-4 消化管出血の原因

消化管吻合部出血
1) 縫合糸や吻合器のステイプラーのゆるみ（手術当日の発症が多い）
2) 縫合不全に伴う（術後5〜7日頃）
3) 縫合糸，ステイプラーの脱落，組織の壊死による（術後5〜10日頃）
4) 吻合部潰瘍

消化管吻合部位外からの出血
1) 逆流性食道炎
2) 胃・食道静脈瘤
3) Mallory-Weiss症候群
4) ストレス潰瘍（胃・十二指腸潰瘍）
5) NSAIDsなどの薬剤性消化管障害
6) 急性胃粘膜病変（AGML）
7) 毛細血管拡張症
8) 小腸潰瘍
9) 薬剤起因性腸炎
10) 大腸憩室症
11) Meckel憩室症
12) 潰瘍性大腸炎
13) Crohn病
14) 感染性腸炎
15) Schönlein-Henoch症候群

※抗凝固薬投与中による止血困難は常に念頭におく必要がある．

表5-5 上部消化管出血に対する内視鏡的治療法

・薬剤散布：トロンビン，ボスミン希釈液
・局注法：高張Na-エピネフリン液，純エタノール
・クリップ法
・ヒートプローブ法
・マイクロ波凝固法
・アルゴンプラズマレーザー凝固
・バンド結紮法，硬化療法

表5-6 出血部位検索のための検査

・上部消化管内視鏡検査
　吐血，黒色便など上部消化管出血を疑う場合
・下部消化管内視鏡検査
　下血，血便など下部消化管出血を疑う場合
・MDCTによる腹部造影CT検査
　内視鏡検査が困難な場合，小腸出血を疑う場合など
・^{99m}Tc標識赤血球による出血シンチグラフィー
　内視鏡検査による検索で出血源が不明な場合，小腸出血を疑う場合など
・^{99m}TcO$_4$−(pertechnetate)シンチグラフィー
　Meckel憩室の異所性胃粘膜からの出血を疑う場合

る場合には内視鏡的止血治療を行い，その後プロトンポンプ阻害薬，H_2ブロッカーなどの投与を行い，再出血を予防する．内視鏡的に止血が困難な症例は腹部血管造影による動脈塞栓術を行い，それでも止血しない場合は外科的に止血術を行う．バイタルサインが極めて不安定な場合，生命の危険が高いため止血手術の選択を躊躇せず選択することも重要である．

消化管術後の吻合部潰瘍も重要な術後消化管出血の原因のひとつである．多くの場合は胃小腸吻合部の小腸にできるが，下部消化管術後にも吻合部潰瘍が生じた報告もある．吻合部潰瘍も内視鏡的止血術が優先される．

表 5-7 消化管出血の治療

1) バイタルサインの測定
2) 輸液：細胞外液
3) 輸血：濃厚赤血球液，アルブミン製剤 新鮮凍結血漿投与による凝固因子補給
4) 内視鏡的止血術：止血法は表 5-5 を参照
5) 薬物投与
　　プロトンポンプ阻害薬，H_2ブロッカー
　　胃粘膜保護薬，防御機能増強薬
6) 経胃管的療法
　　胃酸中和薬：マーロックス
　　冷水洗浄による胃壁冷却
　　トロンビン末溶解液
7) 血管造影による動脈塞栓術
8) 止血手術

表 5-8 吃逆の原因および原因となる疾患

一過性の吃逆
・呑気症
・ヒステリー，精神病質者
・アルコール・炭酸飲料水摂取後

持続性の吃逆
1) 中枢神経性：第 3～第 5 頸髄以上の中枢性疾患によって呼吸中枢や横隔膜の脊髄中枢が刺激されて生じる
・脳卒中，脳腫瘍，頭部外傷
・髄膜炎，脳炎，脳梅毒
・アルコール中毒，尿毒症，糖尿病性昏睡，敗血症，低血糖，アルカローシス
2) 末梢神経性：横隔神経が直接刺激を受けて生じる
・頸部リンパ節腫，甲状腺腫
・肺門リンパ節腫，縦隔腫瘍，縦隔炎，食道癌，縦隔術後
・胸膜炎
・肺炎
・食道裂孔ヘルニア
・心筋梗塞，動脈瘤
3) 反射性：主に腹部疾患に伴い横隔膜が刺激されて反射性に生じる
　　腹膜炎，横隔膜下膿瘍，肝炎，胆嚢炎，腸閉塞，胃炎，急性膵炎，肝腫瘍
　　胃癌，膵癌，大腸癌，肝癌
　　腹部の術後，胃および消化管ガス貯留，過食，妊娠
4) 代謝性：電解質異常によるもの
5) 薬剤性：ジアゼパムなど

C. 吃逆

吃逆（しゃっくり）には一過性のものと長時間持続するものがあり，一過性のものは機能的なものが多いのに対して，長時間持続するものには器質的なものや何らかの疾患が潜んでいるものがあり注意を要する．

持続性の吃逆では胸部および腹部単純X線，頭部CT検査，心電図，血液・生化学検査，動脈血ガス分析など行い，原因疾患の有無を検討する．また，吃逆が長時間持続すると患者が衰弱するため表5-9のような処置を行う．原因疾患があった場合にはその治療を行う．

D. 急性胃拡張

胃壁の緊張が急に低下し，胃内容排出のための蠕動運動がなくなり，胃が進行性に拡張，緊満状態になることである．暴飲暴食や全身麻酔による胸腹部手術後に起こりやすいが，外傷や重度熱傷にも発生する．術後の場合，骨盤内手術や大動脈周囲リンパ節郭清に伴うことが多く，腸間膜の下方牽引による上腸間膜動脈の十二指腸圧迫や内臓神経支配の失調が原因とされる．

症状は拡張した胃の横隔膜刺激による吃逆，げっぷ，嘔吐，上腹部膨満，上腹部痛などであり，ときに脱水，電解質異常や代謝性アルカローシスをきたし全身状態の急速な悪化に発展することもある．

理学所見では上腹部の膨隆とその部位の鼓音，振水音を聴取する．X線では胃泡の拡張と同部の鏡面像を認め，十二指腸蠕動も低下すればdouble bubble signを認める．

治療はただちに経鼻胃管を挿入，留置し，胃内容の吸引を行い，絶食とする．輸液により脱水と電解質を補正する．その後，消化管蠕動亢進薬などを投与する．

表5-9 吃逆に対する処置

1) Valsalva法：深呼気の終わりに声門を閉じさせ怒責させる
2) 舌牽引法：指で舌をできるだけ引き出す
3) 鼻咽腔刺激法：Nèlatonカテーテルなどを咽喉頭部まで出し入れする
4) 胃管ドレナージ：経鼻胃管を胃まで入れて胃内の空気や内容物を吸引
5) 冷水嚥下，眼球圧迫，頸部動脈部圧迫，息こらえ（呼気再呼吸法）
6) 薬物療法：
   消化管運動亢進薬の投与
   筋肉内あるいは静脈内投与
     ジアゼパム（セルシン®），フェノバルビタール（フェノバール®）
     クロルプロマジン（ウインタミン®）
   皮下注射
     硫酸アトロピン
   舌下投与
     ニトロール舌下錠
7) 横隔膜神経の頸部での局麻ブロック
8) 外科的処置：横隔神経の切断
9) その他：鍼灸，催眠療法

表5-10 急性胃拡張の検査および処置

検査
1) 胸部および腹部単純X線：胃泡の拡張，double bubble sign
2) 血液・生化学検査：脱水，電解質異常
3) 動脈血ガス分析：代謝性アルカローシス

処置
1) 経鼻胃管留置：胃内容の吸引，洗浄を行っても良い
2) 絶食，輸液：脱水・電解質の補正
3) 消化管蠕動亢進薬の投与
   ・メチル硫酸ネオスチグミン（ワゴスチグミン）筋肉内注射
   ・パントテン酸カルシウム点滴静注
   ・パントテノール（パントール）点滴静注
4) 腹部温罨

E. 縫合不全

　縫合不全の原因となる因子を表5-11にまとめた．縫合不全は予防が第一である．術前からの全身状態の改善，局所的要因の除去が何よりも重要である．しかし一方，縫合不全は不可避的に生ずることも多い．

　主な症状は腹痛，発熱であり，ドレーンから汚染した排液や胆汁を混じた排液が認められる．腹腔内感染が手術創部に波及して創の離開で発見される症例もある．

　血液・生化学検査では白血球増加，CRP高値が認められることが多く，縫合不全を疑えばガストログラフィン（誤嚥の危険性がある場合はウログラフィンなどを使用）による消化管透視で造影剤の漏出の有無，程度，ドレーンの有効性を評価する．また，腹部造影CT検査も縫合不全部の同定，膿瘍形成の程度やドレーンと膿瘍の位置関係の確認などに大変有効であると同時にCTガイド下ドレナージによる治療手段にも利用できる．超音波検査はベッドサイドで簡便に，繰り返し行い得る長所があり，膿瘍の位置が確認できれば消化管を損傷する危険性がないことが確認できれば，その場で穿刺ドレナージおよびドレーン留置などが行える．

　縫合不全発症後の対策では全身的要因の改善が第一である．すなわち，併存疾患のコントロールをまず行う．次に局所的要因の治療を行う．局所的要因の治療の第一の柱は，絶食による吻合部の安静である．食物が吻合部を通過しなくても絶食が必要になる場合がある．例えば，膵頭十二指腸切除術でChild再建後の膵空腸吻合部縫合不全症例では，経口摂取物は直接膵空腸吻合部には接触しないが，膵液分泌を促進するので，膵空腸吻合部周囲の炎症を増強して膵空腸吻合部の治癒を妨害するだけでなく，周囲への膵液漏出による出血などの二

表5-11　縫合不全の原因

全身的要因
慢性疾患の併存：肝硬変，糖尿病，腎不全（長期透析患者），動脈硬化
慢性閉塞性肺疾患（COPD）
副腎皮質ホルモンの長期投与（気管支喘息，膠原病患者など）
肥満
高齢
低栄養：低蛋白など
血液凝固第13因子活性低下
局所的要因
消化管内容の存在，消化管の浮腫：イレウス，幽門狭窄，低蛋白など
消化管損傷部位での吻合：癒着剝離後の吻合
吻合部の感染：腹膜炎，腹腔内感染の存在下での吻合
腸管血流障害
吻合部の緊張
消化管内圧の上昇
手術因子
長時間の手術：大腸手術では3時間以上の手術

次的合併症が生じる危険性がある．したがって，この場合でも絶食が必要となる．

　治療の第二の柱は有効なドレナージである．縫合不全に伴い腹腔内に貯留する滲出液や膿を体外にドレナージすることで，膿が腹腔内に広がることや感染の全身への広がりを予防する．ドレナージは超音波検査やCT検査を利用して有効かつ安全に行うべきである．

　栄養状態の管理も重要である．絶食中の栄養管理は中心静脈栄養によるが，縫合不全部よりも肛門側に経腸栄養チューブが留置されていて腸管蠕動がある場合には経腸栄養の実施を考慮しても良い．低蛋白，貧血なども是正する必要がある．また，血液凝固第XIII因子が70％以下に低下すると創傷治癒が遷延するため，血液凝固第XIII因子の活性を測定して70％以下の場合にはそれを補充する．

　膿瘍のドレナージが不良な場合，広範な腹膜炎を引き起こした場合や消化管吻合部の血行障害などで広範な縫合不全に陥った場合には再開腹術を行わざるを得ない．手術方法は腹腔内の洗浄と有効な部位へのドレーンの留置が基本であり，再吻合は行なわないのが原則である．また，下部消化管手術後の縫合不全症例では縫合不全の箇所を腹腔外に挙上して双孔式人工肛門としたり，縫合不全の箇所よりも口側の腸管を腹腔外に挙上して双孔式人工肛門を造設したりして吻合部の安静を図る．これらの人工肛門は縫合不全が治癒した時点で閉鎖手術を行う．

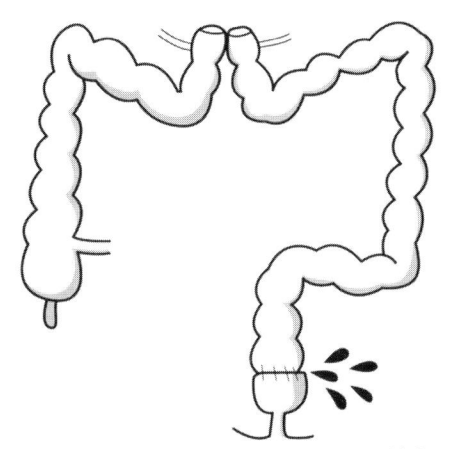

（A）低位前方切除術後の縫合不全に対する横行結腸の一時的人工肛門造設．

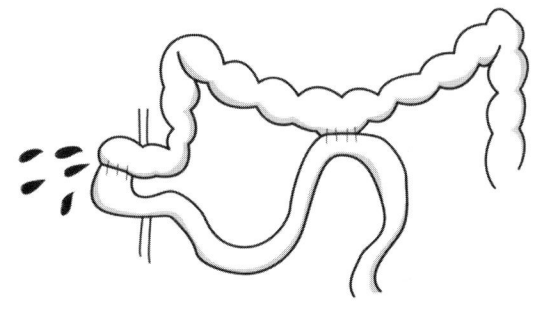

（B）回盲部切除後の縫合不全に対する吻合部の体外挙上とバイパス手術．

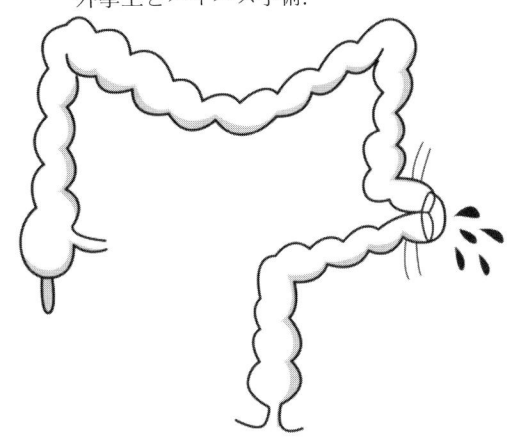

（C）S結腸部分切除後の縫合不全に対する縫合不全部位の人工肛門化．

図5-4　広範な縫合不全に対する再手術

表 5-12 縫合不全の検査と治療

検査
- 血液・生化学検査
- ガストログラフィンによる消化管透視 (誤嚥の危険がある場合はウログラフィンなどを使用)
- ドレーンからの造影 (ガストログラフィン)
- 腹部 CT (可能な限り造影剤を使用して行う)
- 腹部超音波検査

全身的治療
- 絶食
- 中心静脈栄養
- 経腸栄養 (縫合不全部よりも肛門側にチューブが留置されている場合)
- 抗生物質の投与 (ドレーン排液の細菌培養で起炎菌を検査)
- γグロブリン製剤の投与 (抗生物質との併用)
- 血液凝固第XIII因子製剤の投与 (活性が70%以下の場合)

局所的治療
- ドレナージ (超音波あるいは CT ガイド下で行う)
- 手術 (再開腹による腹腔内洗浄, ドレーン再留置)
- 手術 (縫合不全箇所を人工肛門にする, 縫合不全箇所よりも口側腸管で人工肛門を造設する)

F. 術後肝障害と術後肝不全

　術後に起こる肝機能障害のことで, もっとも重症な病態が肝不全である. 術後肝障害は術後の合併症に引き続き起こる場合, 全身状態の悪化に伴い起こる場合, 術後に使用した薬剤や麻酔ガス (エンフルラン, イソフルラン) によっても起こる場合がある. もちろん, 肝臓そのものの手術後に起こることは言うまでもない.

　血液・生化学検査では AST (GOT), ALT (GPT) の上昇やビリルビン値の上昇が認められ, 感染性の場合は白血球増加, CRP 高値などが認められる. 敗血症では血液培養検査で起炎菌を同定し, 適切な抗生物質を投与する必要がある. 腹部造影 CT 検査では肝血流, 肝内胆管や総胆管などの状態を検索する.

　治療は肝庇護薬の投与, 副腎皮質ホルモン, 腸内有害物質の産出抑制目的で腸管非吸収性抗生物質やラクツロースの投与, 肝血流量の増加を期待してプロスタグランジン E1 の持続投与が行われる. また, 血液浄化機能を代償する目的で血漿交換や血液濾過などが全身管理と併せて行われる. 肝不全時には腎不全も合併していることが多く, 持続的血液濾過透析 (CHDF) などを併用しつつ必要エネルギーを投与することが望ましい. 投与する栄養素は糖質が中心になり, 重症肝不全 (非代償性不全) では脂肪乳剤の使用は避けるべきである. アミノ酸は分枝鎖アミノ酸が多く含まれ, かつアルギニンを含み, さらに芳香族アミノ酸 (フェニルアラニン, トリプトファン, メチオニン) を減少した製剤が望ましいが, 理想的なものは無く, 現在では腎不全用アミノ酸製剤キドミン®あるいは一般的なアミパレンあたりで良いと思われる. 栄養の投与経路は経口摂取あるいは経腸栄養が困難な病態が多いため中心静

脈栄養を行わざるを得ないが，経腸栄養が可能な状態になれば積極的に行うべきである．

G. 急性胆囊炎

胆囊に生じる急性の炎症性疾患で，原因の多くは胆石である．胆石以外の原因には，胆囊の血行障害，化学的な障害，細菌，原虫，寄生虫などの感染，膠原病などがある．それ以外に腹部手術，特に消化器手術後に起こる急性胆囊炎は無石性胆囊炎であることが多い．消化器術後の急性胆囊炎の原因は，胃噴門右側リンパ節郭清に伴う迷走神経切離あるいはその肝枝の切離による胆囊収縮能の低下や肝十二指腸靱帯での手術操作に伴う血流障害，リンパ流障害による胆囊機能低下である．急性胆囊炎の分類，検査，治療をそれぞれ別に示す．

表 5-13 術後肝障害の原因

肝臓の物理的損傷：肝切除
肝臓の循環障害：虚血再灌流障害（Pringle 法，THVE）outflow bock（肝静脈のねじれ）
感染によるもの：敗血症，重症感染症 特殊なウイルス感染（CMV，EBV など）
輸血によるもの：B 型肝炎，C 型肝炎など
薬剤性のもの：遅延型アレルギー反応
拒絶反応によるもの：肝移植後
非生理的強制栄養：中心静脈栄養

表 5-14 肝障害および肝不全の検査

血液・生化学検査：肝機能，腎機能，電解質，白血球数，CRP 値
血液凝固線溶機能検査
酸塩基平衡：動脈血ガス分析
エンドトキシン測定
血液 Fisher 比
画像診断：腹部 CT 検査，腹部超音波検査

急性胆囊炎の初期治療は，絶食，輸液，抗生物質ならびに鎮痛剤の投与であるが，中等症では早期の腹腔鏡下胆囊摘出術や胆囊ドレナージを考慮し，黄疸例や全身状態不良例では一時的胆囊ドレナージを考慮する．また，重篤な局所合併症を伴う症例では緊急手術を行う．軽症例では初期治療に反応するものが多いが，多くの症例で胆石が認められ，10〜50％が胆囊炎を再発するとされているため，いず

表 5-15 急性胆囊炎の分類

1. 重症度による分類
1）重症急性胆囊炎：黄疸，重篤な局所合併症（胆汁性腹膜炎，胆囊周囲膿瘍，肝膿瘍，胆囊穿孔），胆囊捻転症，気腫性胆囊炎，壊疽性胆囊炎，化膿性胆囊炎のいずれかをともない，放置すると致命的な経過をたどるもの
2）中等症急性胆囊炎：高度の炎症反応，胆囊周囲液体貯留，胆囊壁の高度炎症性変化のいずれかを伴うもの
3）軽症急性胆囊炎：中等症，重症の基準を満たさないもの，保存的治療が可能である場合が多いもの
2. 病理学的，病態学的分類
1）浮腫性胆囊炎：1 期（2〜4 日）毛細血管・リンパ管のうっ滞が主体で，胆囊壁はうっ血，浮腫状となる
2）壊疽性胆囊炎：2 期（3〜5 日）浮腫性変化のあとに組織の壊死出血が起こったもの
3）化膿性胆囊炎：3 期（7〜10 日）壊死組織に白血球が浸潤し，化膿が始まったもの

表5-16 急性胆嚢炎の検査と処置

検　査
　白血球数，CRP値：診断のためには必須の検査項目
　腹部超音波検査：診断能が高い
　ビリルビン，尿素窒素，クレアチニン：重傷度判定に必要
　ビリルビン，肝・胆道系酵素：胆管炎，総胆管結石の有無に必要
　アミラーゼ：膵炎の合併を把握
　腹部CT検査：超音波よりも診断能が低い．超音波検査を補完するもの，あるいは膿瘍などの
　　　　　　　合併症診断には有用

処　置
初期治療：絶食，輸液，抗生物質，鎮痛薬など
　　　　　12～24時間で反応しなければ以下の処置へ
緊急手術：重篤な局所合併症を有する胆嚢炎に適応．診断後速やかに行う
早期手術：発症から72～96時間以内に行う手術．中等症，初期治療に反応しない軽症に適応
待機手術：胆嚢炎消退後に行う手術．急性期に胆嚢摘出術を行わなかった症例
PTGBDまたはPTGBA：中等症，黄疸症例，全身状態不良例，初期治療に反応しない軽症

PTGBD：percutaneous transhepatic gallbladder drainage
PTGBA：percutaneous transhepatic gallbladder aspiration

表5-17 急性膵炎の治療

・絶食
・十分な輸液：重症例では血管透過性亢進や膠質浸透圧の低下による，細胞外液が膵周囲や後腹膜
　　　　　　　腔に漏出し，大量の循環血漿が失われる
・抗生物質：軽症，中等症では予防的投与は不要．重症例では広域スペクトラムを持つ抗生物質の
　　　　　　予防投与が必要
　　　　　　ただし，感染がある場合には起炎菌に適した抗生物質を投与
・蛋白分解酵素阻害薬：重症例に対する持続大量点滴静注は合併症発生率を低下させる（ただし，
　　　　　　　　　　　投与量は保険診療適応外である）
・鎮痛薬：疼痛コントロールは重要．非麻薬性鎮痛薬の副作用といわれたOddi括約筋の収縮作用
　　　　　による病態悪化は認められていない
・H_2受容体拮抗薬：急性膵炎に対する直接効果は認められていない．合併する胃病変には有効
・経鼻胃管：軽症，中等症には必要ない．腸閉塞症例，嘔吐症例や重症例には必要
・ソマトスタチンアナログ
・中心静脈栄養：軽症例には有用性が認められていない
・経腸栄養：重症例では中心静脈栄養よりも合併症発生率を減少させる可能性あり
・選択的消化管除菌（selective decontamination of the digestive tract：SDD）：重症例の感染性
　　　　　　　合併症および死亡率を低下させる可能性がある
・持続的血液濾過透析（CHDF）：多臓器不全への進展を防止する可能性がある
・蛋白分解酵素阻害薬・抗生物質持続動注療法：
　　　　　　　　　　　　　　　　壊死性膵炎の死亡率，合併症発生率を下げる可能性がある
・腹腔洗浄・腹膜灌流：血性腹水や壊死組織の洗浄目的で行われるが，急性膵炎に対する治療効果
　　　　　　　　　　　は明らかでない

急性膵炎の診療ガイドラインより

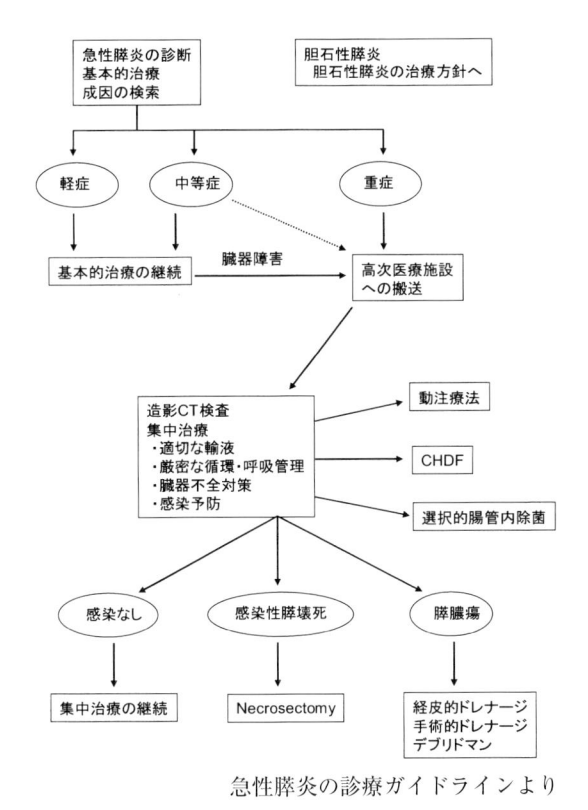

図5-5 急性膵炎の基本的治療方針

れ胆嚢摘出術を検討するべきである．急性胆嚢炎に対する早期手術は発症から72～96時間以内の手術と定義されており，この時期に行う胆嚢摘出術は，出血量，手術時間，合併症の発生率において待機手術（胆嚢炎消退後の手術）と差がなく，患者の苦痛を早く取り除くことができることからも推奨されている．早期手術の術式は腹腔鏡下胆嚢摘出術を選択することが望ましいとされており，待機手術での腹腔鏡下胆嚢摘出術と比較しても開腹移行率，合併症発生率，全入院期間において良好な結果である．

H. 術後膵炎

膵臓および膵臓周囲に手術操作の及んだ術後に起こる膵炎は，それ以外の術後に起こる通常の急性膵炎とは少々異なる．通常の急性膵炎の診断基準は，

1）上腹部に急性腹痛発作と圧痛がある
2）血中，尿中あるいは腹水中に膵酵素の上昇がある
3）画像で膵に急性膵炎に伴う異常がある

のうちの2項目以上を満たすことであるが，腹部の術後では膵臓に手術操作が及べば血中アミラーゼが正常値の3倍以上になることもあり，CT検査で膵腫大，膵周囲の炎症や膵周囲の液体貯留などが認められることもありうるため当てにならない．しかしながら，血液・

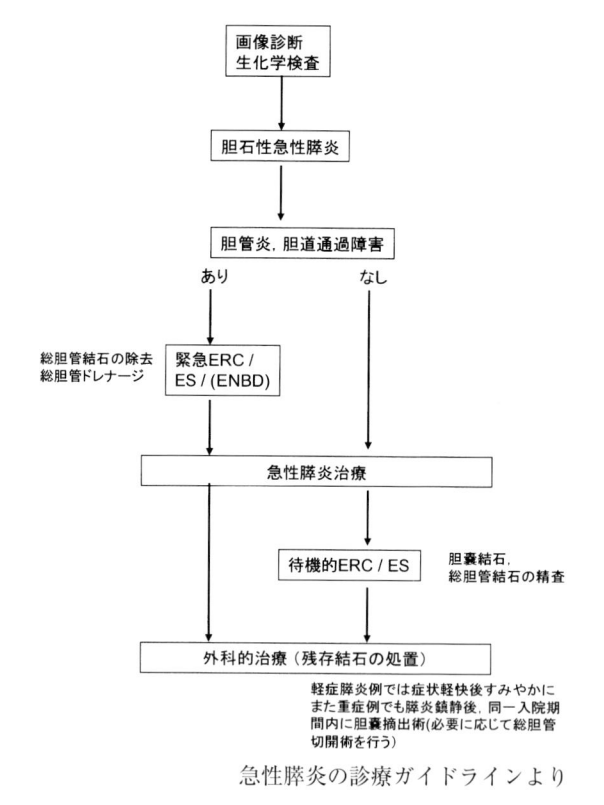

図5-6 胆石性膵炎における胆道結石に対する治療

生化学検査での白血球数, CRP値や血中アミラーゼ値は術後膵炎の診断の参考になり, 腹部CT検査は診断, 重症度および治療方針の決定に有用であるため, できる限り造影CT検査を行いたい.

膵炎の治療は胆石性膵炎とそれ以外の通常の膵炎で分けられており, 術後膵炎もこれに準じて行えばよい. すなわち, 絶食, 十分な輸液, 鎮痛薬投与, 抗生物質投与, そして蛋白分解酵素阻害薬投与などの薬物療法が中心となるが, 膵壊死や膵膿瘍を合併した場合は外科的治療の適応になる.

I. 術後イレウス

イレウス (腸閉塞) は腸管内容の通過障害により全身状態の悪化をきたす疾患である. 原因により機械的イレウスと機能的イレウスに分類される.

1. 術後機械的イレウス

機械的イレウスの診療で最も重要なことは, 複雑性イレウス (絞扼性イレウス) を見落とさないことである. 複雑性イレウス (絞扼性イレウス) は腸管の血行障害を伴い腸管壊死へと進行するため重篤化しやすい. 発症は急激で持続的な強い痛みを訴える. 鎮痛薬の効果が不十分であったり, 動脈血ガス分析で代謝性アシドーシスを呈していれば複雑性イレウス

表 5-18 イレウスの分類と原因

機械的イレウス	単純イレウス (閉塞性イレウス)	1. 腸壁自体の器質的変化によるもの 　・癒着,屈曲 　・腫瘍 　・索状物による腸管の圧迫 　・腸管の外部からの圧迫(卵巣腫瘍など) 　・炎症によるもの(Crohn病など) 2. 先天性腸管閉鎖 3. 腸管内腔の異物(硬便,胆石,回虫)
	複雑性イレウス (絞扼性イレウス)	1. 癒着,索状物による腸管の圧迫 2. ヘルニア嵌頓 3. 腸重積 　　腸軸捻転症
機能的イレウス	麻痺性イレウス	1. 汎発性腹膜炎 2. 開腹術後,腹部打撲,脊髄損傷,頭蓋内血管障害,腸間膜領域の虚血性病変腹部大神経叢付近の出血,炎症,ヒステリー,向精神薬大量内服
	痙攣性イレウス	1. 鉛中毒,ヒステリーなど 2. 腸管に鈍力,損傷,異物などが作用し,反射的に起こるもの

(絞扼性イレウス)を疑う.造影CT検査では腸管壁の造影効果の低下や腸管壁内ガスなどを認める.治療は手術が第一選択で,虚血に陥った腸管の血流を解除し,腸管が回復しなければその部分の腸管を切除する.

単純性イレウスは,術後の癒着によるものが最も多く,絶食,輸液,経鼻胃管やイレウス管などによる拡張腸管の減圧により軽快することが多い.

2. 機能的イレウス

腹部手術後の麻痺性イレウスが最も多い.術後数日で麻痺性イレウスが回復しない場合は,何らかの合併症を起こしている可能性があり,その原因を検索すべきである.

J. 低栄養

低栄養の診断として定量的なものはなかなかないが,主治医や看護師の主観的な評価で十分である.体重減少量が2週間で2%以上,あるいは6ヵ月間で10%以上ならば高度栄養障害を疑い,食事摂取量,消化器症状の有無などを調査し栄養評価を行う.低栄養状態と判断すれば患者の病状に応じて栄養投与を行う.術後急性期は多くの栄養量を投与しても利用されないため10〜20 kcal/kg/dayあたりで良い.急性期を過ぎれば軽症なら30 kcal/kg/day,中等症なら40 kcal/kg/day,重症なら50 kcal/kg/dayから開始する.投与カロリーが決まったら病状に応じたタンパク質投与量をまず決める.通常なら0.8〜1 g/kg/dayの

表5-19 イレウスの検査

血液・生化学検査：代謝性アルカローシス（脱水，電解質異常のため） 　　　　　　　　　ヘモグロビン，BUN，クレアチニンなどの上昇（脱水） 　　　　　　　　　絞扼性イレウスではCKの上昇 腹部単純X線：腸管拡張（閉塞部より口側の腸管拡張） 　　　　　　　鏡面像（niveau）（拡張腸管内にガスと腸液が貯留するため） 　　　　　　　Kerckring 腹部超音波検査：拡張腸管，Kerckringの存在， 　　　　　　　　to-and-fro movement（拡張腸管内容が往復する所見）など 腹部CT：絞扼性イレウスでは，腸管壁の造影効果低下，腸管壁の高度浮腫腸 　　　　管壁内ガス，多量の腹水 イレウス管造影：腸管の閉塞部位が狭窄像として描出される 動脈血ガス分析：絞扼性イレウスでは代謝性アシドーシス

表5-20 単純性イレウスと複雑性イレウスの相違

	単純性イレウス （閉塞性イレウス）	複雑性イレウス （絞扼性イレウス）
腹痛	強さは様々 間欠的 ブスコパンが有効	急激，激烈 持続性 鎮痛薬も無効なことが多い
腹部所見	膨満 圧痛あり（軽度）	筋性防御あり Blumberg徴候あり
超雑音	癒着音（金属音）	時間とともに消失
血液検査	白血球増加の程度は様々 CRP値も様々	高度な白血球増加 CRP高値 CPK高値
動脈血ガス	特徴的所見無し	代謝性アシドーシス
腹部X線	niveau（鏡面像）	
腹部造影CT	腸管拡張 腸管壁肥厚（癌部）	腸管壁の造影効果低下 腸管壁内ガス

タンパク質を投与，病態により2 g/kg/dayまで増量．次に脂質の投与量を決める．脂質は1日の摂取カロリーのうちの20～30％に設定する．残ったカロリーが糖質となる．もちろんビタミンや微量元素も忘れてはならない．次に投与ルートを決める．第一選択は経口摂取であり，それが不可能であれば経管栄養で経腸栄養を行う．それも不可能であれば経静脈栄養を行う．長期間中心静脈栄養で管理する場合，必須脂肪酸欠乏は約2週間で始まると言

われているため脂肪乳剤の投与を忘れないようにすべきである．脂肪乳剤を投与する場合，投与速度に注意する．脂肪の代謝速度が 0.1 g/kg/ 時とされているので，20％脂肪乳剤 100 ml を 50 kg の患者に投与する場合，4 時間ほどかけて投与すべきである．

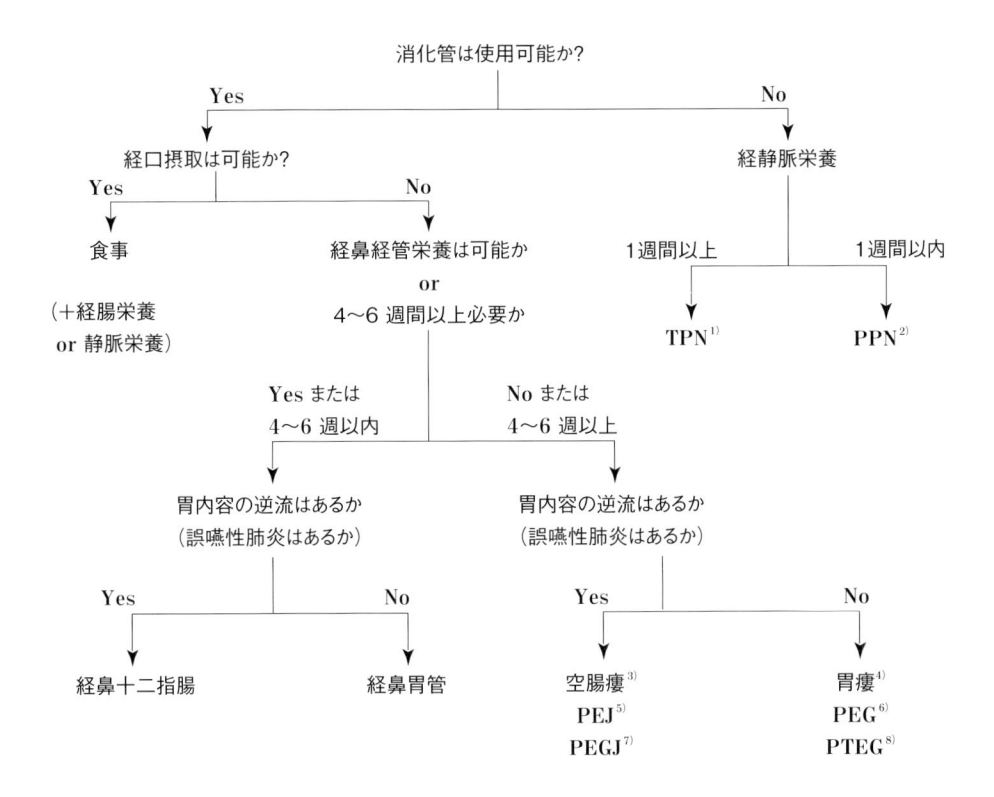

```
                          消化管は使用可能か？
                Yes                        No
                 ↓                          ↓
        経口摂取は可能か？              経静脈栄養
       Yes        No              1週間以上    1週間以内
        ↓          ↓                 ↓            ↓
       食事   経鼻経管栄養は可能か       TPN¹⁾       PPN²⁾
              or
  （＋経腸栄養  4～6週間以上必要か
   or 静脈栄養）
            Yes または        No または
            4～6週以内        4～6週以上
               ↓                ↓
         胃内容の逆流はあるか   胃内容の逆流はあるか
         （誤嚥性肺炎はあるか）（誤嚥性肺炎はあるか）
         Yes        No       Yes           No
          ↓          ↓        ↓             ↓
         経鼻      経鼻胃管   空腸瘻³⁾       胃瘻⁴⁾
         十二指腸            PEJ⁵⁾          PEG⁶⁾
                            PEGJ⁷⁾         PTEG⁸⁾
```

1) TPN：total parenteral nutrition 完全静脈栄養（中心静脈栄養）
2) PPN：peripheral parenteral nutrition 末梢静脈栄養
3) 空腸瘻：開腹手術で空腸に栄養チューブを入れ，空腸と腹壁を固定する
4) 胃瘻：開腹手術で胃に栄養チューブを入れ，胃と腹壁を固定する
5) PEJ：percutaneous endoscopic jejunostomy 内視鏡下に空腸瘻を作製
6) PEG：percutanous endoscopic gastrostomy 内視鏡下に胃瘻を作製
7) PEGJ：PEG からの jejunostomy すなわち十二指腸か空腸にチューブを入れる
8) PTEG：percutaneous transesophageal gastro-tubing（経食道的胃瘻）…経皮的に頸部食道を穿刺して，そこからチューブを挿入し，チューブ先端は胃の中に留置するもの

図 5-7　栄養投与経路選択のフローチャート

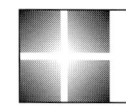

4. 代謝性合併症

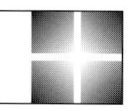

酸塩基平衡障害（代謝性，呼吸性）

　酸塩基平衡の異常をきたす要因で，pHを下げるように働くものをアシドーシス，pHをあげるように働くものをアルカローシスと呼ぶ．このうち，二酸化炭素の産生と肺における排泄のバランスの異常によるものが呼吸性アシドーシスまたは呼吸性アルカローシスで，それ以外の原因によるものが代謝性アルカローシスである（表5-21）．

　手術後の酸塩基平衡や動脈血pHを規定する因子としては，①体細胞での代謝により酸が産生されることによる体液—細胞間の相互緩衝系，②肺呼吸により呼気にCO_2として炭酸が排泄される呼吸調整系，③腎によって酸塩基の排泄と再吸収が行われる腎調整系が主なものとして考えられている．これらの調整系の媒体となっているのが重炭酸緩衝系である．

A. 酸塩基平衡異常の病態と診断

1. 呼吸性アシドーシス

　産生する二酸化炭素の呼吸による排泄が十分でないとき，二酸化炭素が体内に蓄積し，動脈血PCO_2は上昇する．これを高炭酸血症（hypercapnia）といい，呼吸性アシドーシスの状態を呈する．この病態は，呼吸器，呼吸筋や呼吸中枢の異常などによる肺胞低換気で起こ

表5-21　酸塩基平衡異常の病態を考えうる疾患

動脈血pH値	酸塩基平衡異常	原因となる病態・疾患
7.36以下	$PaCO_2$増加→呼吸性アシドーシス HCO_3^-減少→代謝性アシドーシス	肺胞換気不足（換気不全）
	① anion gapの増加する代謝性アシドーシス：内因性あるいは外因性の酸蓄積	糖尿病性ケトアシドーシス，尿毒症，乳酸アシドーシス，飢餓によるケトアシドーシス
	② anion gapの正常な代謝性アシドーシス：HCO_3^-減少分だけCl^-が増加する	下痢，近位・遠位尿細管性アシドーシス，尿細管・腎間質疾患，低アルドステロン症，薬物（炭酸脱水素酵素阻害薬など）
7.35〜7.45	正常	
7.46以上	$PaCO_2$減少→呼吸性アルカローシス HCO_3^-増加→代謝性アルカローシス	肺胞換気過剰（過換気）
	① HCO_3^-増加（H^+喪失増加）	消化管からのH^+喪失（嘔吐による胃液喪失，胃液吸引） 尿中へのH^+喪失（利尿薬投与，アルドステロン症，高Ca血症など） H^+細胞内移行（低K血症）
	② HCO_3^-排泄の低下，または再吸収促進	排泄の低下（GFR低下：腎不全），再吸収促進（有効循環血漿量低下，K欠乏）
	③ HCO_3^-の過剰投与	大量輸血，$NaHCO_3$投与

るほか，二酸化炭素の吸入や異常な二酸化炭素産生量の増加によっても起こる．術直後の呼吸性アシドーシスは，術中の不十分な肺胞換気量，二酸化炭素吸収剤の能力低下，装置死腔の過大などが原因となって起こる．

二酸化炭素の蓄積は交感神経系を緊張させ，頻脈・高血圧をきたす．原因のわからない術直後の高血圧に対しては，肺胞換気の状態をチェックし麻酔からの覚醒状態を十分に把握することが重要である．また高度の二酸化炭素の蓄積は脳細胞の活動を抑制し，意識の低下，消失をまねく（CO_2 ナルコーシス）ことがあるので注意を要する．さらに，脳血流量は PCO_2 に平行して動くので，とくに脳腫瘍などで頭蓋内コンプライアンスが低下している場合には頭蓋内圧が上昇するので留意しておく必要がある．また，呼吸性アシドーシスが続くと腎での H^+ 分泌・血中への HCO_3^- 放出が増え，pH が正常化される．この代謝作用は強力ではあるが，速やかではなく，数日〜1週間かかってなされる．

> **ワンポイント** 術直後の呼吸性アシドーシスは術中の麻酔管理の状況と強い関係を有することも多い．術中の不十分な肺胞換気や術直後の覚醒不良などがしばしば背景にあるため，手術室からの帰室の際には麻酔担当医とこれらの情報について連絡・確認を怠らないように留意する必要がある．

2. 呼吸性アルカローシス

呼吸性アシドーシスと逆に過換気による二酸化炭素分圧の低下（低炭酸血症 hypocapnia）である．不安などによる過換気症候群や，人工呼吸中の換気量過大がおもな原因である．ときに妊婦やサリチル酸中毒でも過換気が認められる．また，低酸素血症も呼吸中枢を刺激し過換気を引き起こす．PCO_2 の低下は脳血流を減少させる．また pH の上昇は血中遊離 Ca を減少させるので，テタニーを起こしやすい．術直後の呼吸性アルカローシスは麻酔中の過換気（頭蓋内圧を下げるために意図的に行うこともある）によることがあり，麻酔の覚醒状態を十分に把握することが肝要である．腎は H^+ 分泌と HCO_3^- の血中放出を減らして代償するが，これには時間がかかる．

> **ワンポイント** 術後の呼吸性アルカローシスは，術中の麻酔管理において過換気状態で管理されていた場合や，覚醒後の興奮状態で呼吸が促進している場合などが考えられる．また，術後の疼痛が多呼吸の原因となっている場合もあり，帰室後の患者の状態の把握に努める必要がある．

3. 代謝性アシドーシス

前述の呼吸性因子によらないアシドーシスを一括して代謝性アシドーシスといい，術後管理においてしばしば経験される重要な病態である．この病態には様々な原因が考えられるが，術後に使用される様々な薬剤の効果を低下させたり，他の様々な術後合併症を引き起こしたりする可能性があり，常に留意する必要がある．術直後に認められる代謝性アシドーシスは，手術侵襲自体や末梢循環不全による乳酸アシドーシスに由来することが多い．代謝性アシドーシスに対して，生体は呼吸による代償（過換気）を速やかに起こして PCO_2 を下げ，pH

を正常化しようとする．しかし酸塩基平衡に関係する呼吸の制御はpHとPCO₂の二重の入力によるので呼吸性代償はpHを完全に正常化することは少ない．

> **ワンポイント** 術後一定の時間を経過した後，急激に代謝性アシドーシスに傾いた場合，主治医は患者の状態を注意深く検索すべきである．手術侵襲によって生じた一過性の代謝性アシドーシスとは異なり，縫合（吻合）部などの炎症，カテーテルその他の感染などが関わっていることが多く，これらを疑って検査所見を考慮した方がよい．

4. 代謝性アルカローシス

呼吸性因子によらないアルカローシスが代謝性アルカローシスである．原因として胃からのHClの喪失，K欠乏，利尿薬（フロセミド，サイアザイドなど），原発性アルドステロン症，アルカリ化剤（重炭酸ナトリウム）の過量投与，大量輸血後のクエン酸代謝，体液の減少などがあげられる．代謝性アルカローシスに対しては，呼吸中枢は換気を減少させ二酸化炭素を蓄積させる（呼吸性代償）．

> **ワンポイント** 臨床的には，胃液や腸液が急激に失われた場合に経験されることが多い．例えば，乳児期の肥厚性幽門狭窄症では頻回に胃液を嘔吐することによりHClが失われ，代謝性アルカローシスに傾くことが知られており，術前に補正を行っておくことが重要である．

B. 酸塩基平衡異常の治療

酸塩基平衡異常の病態および原因を解明し，それに対する治療を行うことが重要である．原因を解消することにより，生体のバランスは次第に回復し，全ての因子が正常化に向かう．特に，手術中に発生した状況に対しては，まずは対症的に処置を行ったうえで，異常をきたすにいたった全身状態の把握と原因の追求が必要である．

1. 呼吸性アシドーシスと呼吸性アルカローシス

術中に発生していたものであれば，呼吸状態のチェックを行うことが大切であり，人工呼吸器管理下であれば，換気量の調節や回路の点検と修正を行う．閉塞性呼吸器疾患合併例などにおける呼吸性アシドーシスでは，気管支拡張薬の投与，原疾患あるいは増悪因子の治療（感染など）が必要となることがある．この際，二酸化炭素が高度に蓄積した患者に急いで換気を行いPCO₂を下げると急激な低血圧が起こることがあるので注意を要する（hyperventilation shock）．この場合は，全身状態や循環動態をみながら慎重に換気量を増やして行くことが重要である．

2. 代謝性アシドーシス

循環不全などに伴って発生する急激な代謝性アシドーシスに対しては，アルカリ化剤を投与したうえで，循環不全→アシドーシスの悪循環を断ち切ることが必要である．アルカリ化剤としてよく用いられるのは重炭酸ナトリウムで，その投与量は血液ガス検査のbase excess（B.E.）の値を用いて，

　　　　　投与量（mmol）＝（－1）× B.E.（mmol）×体重（kg）× 0.3
　あるいは，7％重炭酸ナトリウム（メイロン）として，
　　　　　投与量（ml）＝ B.E. ×体重× 0.3 ÷ 0.83
として求められる．しかし，実際の臨床の場では計算にて求められた量の 1/2 程度を投与し，全身状態の改善と動脈血ガス分析の pH，PHCO₃，B.E. などの変化を見ながら追加投与して行く．

　糖尿病性ケトアシドーシスなどの比較的経過の長いものに対しては，重炭酸ナトリウムの投与は呼吸性の代償作用を抑え，かえって脳の pH を下げるなどの理由でさけた方がよいとされる．しかし，pH7.1 以下の重傷の場合は，電解質や呼吸状態，全身状態を観察しながら慎重に投与すべきである．また，7％重炭酸ナトリウム（メイロン）は 1 ml あたり 0.8 mEq のナトリウムを含み高浸透圧なので，小児特に新生児に投与するときには少量ずつ（1 〜 2 ml）慎重に投与する．特に低出生体重児に対しては頭蓋内出血，先天性心疾患患児に対しては過剰の Na 負荷となる危険性があるので，投与の際は十分に注意することが重要である．

3. 代謝性アルカローシス

　先に述べたように，K，Cl，体液量の減少は代謝性アルカローシスを起こす．逆に，代謝性アルカローシスは pH の上昇（H⁺の減少）により K を減少させ，HCO₃の増加により Cl を減少させる．したがって代謝性アルカローシスの治療にあたっては，体液量や K，Cl の補正が必要となることも多い．代謝性アルカローシスの補正として，

　・炭酸脱水素酵素阻害薬アセタゾラミド（ダイアモックス）5 〜 10 mg/kg/日
　・10％希塩酸（mEq）＝体重（kg）× 0.3 × B.E.
　・カリウムの補給（KCl の輸注，抗アルドステロン剤）
　・塩化アンモニウム溶液（コンクライト A）

などがあげられる．ただし，K の補正は心電図のモニタリングと頻回の血清 K 濃度の測定をしながら慎重に行う必要がある．

5. 腎・尿路系合併症

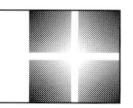

A. 急性腎不全

　術後の合併症として発症する急性腎不全は，術中の出血や麻酔などによる循環動態の急激な変動，さらには輸血や薬剤投与に伴う生体の反応が関与して生じることが多い．また手術操作そのものによる腎血管系や尿路・膀胱への物理的な圧迫や損傷も原因となりうる．急性腎不全では，数時間内外の短い経過で急激に腎機能が低下し，高窒素血症や体液電解質異常，代謝性アシドーシスを呈することになる．通常は，乏尿（400 ml/日以下）あるいは無尿（100 ml/日以下）となるが，尿量が減少せずに高窒素血症を呈する場合もある（非乏尿性急性腎不全）．これらの多くは可逆性であり，適切な治療が行われた場合には腎機能の回復が期待できる．

　急性腎不全は，臨床的には腎前性，腎性，腎後性に分類される．腎前性は，ショックや体液異常による腎循環の機能的障害によるもので，腎性は腎の虚血（腎前性の要素の継続を含む），腎毒性物質が関与して生じるものである．腎後性は，腎の尿産生能はあるものの尿管以下の尿路の器質的・機能的異常によって生じる．

〔診断〕

　適切な診断をするためには，腎前性，腎性，腎後性の鑑別が重要であり，かつ迅速に鑑別を行う必要がある．臨床的には，まず腎後性腎不全（尿閉も含め）の有無を確認すべきである．これは超音波検査により容易に診断がつくにも関わらず，実際の臨床の場では意外に見落とされることがあり，注意を要する．腎後性が否定された段階で，腎前性と腎性の鑑別をすることになる．尿比重（尿浸透圧）の上昇または尿中 Na 濃度の低下（20 mEq/l 以下）があれば腎前性，尿比重が等張に近く尿中 Na 濃度が高ければ腎性が疑われる．診断感度としては，% Na 排泄率，腎不全指数が高いとされている．判定が困難な時には利尿薬負荷（マニトール 12.5 g 静注あるいはフロセマイド 20〜60 mg 静注）を行い，その反応性により鑑別する．ただし，マニトール負荷に関しては，循環血漿量増大時には心不全を悪化させることがあり，注意が必要である．

〔治療〕

　腎後性（尿閉も含む）および腎前性腎不全に関しては，迅速かつ適切な治療を行うことにより，通常は比較的速やかに腎機能の回復が見込まれる．しかし，これらの一部や腎性腎不全においては，腎機能の回復に数週間を要することがある．この場合，体液過剰をさけるために水分や塩分の摂取制限が必要になる．さらに，電解質の補正や酸塩基平衡の異常を認める場合にはその補正が重要となってくる．また，消化器系，血液系，感染症などの合併症に対する治療も必要となってくる．体液，電解質などの保存的管理が困難になって来た際には透析療法が必要となる．透析開始の時期については，原疾患の重症度，臨床症状，高窒素血症，高 K 血症の進行などから総合的に判断する．透析療法が比較的安全に施行できるようになった今日では，早めに透析治療を行う傾向にある．

表 5-22 に急性腎不全に対する透析適応基準について示す．透析開始後利尿がつき始めても，初期は腎機能が極めて低く，透析の継続が必要である．透析の中止時期については一定の見解はないが，透析なしで血清クレアチニン 5 mg/dl 以下となることが一つの基準と考えられる．

表 5-22　急性腎不全の透析適応基準

血液尿素窒素（BUN）	50 mg/dl 以上
血清クレアチニン（Cr）	5 mg/dl 以上
血清カリウム値	6.5 mEq/l 以上
base excess	−15 mEq/l 以下
体液過剰（肺水腫，心不全）が存在し，利尿薬が無効	

また利尿期になると，1日尿量が5,000 ml 以上となることもあり，尿中への電解質排泄に対する補充も重要となる．

> **ワンポイント**　術後の尿量減少は上記のように患者の種々の背景によってもたらされる．特に術後早期は尿量の変動が大きく，腎機能の評価は非常に重要である．これらの評価には，経時的な尿量の変動だけでなく尿比重や尿中電解質，NAG や β_2-MG の変動など，より非侵襲的な検査を心がけるとともに，超音波検査によるチェックも欠かさないようにしたい．

B. 尿閉

　尿が膀胱内にあるにも関わらず，排尿することができない状態を尿閉という．手術後早期に認められる合併症としての尿閉には，術後の創痛や膀胱・尿道の疼痛に由来するものや，子宮・直腸癌や直腸肛門奇形根治術後に認められる膀胱や尿道を支配する骨盤神経叢の障害に由来するものが多い．

　排尿障害の病態は，排出障害と蓄尿障害とに区別される．詳細は成書に譲るが，排出障害の症状は排尿障害が代表的で，尿線の細化，残尿感，腹圧排尿，尿閉などである．一方，蓄尿障害の症状としては尿失禁が代表的であり，他に頻尿，急迫感などがあげられる．

　排尿障害の症状は神経損傷の部位及び程度により異なり，排出および蓄尿障害が混在することもある．排尿障害による膀胱内圧の上昇に伴い，水腎症を惹起し，その結果腎機能の低下を招くことがあるので，血清 BUN や血清クレアチニンを測定し腎機能の評価を行うとともに，超音波検査にてチェックすることが肝要である．

　術後尿道カテーテルを留置している間は，尿閉の存在は明らかでないことが多く，カテーテル抜去後に排尿障害の有無をチェックする必要がある．排尿障害の原因の確定には，最終的にはウロダイナミックス検査が必要となるが，初期対応として術後の創痛や膀胱・尿道の損傷，支配神経の損傷などの手術操作に関わる因子に対する対処を行うことが多い．薬物療法に関しては，排出障害に対しては副交感神経刺激薬で膀胱収縮力を増強し，α 遮断薬で尿道抵抗を低下させる．一方，蓄尿障害に対しては抗コリン薬で膀胱活動を低下させる．膀胱収縮力の低下が高度で，尿閉状態が持続したり，残尿が 100 ml 以上存在したりする場合には間欠導尿を行う．間欠導尿により膀胱内容を定期的に空虚にすることにより，膀胱収縮力が早期に回復することもある．

> **ワンポイント** 　小手術後の患者や寝たきりの老人において，前日には認められなかった巨大な下腹部腫瘤を触知することがある．排尿の有無を確認することが重要であるが，不明な場合は確認のために導尿してみる必要がある．導尿後多量の排尿とともに下腹部の巨大腫瘤が消失することがある．術後早期や老人における突然生じた下腹部腫瘤では，まず尿閉を考え導尿すべきである．

C. 尿路感染

　術後の尿路感染症は，一般の外科手術後において呼吸器感染症に次いで頻繁に見られる感染性合併症である．腎・尿路系は尿道および外尿道口を介して体外と連続しており，尿道は周期的排尿に伴う尿流および尿路上皮粘膜によるバリア機構によって強力な感染防御能を有している．術後高頻度に見られる尿路感染症は，術後の一時的な乏尿や尿道留置カテーテルなどの異物による粘膜バリアの損傷などによって生じる局所的な易感染性をもとに発生する．

　尿路感染症の診断は，術後に認められる発熱や下腹部を中心とした愁訴（排尿時痛，頻尿，残尿感，下腹部不快感など）に注意して，尿中の細菌量そして膿尿などの所見をもっておこなわれる．また，術後の尿道留置カテーテルの存在下での診断は，これらの愁訴や検査結果が修飾されてしまうことがあり注意が必要である．また，急激かつ高度の発熱は腎盂腎炎や前立腺炎，精巣上体炎の合併を疑う．

　術後一週間以内の尿路感染症では，むしろ術前より潜在していた尿路感染症の再燃であることが多い．この場合，通常術前より投与を受けていた抗生物質などに対する薬剤耐性の存在が疑われるので，早急に尿細菌検査に対する薬剤感受性結果を得たうえで，それに基づいた化学療法を行うことが望ましい．

　緊急を要する場合には，アミノ配糖体とβラクタム系抗生物質の投与がよい．また，術後一週間以降の尿路感染症では，緑膿菌，セラチア，エンテロバクタ，インドール陽性変形菌など尿路病原性の高いグラム陰性菌の関与が多く報告されているので，これらをターゲットとして抗生物質を選択する．しかし，全身の易感染性などの病態を有する症例では，MRSAや腸球菌など本来尿路系での感染源としての可能性の低い菌群が起炎菌として重要である．臨床的には，アミノ配糖体とβラクタム系抗生物質，第3，第4世代セフェム系，カルバペネム系薬剤の使用頻度が高い．また，MRSAがターゲットとなる場合，バンコマイシンとβラクタム系，またはハベカシンとβラクタム系の併用療法が勧められている．

> **ワンポイント** 　術後に認められる尿路感染症の原因には，前述したように手術侵襲に伴う免疫抵抗能の低下に加えて，術後の一過性の乏尿や尿道カテーテルの長期留置などが一因となっている可能性が考えられる．したがって，適切な体液・循環管理に留意するとともに，尿バルーンカテーテルの無用な長期留置をさけるように心掛けることも重要である．

6. DIC

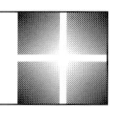

　DICとはdisseminated intravascular coagulopathyの略で，播種性血管内凝固症候群と訳されるが，何らかの基礎疾患を原因として生じる血管内の微小血栓形成と，これに引き続く出血傾向を主徴とする症候群である．DICにおける出血傾向の主因は，血管内凝固による血小板や凝固因子の消費による減少と，血栓を溶解しようとする機序の働きによる二次的線溶の亢進である．術後のDICの原因は，術後の感染，手術侵襲，術後循環不全などが関与していると考えられる．術後合併症としてDICが占める頻度は全手術症例の0.5～1.0%と決して多くはないが，重篤な術後経過の一部として他の術後合併症の続発症として発症することが多い．したがって，病態の一元的把握がなされず，その対応が適切でない場合には患者は致死的経過をとることが多い．このため病態を早期にかつ適切に診断し，治療を開始することが重要である．

〔臨床症状と診断〕

　全身性の病態発生であるため，多彩な臨床像を呈する．臨床症状は出血症状と臓器症状の二つに分けることができる．出血症状としては，全身の紫斑，血尿，および創部，消化管，気道，脳内などの広範な出血があげられる．臓器症状としては，乏尿，無尿，呼吸不全，肝障害，膵壊死，意識障害などがあげられる．

　診断には厚生省の診断基準が広く使用されており，これはDICを起こす基礎疾患，出血症状，臓器症状，プロトロンビン時間(PT)，フィブリノーゲン値，血小板数，FDP値をスコア化し，その総得点数で診断するものである(表5-23)．これは最終改訂から20年近く経過しているが，golden standardとして臨床現場で広く用いられている．近年，DICを予後改善の面から，高感度にかつ早期に診断する目的に，急性期DIC診断基準が日本救急医学会を中心に作成され，広く救急・集中医療の現場において用いられるようになって来ている．また，小児や新生児においてもその特徴的病態に応じた小児／新生児DIC診断基準が作成されており，それぞれの病態に応じた適切な診断・治療が早期に行われることが，予後改善に重要である．したがって，術後の患者の状態を良く観察し，臨床症状，検査結果から総合的に診断することが重要である．診断基準となっている検査項目も初期には異常値を示さないこともあり，重篤な臓器症状をきたして初めて確診される症例もある．このため，近年DICの前駆状態(pre-DIC status)での早期診断のため，凝固系の分子マーカーとしてトロンビン－アンチトロンビン複合体(TAT)の高値，可溶性フィブリンモノマー複合体(SFMC)の陽性，線溶系の分子マーカーとしてプラスミンの生成を反映するプラスミン－a_2プラスミンインヒビター複合体(PIC)の高値，フィブリンの分解を反映するD-ダイマーの高値，などが有用な補助的診断として用いられている．特に第XIII因子の作用を受けた安定化フィブリンが，プラスミンによって分解されると最終的にD-ダイマー分画を生じることにより，D-ダイマーの高値は凝固，線溶両系の活性化，すなわち二次線溶亢進を意味する．したがって，従来から用いられている血清FDP値に比し，より特異的でありその診断上の

意義は大きい．その他，血中エンドトキシンや補体系因子（C3a，C4a，C5a）の測定もハイリスク患者では推奨される．

表5-23 DICの診断基準

I．基礎疾患　　　　　　　　　　　得点 　　　　あり　　　　　　　　　　1 　　　　なし　　　　　　　　　　0 II．臨床症状 　1) 出血症状 (注1) 　　　　あり　　　　　　　　　　1 　　　　なし　　　　　　　　　　0 　2) 臓器症状 　　　　あり　　　　　　　　　　1 　　　　なし　　　　　　　　　　0 III．検査成績 　1) 血清FDP値 (μg/ml) 　　　　40 ≦　　　　　　　　　3 　　　　20 ≦　　　< 40　　　　2 　　　　10 ≦　　　< 20　　　　1 　　　　10 >　　　　　　　　　0 　2) 血小板数 ($\times 10^3/\mu l$) (注1) 　　　　50 ≦　　　　　　　　　3 　　　　80 ≧　　　> 50　　　　2 　　　　120 ≧　　　> 80　　　　1 　　　　120 <　　　　　　　　　0 　3) 血漿フィブリノーゲン濃度 (mg/dl) 　　　　100 ≧　　　　　　　　2 　　　　150 ≧　　　> 100　　　1 　　　　150 <　　　　　　　　0 　4) プロトロンビン時間 　　時間比（正常対照値で割った値） 　　　　1.67 ≦　　　　　　　　2 　　　　1.25 ≦　　　< 1.67　　1 　　　　1.25 >　　　　　　　　0 IV．判定 (注2) 　1) 7点以上　　　DIC 　　　6点　　　　　DICの疑い (注3) 　　　5点以下　　　DICの可能性少ない 　2) 白血病その他，注1に該当する疾患 　　　4点以上　　　DIC 　　　3点　　　　　DICの疑い (注3) 　　　2点以下　　　DICの可能性少ない	V．診断のための補助的検査成績，所見 　1) 可能性フィブリンモノマー陽性 　2) D-Dダイマーの高値 　3) トロンビン・アンチトロンビンIII複合体の高値 　4) プラスミン・α_2プラスミンインヒビター複合体の高値 　5) 病態の進展に伴う得点の増加傾向の出現，とくに数日内での血小板あるいはフィブリノーゲンの急激な減少傾向ないしFDPの急激な増加傾向の出現 　6) 抗凝固療法による改善 VI．注1：白血病および類縁疾患，再生不良性貧血，抗腫瘍薬投与後など骨髄巨核球減少が顕著で，高度の血小板減少をみる場合は血小板数および出血症状の項は0点とし，判定はIV-2) に従う 　注2：基礎疾患が肝疾患の場合は以下の通りとする 　　a．肝硬変および肝硬変に近い病態の慢性肝炎（組織上小葉改築傾向を認める慢性肝炎）の場合には，総得点から3点減少したうえで，IV-1) の判定基準に従う 　　b．劇症肝炎および上記を除く肝疾患の場合は，本診断基準をそのまま適用する 　注3：DICの疑われる患者でV．診断のための補助的検査成績，所見のうち2項目以上満たせばDICと判定する VII．除外規定 　1) 本診断基準は新生児，産科領域のDICの診断には適用しない 　2) 本診断基準は劇症肝炎のDICの診断には適用しない

〔治療〕

DICの治療の第一は，DICを引き起こした背景因子の除去であり，次いで抗凝固療法，補充療法，臓器血流の維持，多臓器不全（MOF）の予防などがあげられる（表5-24）．

1) 背景因子の除去

外科領域の背景因子としては，重篤な術後感染症の頻度が高く，適切な抗生物質の投与と全身管理が必要である．特に消化器領域では腹腔内感染の頻度が高く，消化管穿孔や縫合不全が原因の場合はドレナージを含めた再手術を迅速に検討し，DICの発生原因の背景因子を除去しなければならない．エンドトキシン血症に対しては，ポリミキシンB（PxB）筋注やPxB固定化ファイバーによる血液浄化法も考慮する．

2) 抗凝固療法

DICやpre-DICと診断がつけば予防的投与も含めて，直ちにヘパリンやFOY®，フサン®など抗凝固作用のある薬剤の持続的静脈内投与を行うことが，続発する臓器障害を予防するうえで重要である．ヘパリンの抗凝固作用はトロンビンや第Xa因子に対する阻止因子であるAT-Ⅲの作用を介して発現される．抗凝固効果の指標としてはAPTTを40〜50秒前後に維持するように調節する．近年，従来のヘパリンと比べ，より抗活性型第X因子（第Xa因子）活性の高い低分子ヘパリン（フラグミン®）が開発された．これは凝固延長作用が少なく，出血に対する影響も小さい．また血小板，骨，脂質に対する副作用も少ないことから，感染や急性腹症の術後患者のDICに対する抗凝固療法に有用である．逆にAPTT延長に与える影響が少ないため，抗凝固効果をAPTTでモニターできないことが欠点である．FOY®やフサン®といった合成蛋白分解酵素阻害薬は，ヘパリンと異なりAT-Ⅲ濃度に依存せず抗凝固作用を発揮する．したがって，これらの合成蛋白分解酵素阻害薬はヘパリン療法にて効果の認められないAT-Ⅲ値の低下症例においても効果が期待される．さらに，DICの状況下で活性化される線溶系，キニン系，補体系の抑制作用も有する．よって，特にAT-Ⅲの低下を来しやすい重症感染症に続発する外科的DICでは，これらの阻害薬は第一選択として有効かつ重要である．このほか，サイトカイン活性の抑制，トロンビン，第Xa因子，第Ⅻa因子，プラスミン，カリクレイン，トリプシン，補体，血小板に対する競合的阻害作用も有している．

日本では未承認であるが，活性化プロテインC製剤が重症敗血症に伴うDICに対して有効であると報告され，FDAに承認されている．活性化プロテインCは凝固抑制に作用すると同時に，線溶系にも働く血液凝固阻止因子であり，日本におけるDICに対する早期承認が期待される．

> **ワンポイント** 術後DICの治療においてしばしば陥りやすいポイントは，抗凝固療法や補充療法の導入のみで症状の改善がもたらされるかもしれないと期待してしまうことである．あくまでも治療の第一はDICをもたらした原因の追求とその除去にあるのであって，術後症例では手術操作やそれに関わる部位を第一義的に検討すべきである．

3) 補充療法

表 5-24 DIC の治療

1. 基礎疾患ないし病態の治療
2. 抗凝固療法
   a）メシル酸ナファモスタット（フサン®：0.06〜0.20 mg/kg/hr）
   b）メシル酸ベガキサート（FOY®：20〜39 mg/kg/day）
   c）アンチトロンビン濃縮製剤：活性値で70％以上になるように投与（1 U/kg で1％上昇）
   d）低分子ヘパリン：75 IU/kg/hr
   e）ヘパリン：5〜10 U/kg/hr
3. 補充療法
   a）濃縮血小板：$3×10^4/\mu l$ 以上を目標とする
   b）新鮮凍結血漿（FFP）
   c）アンチトロンビン濃縮製剤
4. 全身管理

　ヘパリンの抗凝固作用は AT-Ⅲ の作用を介して発現されるため，AT-Ⅲ の血中濃度が性状の 70％ 以下に減少している場合は，AT-Ⅲ 濃縮製剤による補充療法が必要である．また，DIC の病態の基礎には凝固亢進状態が存在するため，消費されて減少した凝固因子を補う目的に輸血や新鮮凍結血漿の投与が有効である．このほか，血小板やフィブリノーゲン量が著明に減少し，堅固な止血血栓ができないなどの特別な場合には，ときにフィブリノーゲン液や第Ⅷ因子製剤，血小板浮遊液を積極的に用いることが推奨されている．このとき同時に別の静脈路からヘパリンを点滴静注し，血中に存在するトロンビンや第 Xa 因子を抗凝固療法の併用により抑制しておく必要がある．

4）臓器血流の維持ならびに多臓器不全（MOF）の予防

　腎臓，肝臓，腸管などへの血流を特異的に増加させる目的で，ドパミン，PGE1，PGE2，テオフィリン，ヒト心房性利尿ペプチド（αh-ANP）などが用いられる．また重症例では時機を逸することなく呼吸循環管理，尿量確保，人工透析，H_2 ブロッカー投与など，重要臓器の機能保持を得るための薬物療法や栄養管理が必要である．また，敗血症に対する早期治療も重要である．

> **ワンポイント** DIC に関連するショック状態に対してステロイド剤を投与する際，必ず適切な抗生物質投与を併用しなければならない．また，常に真菌感染の可能性を考慮し，抗真菌薬の投与を検討しておく必要がある．

7. その他の感染

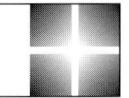

A. 創感染

1. リスク（表5-25）

術前より患者の状態を把握し，創感染のリスクについて評価した上でその予防に努めなければならない．

リスクには患者側のリスクとして長期入院患者，高齢者，低栄養，慢性呼吸器疾患の合併，および糖尿病や長期にステロイド投与された状態などいわゆる易感染性の状態がある．また，手術の種類によるリスクとしては，長時間（6時間以上）にわたる手術，消化管穿孔性腹膜炎，および下部消化管手術などがある．

2. 予防

・術野の準備

清拭：術前に術野となる部位をある程度清潔にするために清拭を行う．最近では腹腔鏡下手術などで臍部を積極的に手術創として利用することが多い．臍部は一般的な清拭では不十分なので綿棒などを用いて入念に汚染物などを除去する必要がある．

剃毛：現在でもカミソリを用いて術野の剃毛をしている施設があるが，これには創感染の危険性を増大するとの意見もある．そのような場合には脱毛クリームの使用が推奨されている．しかし，基本的に剃毛は必要ないとの意見もあり，必要以上の剃毛は多くの施設で行われなくなってきている．

・抗生物質の予防的全身投与

創感染予防目的に抗生物質を投与する場合，重要なのはその投与時期である．術後投与された抗生物質は皮下結合織中には移行せず，創感染予防には無意味である．創感染予防目的の場合，抗生物質は術前に病棟を出室する時に投与するのが最も効果的である（on-call 投与）．それに加え，手術の種類により target となる bacteria が異なるのでそれぞれの術式に見合った抗生物質を選択する必要がある．代表的な手術と予防的に全身投与する抗生物質を表5-26に挙げておく．

・下部消化管手術のための準備（bowel preparation）

結腸は他の消化管に比べ，gram-negative rods や bacteroides などの嫌気性菌が多く，手術の際には創感染の危険性が高い．予防的抗生物質の全身投与に加えて，結腸内の細菌数を減少させることを目的にアミノグリコシドなどの非吸収性の抗生物質を経口投与する．投与期間は2～3日間とする．これ以上の

表5-25　術前における手術創感染のリスク

患者側のリスク
Ⅰ．長期入院患者
Ⅱ．高齢者
Ⅲ．低栄養，肥満
Ⅳ．慢性呼吸器疾患の合併
Ⅴ．易感染性の状態
免疫抑制薬投与
長期ステロイド投与
糖尿病の合併
手術の種類によるリスク
Ⅰ．長時間（6時間以上）の手術
Ⅱ．消化管穿孔性腹膜炎，下部消化管手術

表 5-26 創感染の予防

手術の種類	起炎菌	抗生物質
清潔手術		
胸部外科	S.aureus, S.epidermis	広域セフェム（第一世代）
脳神経外科	S.aureus, S.epidermis	広域セフェム（第一世代）
眼科手術	S.aureus, S.epidermis	広域セフェム（第一世代）
半清潔手術		
頭頸部外科	S.aureus, streptococci	広域セフェム（第一世代）
口腔，咽頭手術	oral anaerobes	＋クリンダマイシン
消化管手術		
上部	enteric gram-negative bacilli gram-positive cocci	広域セフェム（第二世代）
下部	enteric gram-negative bacilli anaerobes	経口　アミノグリコシド 静注　セフェム（第三世代）
不潔手術		
消化管穿孔性腹膜炎	enteric gram-negative bacilli anaerobes	カルバペネム（PAPM, MEPM etc）

期間の投与は逆に耐性菌を誘導し術後感染の危険性を増大させる可能性があると言われている．

・縫合方法による予防

　創部が汚染されている場合や，耐性菌の存在が疑われる場合には一次縫合を避ける．消化管穿孔性腹膜炎などの不潔手術の場合でも発症後早期の場合には嫌気性菌を含めた腸内細菌をtargetとした抗生物質のon-call投与で創感染の大部分は予防できることが多い．しかし，発症から長時間が経過しており，特に術前に5日間以上抗生物質が投与されている場合には耐性菌の出現率が高く，一次縫合は避けた方が良い．

　縫合方法には以下のものがある．

皮下ドレーンによるドレナージ：皮下にペンローズドレーンを留置し，ドレーン挿入部以外は一次縫合する．ドレーンからの排液の性状，量を観察し，感染が成立していないことを確認してから徐々にドレーンを短切し，抜去する（図5-8）．

Delayed primary closure：皮下の脂肪層が露出し緊張がかからない程度に創を縫合し，術後3日間は毎日攝子にて縫合糸の間の創部を開け，嫌気性菌が増殖しないように管理する．術後4～5日目に感染が成立していない事を確認した後，皮膚を再縫合する．この際，線維化した創縁はdebridementし，freshな創面を縫合することが望ましい（図5-9）．

B. MRSA感染症

　術後4～5日経過したオープンドレーンの断端や気管切開カニューラからの喀痰からMRSAが検出されることはしばしば経験するが，全身性の感染が成立していない場合には

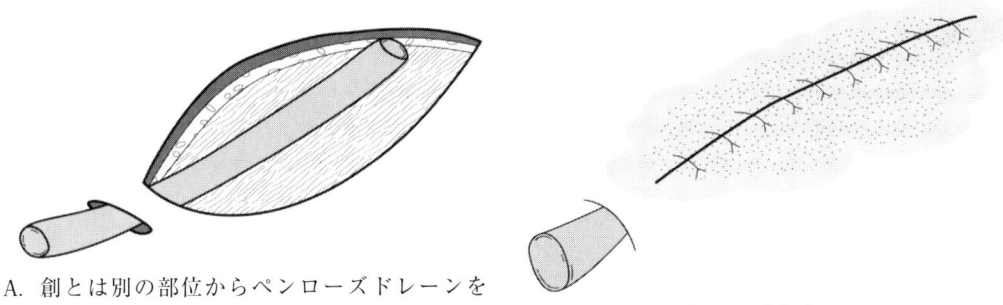

A. 創とは別の部位からペンローズドレーンを挿入する.

B. 創は一次縫合する.

図5-8 創感染予防目的の皮下ドレーン留置

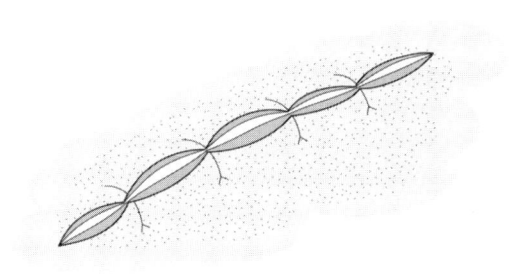

図5-9 Delayed primary closure (仮縫合)
皮下脂肪層が見える程度に仮縫合しておく. 4〜5日経過して感染の危険性がなくなった時点で, 仮縫合は抜糸し, 再縫合する.

特に治療を必要としない.

1. 創部のMRSA

創部のMRSA感染にはまずドレナージを基本とし, 全身性に感染が成立しないよう, 創部のdressingやその処置に十分注意を払う必要がある. 滲出液が多い場合には全身性に投与した抗生物質が創部においても有効な濃度が得られることがあるので, 3〜4日の投与で効果の有無を判定し, 効果がなければ抗生物質の投与を中止し, 局所の治療で対応する.

2. MRSA肺炎

近年, 術後の無気肺や肺炎を合併した患者では起炎菌としてMRSAが検出されることが多い. 術前に鼻腔や咽頭培養を施行し患者がMRSAを保有しているかどうかを把握することは重要である. MRSA肺炎の疑いがあれば, 直ちに喀痰培養, 血液培養を行う. 術前からMRSAを保有した患者でMRSA肺炎の可能性が高いと判断され, 患者の状態が重篤で培養結果を待つ時間的余裕がない場合には, バンコマイシン, テイコプラニンなどMRSAに対して感受性の高い抗生物質を投与し, 一般的な理学療法や酸素療法などの呼吸管理をあわせて行う.

3. MRSA腸炎

術後に大量の抗生物質を投与した場合, 偽膜性腸炎やMRSA腸炎を起こすことがある. 抗生物質の投与に加え, H_2ブロッカーの投与, 経鼻胃管, 経腸栄養チューブの留置などはMRSA腸炎のリスクファクターである (表5-27).

症状は, 発熱, 腹部膨満, 嘔吐, など一般的な腸炎の症状に加え, 重症度により米のとぎ

表 5-27　MRSA 腸炎のリスク

- 長期抗生物質投与（MRSA の誘導：特に第三世代セフェム系抗生物質）

- H_2 ブロッカーの投与（胃酸による殺菌効果の低下）

- 経鼻チューブの長期留置（鼻腔や咽頭に存在する MRSA の消化管への影響）

汁様や緑色の水溶性下痢便を多量に排泄することが典型的である．治療はバンコマイシンの経口投与，テイコプラニンの静脈投与などの抗生物質によるものが主である．バンコマイシンを加えた生理食塩水による洗腸も効果的である．

C. 真菌感染症

　術後の感染症では細菌感染のみに目が奪われがちであるが，合併症を起こした患者では真菌感染症が高率に認められ，術後感染症の治療に当たっては常に真菌感染に対する配慮が必要である．

　真菌感染の患者側のリスクとしては，糖尿病，長期ステロイド治療患者，小児，高齢者など免疫能が低下している場合が挙げられる．また，合併症にて長期にわたり抗生物質が投与されている場合には細菌感染における菌交代現象のみならず，真菌感染のリスクが高くなっている．

　真菌感染には浅在性のものと，深在性のものがある．湿潤したドレーン周囲の皮膚や人工肛門周囲の皮膚，新生児や乳児における会陰部には浅在性の真菌感染が高率に認められる．この場合，単なる接触性皮膚炎とみなすのではなく，皮膚科医に相談し真菌の有無をチェックすることが必要である．真菌が検出されれば外用の抗真菌薬にて治療を行う．皮膚の炎症がひどい場合には皮膚科医と相談しながらステロイド軟膏を併用する．

　消化器癌，穿孔性腹膜炎の術後に真菌が高率に検出され，深在性の真菌感染症を引き起こす可能性が高い．術後感染症が重症化した場合にも，敗血症や肺炎，術後腸炎などの起炎菌として真菌が 50％ を占めるといわれている．

　起炎菌はカンジダが多い。また，移植医療において免疫抑制薬を投与する場合には真菌感染が術前に存在するか否かをチェックしておくことは，術後管理や予後に大きな影響を与える．術前 3 日間のアンホテリシン B の予防的投与が術後の真菌感染の予防に効果があるとされている．患者のリスクおよび手術侵襲を評価した上で，必要があれば予防的抗真菌薬の投与を考慮すべきである．術前のスクリーニング検査として，β-D- グルカンの定量（正常値；10 〜 20 pg/ml）が行われている．手術を受けるすべての患者に必須ではないが，上記のようなハイリスクグループの患者には施行すべきである．

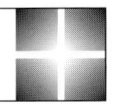

8. 輸血の副作用

輸血の副作用には大きく分けて以下のものがある．

A．感染

通常，輸血には健康な人から献血された血液からつくられた日本赤十字社の血液が用いられている．現在，肝炎ウイルス，AIDS，梅毒，成人 T 細胞白血病などの感染を予防するための可能な限りの検査が行われているが，それにもかかわらず，それらの感染を完全に予防することはできない．

また，免疫不全状態の患者ではサイトメガロウイルスの感染の危険性が高くなることが知られている．

1．溶血反応

1）急性溶血反応

ABO 型の不一致による．

初期症状は不穏，皮膚発赤，胸部および背部痛，頻呼吸，頻脈，悪心である．この状態からショック状態となりヘモグロビン尿を伴う腎不全へ進行する．急性溶血反応が疑われた際にはすぐに輸血を中止し，点滴ラインを交換する．早急に再度クロスマッチテストを行い，血液型の不一致がないか確認する．血液型の不一致が認められた場合にはその治療として血管内血液量の維持，循環動態の補助，腎機能の保持に全力をそそぐ．具体的には尿量の維持のために輸液，利尿薬投与，マンニトール投与を行い，成人で 100 m//hr 以上を確保する．また，輸液中に炭酸水素ナトリウムを添加して尿 pH を 7.5 以上にアルカリ化することでヘモグロビンの尿細管への沈着を軽減できる．

2）遅発性溶血反応

以前に曝露された抗原に対する反応で，輸血後早期には赤血球寿命は正常であるが，その後急速に溶血が進行する．ヘモグロビンの低下とビリルビンの上昇を見る．通常は特別な治療を必要としない．

3）非溶血性免疫反応

白血球，血小板，血漿蛋白の抗原に対する反応として発熱，冷汗，じんま疹や呼吸不全がみられる．このような患者では白血球除去フィルターを使用することにより症状の発症を予防できる．稀ではあるが血漿蛋白の中でも IgA にたいする反応は重篤で，アナフィラキシー反応へと進行することがあり，循環負荷を伴わない 1 単位の輸血でも肺水腫が引き起こされる．幸いなことにこれらは一過性のものであるので対症療法で対応できる．対症療法としてはアセトアミノフェンとジフェンヒドラミンやステロイドの投与を行う．重篤な反応の既往がある患者ではこれらの薬剤を予防的に投与する．

2．GVHD（移植片対宿主病）

免疫活性のある T 細胞を免疫能が低下している患者に輸血した場合に引き起こされる恐

れがある．全血輸血による発症だけでなく，濃厚赤血球輸血でも報告されており，血液製剤中に含まれる少量のT細胞でも十分起こりうるので注意を要する．症状は全身発赤，肝機能異常，汎血球減少がみられ，死亡率は80％以上である．これを予防するために最近では輸血前に放射線照射が行われている．

　心機能や腎機能が低下している患者では，輸血に伴い容量負荷によるうっ血性心不全を発症する恐れがある．また，外科の術後においては手術中の輸液による希釈性の貧血を認めることがある．これを出血による貧血と誤認し急速に輸血した場合には，特に高齢者では重篤な心不全に陥りやすい．

　輸血に際してはまず，患者の循環血液量を細かくモニタリングし，必要であれば利尿薬を用いながら時間をかけて輸血する．

B．大量輸血に伴うもの
1）凝固異常
　血小板や凝固因子の欠乏により生じることがある．大量輸血の際にはそれを必要とする全身状態の把握や検査結果に基づいてこれらの血液製剤を投与する．
2）低体温
　冷却された血液を急速に輸血すると患者の酸素要求度が増加し，同時に体温をより低くすることが知られている．また，このような状態の患者では乳酸塩，クエン酸塩，カリウムなどの代謝活性の低下や凝固能の低下が認められるので，注意が必要である．輸血の際，血液ウォーマーを用いることで予防できる．
3）クエン酸中毒
　保存血中のクエン酸塩の1/3は血液中カルシウムと結合するために，大量輸血を行った場合には低カルシウム血症に注意する必要がある．したがって，特に急速に大量輸血する際には，必ず血中カルシウムをモニターしながら輸血をすることが重要である．特に新生児や乳児では循環血液量が少ないため，予想以上に低カルシウム血症に陥りやすい．グルコン酸カルシウムを注意深く静脈内投与し補正する．

9. 術後疼痛・鎮静管理

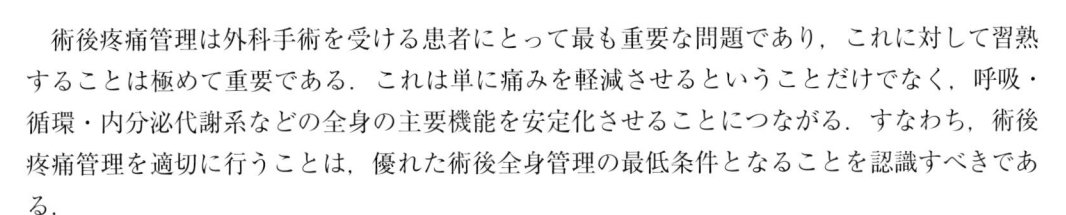

　術後疼痛管理は外科手術を受ける患者にとって最も重要な問題であり，これに対して習熟することは極めて重要である．これは単に痛みを軽減させるということだけでなく，呼吸・循環・内分泌代謝系などの全身の主要機能を安定化させることにつながる．すなわち，術後疼痛管理を適切に行うことは，優れた術後全身管理の最低条件となることを認識すべきである．

　硬膜外麻酔は最も有効な疼痛対策であり，侵襲度の高い手術においても術中術後の疼痛管理が比較的容易に行える．患者が疼痛を訴える前に痛みの閾値を低下させない preemptive analgesia の考え方にも適合する最も優れた術後鎮痛方法である．具体的には現在ではほとんどの施設でシュアフューザーに薬物を入れて持続的に鎮痛薬を投与する方法が行われている．使用される薬剤はモルヒネ，フェンタネストなどの麻薬性鎮痛薬とアナペインやブピバカインなどの局所麻酔薬を混合したものが主流となっている．副作用としては腸管麻痺による嘔吐，便秘，尿閉などがあるが，薬剤を cyclic に投与する方法や麻薬性鎮痛薬を使わず局所麻酔薬のみを使用することによって対応することができる．

　しかし，出血傾向のある患者や小児など硬膜外麻酔のリスクが高い症例においては，硬膜外麻酔以外の方法で使用する薬剤，投与方法などを工夫して，術後疼痛を和らげる努力をしなければならない．基本的には患者が疼痛を感じる前に痛みをコントロールすることが最も有効ではあるが，実際には，患者の年齢や薬剤に対する感受性など，痛みの感じ方にはかなりの個人差があり，呼吸抑制や血圧が不安定になることによる嘔気，尿閉などの副作用が過度の鎮痛薬投与によって起こることが多く，これらを厳密にコントロールすることが困難な場合がある．

　これらの問題を解決するために，最近 PCA ポンプ（patient controlled analgesia pump）が広く使用されるようになってきた．PCA ポンプとは自己調節鎮痛法を施行できる機能を持った薬剤注入器であり，輸液ポンプに接続されたボタンを患者が必要なときに押すことにより，麻薬性鎮痛薬や局所麻酔薬などを一定量投与される．患者が痛みを感じたときに，即座に少量の薬液をレスキューとして，追加投与することが可能で，各個人による鎮痛薬の必要量のばらつきを克服できる良い方法と考えられている．また，過度の投与がされないよう工夫されており，学童から成人まで使用できると言われている．

　近年，新生児や未熟児であっても疼痛を感じていることが明らかとなってきた．したがって適切な鎮痛管理を行わなければ成人と同様に呼吸器，循環器，内分泌代謝系に影響を及ぼすことになる．成人のように硬膜外麻酔を利用できないため，鎮痛薬の内服，静脈内投与が疼痛管理の中心となる．

　最近では鼠径ヘルニア手術の際に麻酔科医に腸骨鼠径神経ブロックや仙骨ブロックを執刀前に施行してもらうことにより術後疼痛が軽減するようになってきた．小児の疼痛を評価す

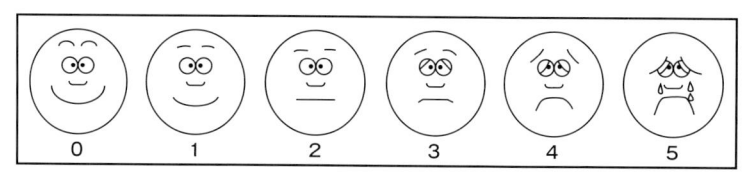

図5-10　小児の疼痛の目安となるフェイススケールの一例

ることは困難であるが，表情や機嫌を観察し，泣き止まない，寝付かないと同時に血圧上昇，頻脈を認める場合は痛みを示唆する．5歳以上ではフェイススケールを用いて評価することが可能である（図5-10）．

以下に小児で使用されている代表的な薬剤と使用に当たっての注意点を簡潔に記述する．

鎮痛薬

アセトアミノフェン（アンヒバ®，アルピニー®，カロナール®）
　他のNSAIDsと比較して，消化性潰瘍をきたすことも少なく小児の小手術において有効である．麻酔導入時に投与することで覚醒時および術後の疼痛を軽減できる．

ジクロフェナク（ボルタレン®），ロキソプロフェン（ロキソニン®）
　鎮痛作用はアセトアミノフェンよりも強力であるが副作用（消化性潰瘍，血小板機能抑制，喘息等）が強い．年長児に対して投与することがあるが副作用を考慮して慎重に使用しなければならない．

フルルビプロフェンアキセチル（ロピオン®）
　静脈内投与できるNSAIDsである．

ペンタゾシン（ソセゴン®）
　麻薬拮抗性鎮痛薬でアセトアミノフェン，ジクロフェナクなどのNSAIDsで効果がない時に使用する．投与後に血圧上昇，脈拍増加がみられることがある．

モルヒネ
　古くから用いられている麻薬系鎮痛薬であり，副作用として呼吸抑制があるが鎮痛効果は高く，特に小児の癌性疼痛の際に使用されることが多い．

フェンタニル（フェンタネスト®）
　麻薬系鎮痛薬でモルヒネの副作用であるヒスタミン遊離作用はみられない．術中疼痛管理として用いられることが多い．呼吸抑制が強いため人工呼吸のまま帰室し管理する場合に使用することが多い．制吐作用目的にドロペリロール（ドロレプタン）を皮下もしくは静脈内投与することがある．

術後鎮静

術後の疼痛管理とともに重要となるのが鎮静管理である．患者の痛みのコントロールに鎮痛剤のみを使用するのではなく，鎮静薬を併用することで痛みの閾値を上昇させ，鎮痛薬の投与量を減らすことができる．また術後人工呼吸器管理を必要とする場合は鎮静薬を持続投与する．

以下に代表的な鎮静薬の使用とその注意点を簡潔に記述する．

鎮静薬

抱水クロラール（トリクロリールシロップ®）　催眠作用にて小児の不眠時によく使用されるシロップ．呼吸抑制は少ない．
　エスクレ®坐薬は，トリクロリールシロップが服用できないときに使用される．

ヒドロキシジン（アタラックス-P®）　じんま疹等で処方される抗ヒスタミン薬であるが，催眠鎮静作用も有しており，小児の術後鎮静によく使用される．

ミダゾラム（ドルミカム®）
　ベンゾジアゼピン系であり強い鎮静作用を持つ．呼吸抑制及び口腔内分泌が増加するため持続投与の際は注意する．人工呼吸管理時に頻用される．

プロポフォール（ディプリバン®）
　ヒスタミン遊離抑制作用が無く，喘息患者にも安心して使用できる．大豆を原料とした脂肪乳剤でありアレルギーに注意する．

デクスメデトミジン（プレセデックス®）
　呼吸抑制がなく，鎮痛，鎮静作用を合わせ持つ．副作用として徐脈，低血圧がある．

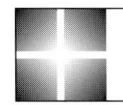

10. 術後精神障害

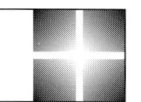

術後に起こる精神障害として重要なものに以下のものがある．

A. 認知症

高齢者においては術前に軽度の認知症症状が認められる場合，外傷や手術によるストレス，および不慣れな施設での生活を契機として認知症が進行することがある．認知症の進行と間違えやすいのは，感染症や代謝障害によるせん妄状態，麻薬性鎮痛薬や抗コリン薬の投与による見当識障害，H_2ブロッカーの投与による錯乱状態やうつ状態である．特に薬物に関するものは可逆性であるので，認知症の進行と判断する前にこれらの原因の存在を除外すべきである．

B. せん妄

術後にせん妄状態になることは特に高齢者では良くみられる．発症のメカニズムとしては脳代謝の変化，睡眠サイクルの乱れなどが考えられているが，原因として薬物による副作用や，感染症によることが多い．集中治療室でしばしば起こる ICU 症候群もこの術後せん妄の一種である．

〔症状〕 記憶障害，知覚障害，見当識障害を呈することが多い．睡眠覚醒リズムの変化を伴うことが多く，昼間は睡眠するのに対して，夜間は十分に覚醒し興奮状態になる．治療上必要な点滴ラインなどを自己抜去することが多く，身体の拘束，抑制が必要になる場合がある．

〔治療〕 まず，潜在する器質的原因の特定から始めるべきである．感染症の有無，電解質異常，不整脈の有無，呼吸機能の評価（胸部 X 線，血液ガス分析など）をチェックする．薬物の副作用を考える場合には，抗コリン薬，麻薬，抗ヒスタミン薬などの投与の有無をチェックする．潜在する器質的原因が確認できない場合には鎮静薬を投与することにより対応する．また，家族との面会や自然光の当たる部屋への移動で症状の軽快をみることがある．

C. 禁断症状

種々の薬物で禁断症状の起こることが知られているが，外科の周術期に問題となるのはアルコールによる禁断症状である．日常的にアルコールを摂取している患者が手術により突然アルコール摂取を中止した場合に禁断症状が起こることがあり，重度の場合には死亡率が極めて高く，注意して予防および治療に当たる必要がある．

〔症状〕 軽度の禁断症状はアルコール摂取中止後 6〜8 時間で始まり，不安，食欲不振，悪心が特徴である．また，頻脈，高血圧，神経反射亢進が認められる．これらの症状は一般的に 24〜48 時間以内に軽快するが 24 時間以内に全身性の強直性・間代性の痙攣発作を起こすことがある．重度の禁断症状は振戦せん妄といわれ，生命を脅かす重篤なせん妄状態で

ある．アルコール摂取中止後24〜48時間以降に発症し，記銘力低下，幻覚が特徴である．その後，頻脈，高血圧，発熱，大量の発汗を伴い，自律神経の失調をみることもある．

〔治療〕　まず，上記のような症状が発現した場合にアルコール禁断症状を強く疑うことが重要である．一般的ケアとしては電解質異常などの補正，親族の介在，自然光の当たる部屋への移動など，せん妄の時と同様である．発熱に対してはアセトアミノフェンの経口を行い，全身のクーリングを行う．Wernicke脳症の予防のためにビタミンB_1の筋注を3日間，さらに経口で3日間連続投与する．頻脈や高血圧の治療にはクロニジンやアテノロールの投与が有効である．これらの自律神経系作用薬の投与中は血行動態のモニタリングが必要である．振戦せん妄の状態ではベンゾジアゼピン系薬物の投与を行う．ベンゾジアゼピン系薬物は禁断症状の予防にも使用でき，症状の軽減に有効である．アルコールの禁断症状の予防あるいは治療にエチルアルコールは無効である．

6章

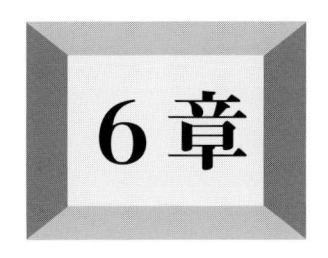

術式別にみた術後合併症と対策

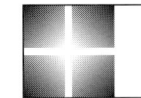

1. 呼吸器手術

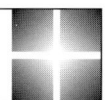

A. 肺切除術
1. 肺合併症

ここでは，無気肺，肺炎，肺水腫，急性呼吸促迫症候群（ARDS；acute respiratory distress syndrome）などの肺内病変を呈するものを扱う．

1) **無気肺** atelectasis

無気肺は，気道内分泌物，血液，誤嚥物などが原因となって気道が閉塞することにより，それよりも末梢の肺に空気が入らず，肺の一部が虚脱した状態になることをいう．術後の胸部X線では，下行大動脈や心陰影と重なるシルエットサインに注意を払う．板状無気肺（discoid atelectasis）とは，約2～3cmの長さで，1～3mmの厚さの線状陰影として認められる．除痛をはかり，患者に痰などの気道分泌物の喀出を促し，ゴム風船を膨らますことによる胸腔内陽圧訓練や，非侵襲的陽圧換気によるマスク換気で改善される．高齢者や低肺機能患者で，痰の喀出が不十分な場合には，気管支ファイバーによる気道内吸引を行う．手術後，麻酔から覚め抜管する前に十分に気道分泌物を吸引し，バッグ換気で陽圧をかけて無気肺をなくすよう，麻酔医の協力も大切である（図6-1）．

2) **肺炎** pneumonia

術後肺炎は肺水腫に続発するもののほか，誤嚥によるものや，気道分泌物の喀出が不十分な症例に見られる．起炎菌としてはグラム陽性球菌は減少し，緑膿菌（pseudomonas aeruginosa）や肺炎桿菌（klebsiella pneumoniae）などのグラム陰性桿菌によるものが増加している．誤嚥によるものは嫌気性菌によるものが多い．治療は感受性のある抗生物質の投与が中心となるが，数日かかる喀痰の培養結果を待たずとも，数時間で判定できるグラム染色の結果をみて起炎菌の予想をたて，即座に抗生剤投与を開始することが肝要である．効果判定は投与から3日後を目安に行うが，呼吸状態が急激に悪化する場合は，ARDSの発症も

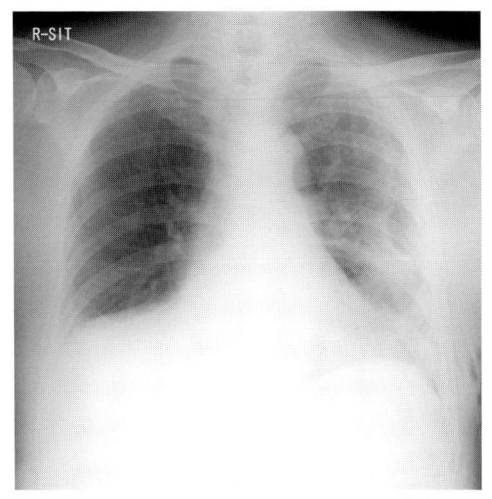

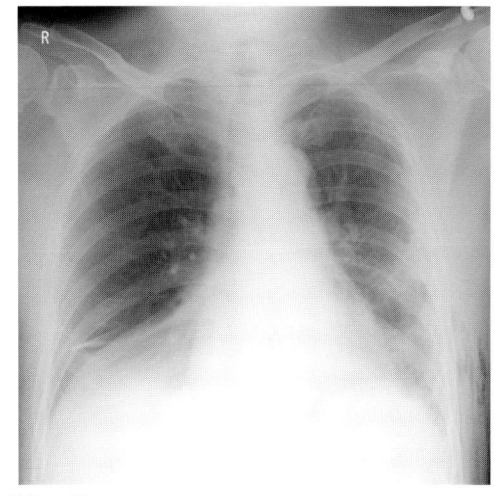

図6-1　右中葉無気肺

左肺部分切除後の術翌日.
右第二弓のシルエットサイン陽性である.

気管支鏡で処置後. 右中葉が膨らみかけている.
正常より低い位置だが水平裂が観察可能となっている.

考慮し，胸部CTを撮影して診断するとともに，呼吸状態によっては挿管して人工呼吸を行わなければならない．

　肺炎の発症を誘導する肺水腫や無気肺，気道分泌物貯留などに対する治療を平行して行うことが重要である．酸素，利尿薬，去痰薬，気管支拡張薬の投与を行うとともに，陽圧換気法を実施する．栄養状態の低下，免疫力の低下に配慮し，食事摂取不良の場合は経口栄養剤，場合によっては高カロリー輸液を考慮する．

　間質性肺炎は致命的な経過をとることの多い重大な合併症であり別項で扱う．

3) 肺水腫　pulmonary edema

　肺水腫は肺毛細血管からの血清成分の漏出により発生する．肺毛細血管内静水圧と血液膠質浸透圧の低下，肺毛細血管透過性の亢進により引き起こされ，その原因としては，輸液過剰，左心不全，低酸素血症，失血，大量輸血などがあげられる．

　発生当初は肺間質の浮腫で，胸部X線では肺血管陰影が増強して肺野の透過性は低下する．間質浮腫が肺胞まで及ぶとピンク色の泡沫性喀痰を大量に喀出するようになり，痰で溺れる状態にいたる．胸部X線では肺門を中心とした対称性のbutterfly shadowを呈する．集中的な呼吸・循環管理を要する病態となる．

　肺手術の際は輸液負荷がかかると容易に肺水腫の病態になるため，術後は常に輸液量・体重に注意を払って管理する．循環血液量の減少による低血圧と判断しても補液のみに頼らず，少量のカテコールアミンの使用などが予防につながる．

　また比較的稀な病態であるが虚脱していた肺の拡張に伴ってみられることもあり再膨張性肺水腫という．気胸・血胸の治療後に注意が必要である（図6-2）．

4) 急性呼吸促迫症候群　ARDS；acute respiratory distress syndrome

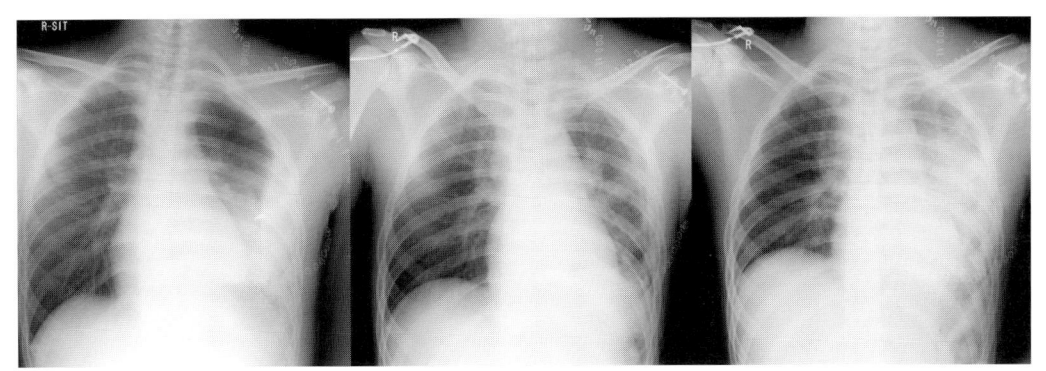

図 6-2　再膨張性肺水腫
左血胸の開胸ドレナージ後．呼吸状態の悪化と患側の浸潤影の出現を認めた．
（左：術前，中：術直後，右：術後 1 時間）

敗血症，誤嚥性肺炎，間質性肺炎の急性増悪，大量輸血などにより引き起こされる．これらの患者では，炎症性サイトカインにより好中球が誘導され，肺組織で活性酸素やプロテアーゼを放出して毛細血管や肺胞上皮を傷害する．肺に定着した好中球は，さらに局所の炎症反応を増幅する．これらの反応の結果，肺毛細血管の透過性は亢進し，間質さらには肺胞にまで滲出液で満たされてしまう．心不全がない状態で，P/F ratio（動脈血酸素分圧 mmHg/ 吸入酸素濃度 /%）が 200 以下となるものを ARDS と定義している．肺胞上皮の障害を伴う肺胞肝機能の低下を基本とする病態である．X 線では，肺野の透過性が悪くなり，酸素投与にもかかわらず，重篤な低酸素血症となる．

治療としては，人工呼吸管理が必要である．肺胞虚脱や細気管支の虚脱が生じるため，高い PEEP を行い，肺の過伸展による肺胞の破壊を避けるために一回換気量を減らす呼吸器の設定とする．この時，換気不十分により高二酸化炭素血症（hypercapnia），呼吸性アシドーシスとなるが，動脈血酸素分圧が保たれる限り，pH ＞ 7.2 程度までの高二酸化炭素血症を容認するという考え方を，permissive hypercapnia という．薬剤としては，好中球エラスターゼ阻害薬，ステロイドパルス療法，細気管支拡張のために β 刺激薬投与を行う．

2. 胸腔内合併症

肺胞瘻，血胸，膿胸，乳び胸がある．

1）肺胞瘻　air leak

肺胞瘻は肺切除術後の合併症として最も多い．肺からの空気漏洩に基づき，分葉不全肺剝離部，区域切除面から起こることが多いが，残存ブラ（bulla）の破裂によることもある．糖尿病，ステロイド投与，低栄養は危険因子である．胸腔ドレーンからの空気漏れが連続する（呼気吸気に関わらず空気漏れを認める）場合，気管支断端瘻との鑑別が必要である．

肺胞瘻に関連して，術後に皮下気腫（subcutaneous emphysema）を見ることも多い．胸腔内に貯留した空気が，咳嗽などの胸腔内圧上昇時に開胸創やドレーン周囲から皮下に脱出することにより生じる．皮膚が膨隆し，圧迫すると独特の握雪感を認める．肺瘻からの空気漏れが胸腔ドレーンによる吸引よりも多ければ生じやすい．ドレーンの屈曲やチューブ内に

水分が貯留でドレナージ不良になっていないかチェックする．
　肺胞瘻が遷延する場合，第XIII因子製剤の静脈投与，テトラサイクリン系抗生物質やピシバニールの胸腔内投与による癒着療法を行う．

2) 血胸　hemothorax

　肺切除術後にある程度の出血を見るのは通常であるが，1時間に150〜200 ml を超える出血を見るものは再開胸止血術を要する．出血点としては，肋間動脈，気管支動脈，胸壁癒着面からの出血が多い．このような出血が持続すると，出血によるバイタルサインの悪化を来たし，赤血球・凝固因子の輸血を必要とする．胸腔内で凝固が進めば，残肺を圧迫するのみならず縦隔を健側に偏位させ，健側肺の換気も障害する．

3) 膿胸　pyothorax

　術後に肺胞瘻が遷延などによるドレーン逆行性感染，肺炎，創感染，気管支断端瘻などが原因で膿胸へ移行することがある．また，ドレーン抜去後でも遅発性に胸腔内貯留液を認め，炎症所見の上昇を見ることがある．こういう場合も，膿胸を疑って胸腔穿刺を行う必要がある．起炎菌の同定と抗生物質の感受性試験を行うが，グラム染色の結果だけからでも起炎菌の予想をたて，即座に抗生物質投与を開始する．嫌気性菌感染が考えられる症例に対しては，クリンダマイシンを併用投与する．数日後の培養結果を見て，抗生物質の変更・継続を考慮する．外科的には胸腔ドレーンによる排膿と胸腔内洗浄を行う．早期に無菌化が得られ，膿瘍腔がなくなり肺の拡張が得られればそのままドレーンを抜去できるが，慢性化すると根治が困難となる（図6-3）．

4) 乳び胸　chylothorax

　乳び胸は，術中に胸管や太いリンパ管を損傷し，胸腔内に乳びが貯留するものである．乳状で白濁した液体で，放置すればクリーム様の層が分離される．術後，経口摂取が始まっ

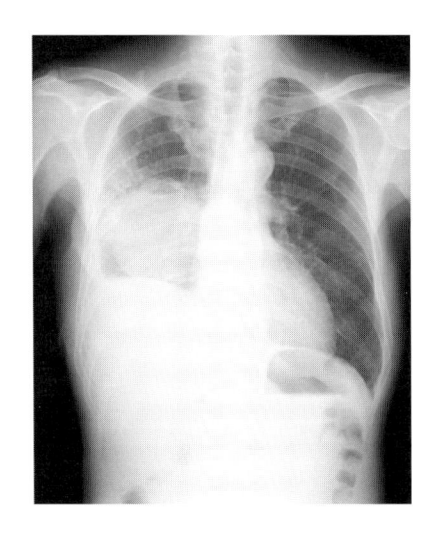

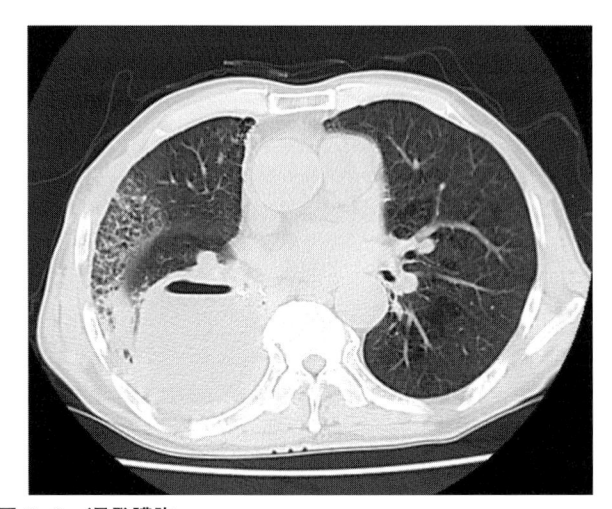

図6-3　遅発膿胸
右肺下葉切除術後1ヵ月に発熱で発症．胸腔内穿刺にて嫌気性菌が同定された．背側に液面形成を伴う胸水貯留を認める．

てから胸腔ドレーンの量が増量し術後の淡血性の排液と混じり合い，多い時は1日に2000 ml にも及ぶ．

 経口摂取した脂肪分が胸管を通り，その損傷部位から胸腔内に貯留するのが病態であるから，治療の基本は絶食である．従来，絶食の上，高カロリー輸液で1〜2週間保存的治療を行っていた．最近では，糖類は乳びに関係しないため，「ごはん・うどん」などの炭水化物の摂取は可能としている．

 2週間を超えるような遷延する乳び胸の場合，胸膜癒着療法を考慮する．外科治療としては，胸管結紮または乳び露出リンパ管結紮を行う．乳び漏出部位を見やすくするために，術前にバターを摂取させたり，胃管からオリーブ油を注入することがある．

3. 気管支瘻　bronchial fistula

 気管支断端の縫合不全による気管支断端瘻がその大部分である．純粋に技術的な理由と，術中汚染に伴う断端部感染，断端部の腫瘍遺残を原因とする瘻孔形成があげられる．肺癌手術において，気管支周囲のリンパ節郭清を結合組織ごと徹底的に郭清すると，気管支断端部への血流が少なくなり断端瘻が起こりやすくなる．術後2〜3日の早期に起こるものは技術的な要因，術後1〜3ヵ月の晩期に起こるものは血流減少などの要因によるものが多い．

 早期の断端瘻では，糖尿病・栄養状態の管理を厳密に行い，胸腔ドレナージにより，残存肺の拡張を図り，死腔をできるだけ縮小させる．感染を伴わなければ，周囲が癒着するのを待ち，小さな死腔を残しながらも治癒せしめる．感染が慢性化してしまうと治療は困難になる．ドレナージにより胸腔内の浄化をはかりつつ，再開胸して，気管支断端を掘り出し，可能であれば再切除を行ってから確実に縫合する．断端を大網・肋間筋弁で被覆し，再発を予防する．

 近年では，自動縫合器による気管支切離が主流となっている．気管支切離時には愛護的な操作で丁寧に剥離する事と，適切なステープル厚を選択する事が肝要である．

> **ワンポイント**　急性肺障害（ALI：acute lung injury）と
> 急性呼吸促迫症候群（ARDS：acute respiratory distress syndrome）
>
> P/F ratio（動脈血酸素分圧 mmHg/吸入酸素濃度/%）が200以下をARDSと定義している．P/F ratioが300以下のものを急性肺障害（ALI：acute lung injury）といい，数時間の経過で急激に悪化することがあり集中管理が必要となる．

間質性肺炎の急性増悪

 肺癌は間質性肺炎に合併することがあり，その様な患者にとって急性増悪はしばしば致命的となる．術後の急性増悪の原因としては，サイトカインの上昇・術中健側肺の過伸展や高濃度酸素が指摘されており，予防法としてステロイドやマクロライド系抗生物質の投与・一回換気量および投与酸素量の減量などが試みられているが明確なエビデンスはない．術前にKL6上昇傾向・CRP高値・発熱などを認める場合はより注意が必要である．術直後から1週間以内に咳や呼吸苦などの症状で突然発症し急激な経過をとることが多いため，慎重な経過観察のもと疑う場合にはすぐにX線・CTにて評価する（図6-4参照）．ステロイドのパ

ルス療法を行うが満足できる効果は得られないことも多い．人工呼吸管理を要することも多いが，レスピレーターの設定の際にはPEEPを高めに設定して呼吸細気管支から肺胞の開存を図るとともに，tidal volumeを低くして肺の保護に努める．多少の高二酸化炭素血症は許容できる．幸い人工呼吸器を離脱できた場合でも再燃することがありステロイドの漸減は慎重に行う（図6-4）．

> **ワンポイント**　一般に急性増悪は間質性肺炎患者の肺切除術後に10～20％の高頻度で起こりその半数以上が救命できない．放射線療法は原則的に禁忌であり一部の抗癌剤でも禁忌とされていることから，肺癌治療の際には各治療法の期待される治療効果とリスクについて十分に説明した上で治療法を選択することが重要である．

肺動脈血栓塞栓症

深部静脈血栓症に続発し，しばしば致命的となるため，弾性ストッキング着用・下肢マッサージ（間欠的空気圧迫法）・早期離床・抗凝固薬投与等による予防が大切である．ACCP（American College of Chest Physicians）のガイドラインが公開されており，わが国でも「肺血栓塞栓症／深部静脈血栓症（静脈血栓塞栓症）予防ガイドライン」が作成されている．突然のショック状態・胸痛・呼吸苦・喘鳴・頻脈等で発症することが多い．診断にはX線での血管紋理の消失や心電図の右室負荷の所見も参考にはなるが典型的な所見を認めることは少なく，造影CTや血管造影で確診する（図6-5参照）．全身状態が比較的安定している場合には血管造影を行いtissue plasminogen activatorを選択的に投与することも可能であるが，緊急を要する場合には救命のため全身投与をためらってはいけない．治療後は状況に応じて下大静脈フィルターによる増悪や再発の予防を検討する（図6-5）．

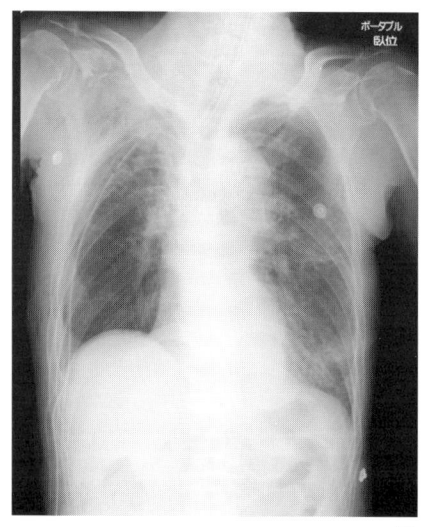

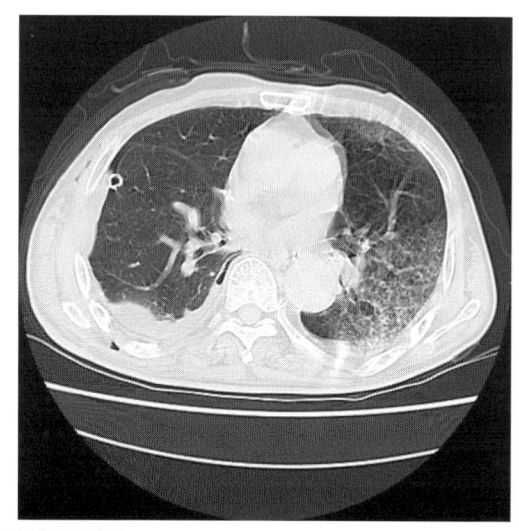

図6-4　間質性肺炎増悪
右肺上葉切除と胸壁合併切除術後5日目に呼吸困難で発症．
健側肺に透過性の低下と間質陰影の増強・蜂窩肺を認める．

肺葉軸捻転

肺葉が葉気管支レベルで捻転するもので，無気肺・環流障害を起こし壊死に至ることから早急な治療が必要である．右上葉切除あるいは右下葉切除後の中葉捻転であることが多く，分葉が良好な場合には閉胸時に中葉の向きを確認することを忘れてはいけない．中葉の分葉がよく可動性が高い場合には閉胸前に右下葉あるいは上葉と数針固定することも試みられている．

心臓脱

心膜切開を要した手術の術後に，心膜欠損部位から胸腔内に心臓が脱出し，突然の血圧低下・チアノーゼ・頻脈・不整脈・頸静脈怒張などで発症する．治療には再手術しかない．心膜に欠損部位が生じた場合には，常に本症を念頭において確実に修復することが肝要である．

横隔神経麻痺

腫瘍が浸潤した横隔神経を合併切除した場合や，神経周囲の手術操作により生じ，患側の横隔膜が挙上する．吸気と呼気でX線を撮ることや透視が診断の補助となる．手術操作が原因であれば一過性のことが多いが呼吸機能の低下につながるため注意が必要である．横隔膜縫縮術が必要となることもある（図6-6）．

腕神経叢障害

患者は肩から手指に至る運動障害や知覚障害を訴える．肺尖部腫瘍などの神経浸潤やその切除操作により生じるものは避けがたい場合があるが，術中体位による神経の過伸展や圧迫から生じるものは避けなければいけない．利き腕が障害された場合は特に深刻である．側臥位では，枕が低いと患側頸部が過伸展となり，肩関節を外転することもあいまって神経が牽

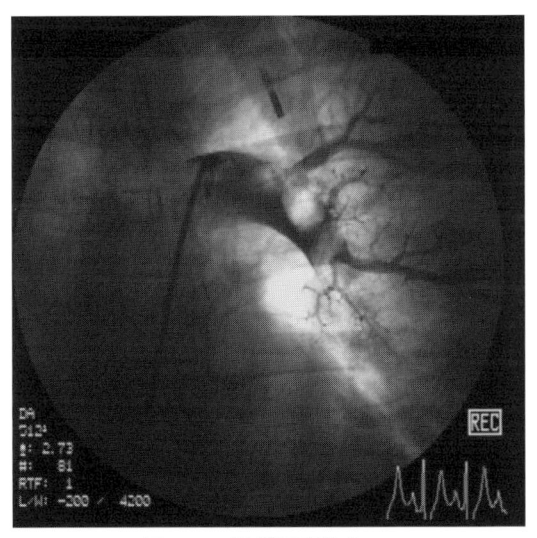

図6-5 肺動脈塞栓症
右中下葉切除術後8日目に突然の左胸背部痛とSpO$_2$の低下で発症．肺動脈造影で左主肺動脈の透亮像を認める．

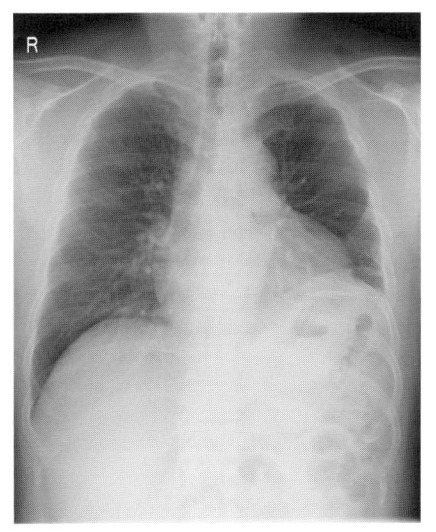

図6-6 横隔神経麻痺
左横隔神経に浸潤を伴う胸腺カルチノイドの術後．左横隔膜の挙上を認める．

引されやすいことから，術前の変形性頸椎症の診断と頭や腕の位置には注意が必要である．健側においても腋窩枕を使用することで予防に努める．仰臥位では頭低位（Trendelenburg位），肩関節の外転・外旋時に注意を払わないといけない．肘頭における尺骨神経障害や腓骨神経障害にも気をつける．発症した場合には理学療法やビタミン剤・ステロイド投与などが行われる．

反回神経麻痺

　リンパ節郭清などの操作で反回神経が圧迫あるいは損傷を受けると声帯が麻痺し，嗄声・誤嚥などの症状が出現する．反回神経の解剖学的走行の相違から（右は鎖骨下動脈を回り，左は大動脈を回る），右側よりも左側に多く見られる．術直後は声帯浮腫により症状が目立たず，しばらくしてから分かることもある．片側性の場合は健側の声帯の代償作用により症状が改善することも多いが，両側性の場合は声門が狭くなり呼吸困難を生じるので気管切開が必要となることが多い．既に片側の反回神経麻痺を呈している患者の場合は術前の評価や愛護的な操作など特に注意が必要である．術中に損傷が疑わしい場合には抜管時に声帯の動きを観察するのも良い．誤嚥の対策は誤嚥性肺炎を予防することからも重要で，経口摂取開始前には飲水テストで誤嚥の有無を確認する．誤嚥が疑わしい場合には水分にとろみをつけたり，あごを引いてゆっくりと嚥下するなどの指導を行う．ストロー使用の際は肺にまで吸い込む可能性があることを認識してもらう必要がある．治療はビタミン剤などの投与を行う．症状固定例では患側声帯へのコラーゲン注入などが行われることもある．

心筋梗塞

　喫煙は肺癌や肺気腫の危険因子であると同時に，心筋梗塞・狭心症の危険因子として重要である．術前に心筋シンチや冠動脈造影を行い，その結果によって心疾患の治療を手術に先行して行う．心筋梗塞・狭心症などの治療後でアスピリンやチクロピジン，クロピドグレルなどの抗血小板薬を内服している患者では休薬による心疾患の悪化の可能性も説明して術前に休薬すべきである．悪化の危険が高いと判断される場合には半減期の短いヘパリンの持続投与に変更しなければいけない．ステント留置後であれば，薬剤溶出性ステント（drug eluting stent）あるいはベアメタルステントかの確認も必要である．術中よりニトログリセリンを使用し術後は抗血小板薬をすみやかに再開する．

脳梗塞

　高齢者では内頸動脈や椎骨動脈に狭窄を伴う可能性もあり，術中術後の血圧低下には十分注意する．有症状例や脳梗塞の既往歴を持つ患者では，頸動脈エコーやMRAによる術前のリスク評価と術後は抗凝固薬使用や輸液などの対策をとる．狭窄が高度な場合には頸動脈内膜剥離術（carotid endarterectomy：CEA）を肺手術に先立ち行う施設もあるが，CEA自体にリスクもありその適用には議論の余地がある．

不整脈・心不全

　葉切除や肺摘除術後には肺血管床が減少するため，肺動脈圧が上昇し右心系に負荷がかかり心房細動などの不整脈や心不全を呈することがある．肺静脈の根部での処理やリンパ節郭清の際に迷走神経の心臓枝が切断されてしまうことも不整脈の原因と考えられている．抗不

整脈薬の予防投与の効果は現在のところ認められていない．心房細動を発症した場合も多くは一過性であり経過観察とする意見もあるが，脳梗塞などの血栓塞栓症を合併するとQOLが極端に低下するため，抗不整脈薬や抗凝固薬を投与している．

創感染 surgical site infection

第4病日から第7病日頃に創部の発赤・腫脹・熱感・膿汁で気付かれることが多い．術中の細菌感染を予防するため，セファゾリンなどの抗生物質の術中予防投与が推奨される．半減期などを考慮し皮膚切開30分前の投与と3時間を越える手術では追加投与が望ましい．発症時には排膿と十分なドレナージ・洗浄などを行い，清浄化を待って再縫合する．

胃潰瘍

周術期のストレスやNSAIDSの投与が原因となる．既往歴のある患者ではH$_2$ブロッカーなどを投与する．

肝障害

麻酔薬や抗生物質，輸血などが原因となる．原因薬剤の中止が必要である．

B. 気管・気管支の手術

呼吸器外科領域における気管・気管支の手術で最も頻度が高い術式である気管支形成術は，以前は低肺機能症例に対し肺機能温存のために選択されていたが，現在では肺機能にかかわらず肺機能温存目的のための積極的縮小手術として用いられるようになっている．

気管・気管支の手術では，気管・気管支の再建が必要となる．そのため，通常の肺切除で起こり得る合併症以外に吻合部縫合不全の合併症対策が必要である．吻合部に関する合併症として，吻合不全（縫合離開）と吻合部狭窄がある．吻合不全は炎症が局所のみにとどまらず，膿胸に発展することがあり重篤な合併症である．その予防に必要な点は，吻合部の減張を図り，生体材料での吻合部の被覆を行うことである．用いられる生体材料として，有茎の前縦隔脂肪織や肋間筋弁や背筋群・心膜・大網などがある．縫合不全が生じた場合はまず胸腔ドレナージを行い，保存的に治癒しない場合は全身状態が安定したところで再手術を考慮すべきである．吻合部狭窄は通常晩期の合併症として生じる．その治療としては，経気管支的にYAGレーザー焼灼やバルーン拡張術がある．再発を繰り返す場合にはステント留置を併用することも有用である．

また，気管支形成を要するような手術の場合，血管形成を伴うdouble sleeve切除が必要となることがあるが，この場合に生じ得る気管支肺動脈瘻は致死的となる．この合併症も気管支吻合部の限局性の感染が肺動脈へ波及し気管支肺動脈瘻に移行するため，気管支吻合部と肺動脈形成部の間に生体組織をおくのがよりよい創傷治癒をもたらすと考える．

C. 縦隔・胸腺の手術

縦隔腫瘍の発生部位により，上・前・中・後縦隔腫瘍に分けられる．胸骨縦切開によるアプローチが以前から行われてきたが，最近では胸腔鏡下の手術も行われるようになってきている．胸骨縦切開手術の合併症としては，胸骨偽関節や縦隔洞炎がある．胸骨偽関節の治療は，

プレート固定や胸骨ピンを用いる方法がある．縦隔洞炎は，適切な抗菌薬の使用に加えて低圧持続吸引を用いたドレナージを主体とする外科的処置が必要である．術後に白血球の増多，CRP の上昇，正中創の痛みや発赤・腫脹および呼吸時の胸骨部のクリック音を認めたら胸部 CT を撮影する．縦隔内に niveau や骨髄炎像が認められた場合は治療を開始する．胸腺腫を初めとする浸潤性の腫瘍に対する術式による合併症は，反回神経，横隔神経の損傷が問題となる．術後に誤嚥による肺障害や重症筋無力症（MG）のクリーゼにより呼吸抑制が生じ，術中の神経損傷が疑われた場合は気管切開を要することがある．この場合，前述した縦隔洞炎に注意する必要があり，術後十分に期間をおいて行うのが理想である．

> **ワンポイント**　縦隔腫瘍手術に重症筋無力症（MG）における拡大胸腺摘除術がある．術後の MG クリーゼは，抗コリンエステラーゼ薬の過剰投与によるコリン作動性クリーゼと鑑別することが重要となってくる．鑑別にはコリンエステラーゼ阻害薬である塩化エドロホニウム（テンシロン）を用いる．

2. 心臓・大血管手術

成　人

A. 心臓手術後の合併症
1. 低心拍出症候群
　多くの心臓手術は人工心肺を用い心停止下に行われる．心停止中の心筋保護法は進歩してきているが，3時間を超えるような心停止時間を要する場合や術前すでに心機能が低下している症例では，術後急性期の心不全すなわち低心拍出症候群（low cardiac output syndrome：LOS）が問題となる．基本的には心係数（cardiac index）で2.0 l/min/m^{2}以上を維持しなければならない．心機能が回復してくるまでの期間，LOSを適切に乗り切らなければ多臓器不全が進行し患者は死亡する．従ってスワンガンツカテーテルのデータや尿量などを参考にしながら，輸液量とカテコラミン量を調節していかなければならない．また大量のカテコラミン投与は心筋酸素需要を増加させ心筋のダメージを悪化させる．その場合には大動脈内バルーンパンピング（IABP）や経皮的心肺補助循環法（PCPS）などによる循環補助が必要となる．IABPやPCPSの送血管は一般的に大腿動脈からアプローチする．動脈硬化の著しい患者においては，IABPやPCPSの使用が下肢の虚血を引き起こす危険があるため，その使用中は下肢の色調や足背動脈の拍動等に注意する．

2. 不整脈
　開心術後の患者のおよそ30％は，術後二週間目までに一過性の心房細動や粗動を経験する．持続する心房細動や粗動は，心拍出量の低下・血栓症の原因となるため除細動を試みる．利尿剤などにより脱水になっている場合には，輸液負荷が有効な場合がある．また開心術後の患者は心房心室に心筋電極を設置されているので，粗動に対してはオーバードライブペーシングが有効な場合がある．抗不整脈薬の静注が無効であった場合には，βブロッカーなどによるレートコントロールとヘパリンによる抗凝固療法を開始する．循環不全となった場合や24時間以上心房細動や粗動が持続する場合には電気的除細動を試みる．

　大動脈弁置換術後やメイズ手術後の患者は，術後に接合部調律や完全房室ブロックによる極端な徐脈を発症することがある．一般的に開心術後の患者は心房心室に一時的心筋電極を設置されているので，ただちにDDDモードによるペーシングを開始する．同時にβブロッカーなど徐脈の原因となる薬剤の内服を中止する．腎不全患者では腎排泄性抗不整脈薬の血中濃度が上がり，徐脈になるケースがあるので注意を要する．

3. 呼吸不全
　開心術後の患者は一般的な外科手術のように手術室で抜管せず，術後しばらくの間挿管したまま集中治療室で人工呼吸器使用下に呼吸管理を行う．その理由の一つは，人工心肺の使用が血管透過性を亢進させ，その結果引き起こされる肺間質の浮腫のために酸素化能力が低下しているからである．陽圧換気や利尿薬投与によって肺酸素化能力が回復した後に人工呼

吸器から離脱する．弁膜症患者等，術前から肺高血圧となっている場合には輸液量の調整や血管拡張薬の使用により，肺動脈圧をコントロールする．開心術の際には，気がつかないうちに小さな孔が胸膜に開いてしまう事がある．術後急速に酸素化能力が悪化する場合には，胸部 X 線を撮影し，胸膜に開いた孔が原因で気胸や血胸になっていないかを確認する．

4. 脳梗塞

多くの開心術の際には上行大動脈への操作，すなわち送血管の挿入や遮断鉗子の使用が必要である．上行大動脈の動脈硬化性変化が強い場合，これらの操作に伴って粥状硬化片が遊離し術中脳梗塞を引き起こす可能性がある．麻酔から覚醒後にはただちに神経学的異常がないかを診察する必要がある．覚醒遅延や麻痺を認める場合には頭部 CT を撮影する．また，問題なく麻酔から覚醒した場合でも，遅発性の術後脳梗塞に注意する必要がある．たとえば冠動脈バイパス術を受ける患者の約 30％は頭頸部血管にも高度狭窄を合併しているため，もともと脳梗塞のリスクが高い．さらに開心術後の 1～2 週間は高率に心房細動を発症するため，心房内血栓の形成に伴う脳梗塞に注意する必要がある．これらの患者においては，適切な抗血小板剤投与やワーファリン・ヘパリンによる抗凝固療法が重要である．しかしながら抗血小板剤や抗凝固薬を使用しても，開心術後の遅発性脳梗塞を完全に予防することは困難なため，患者の意識レベル低下や麻痺を認めた場合には，頭部 CT/MRI による検査および神経内科医へのコンサルトを躊躇してはならない．

5. 腸管壊死

開心術の際には，上行大動脈への操作に起因する術中塞栓症のリスクが伴う．また冠動脈バイパス術を受ける患者では，腸間膜動脈根部に高度狭窄を合併しているケースも多い．さらに術後の一過性心房細動は，腸間膜動脈血栓症の原因となる．従って開心術後に腹痛を認めた場合には，常に腸管虚血の可能性を念頭において診察しなければならない．しかしながら発症初期においては，典型的な急性腹症の所見に乏しい．そして筋性防御が出現し，血清クレアチンフォスフォキナーゼの上昇を認めた頃には，すでに腸管壊死となっており救命は困難である．一般的に輸液負荷に反応しない乏尿を伴う腹痛や，十分な心拍出量が保たれているにもかかわらず進行するアシドーシスを伴う腹痛には注意を要する．腸管虚血を強く疑う場合には直ちに消化器外科医にコンサルトする．診断には腹部造影 CT が有効である．すでに腎不全となっているケースが多いが，造影剤の使用を躊躇してはならない．腸管の造影不良を認めた場合，カテーテルによる血栓除去を試みたり，プロスタグランディン動注による腸管血流の改善を試みたりするが，その多くは無効である．腸管壊死は致命的な合併症であるため，判断に迷った場合には躊躇せずに試験開腹を行うべきである．

6. 術後出血

人工心肺の使用には大量のヘパリンを使用する．人工心肺離脱直後にはプロタミンを用いてヘパリンの効果を中和するが，リバウンド現象によって出血傾向が再発することがある．活性化凝固時間（activated clotting time：ACT）を測定し，150 秒以上に延長している場合にはプロタミンの追加投与を行う．また長時間の人工心肺の使用は，血小板や凝固因子を消耗する．術後に出血傾向が持続する場合には，必要に応じて新鮮凍結血漿や濃厚血小板の投

与を行う．これらの処置を行っても術後にドレーンから 200 ml/hour 以上の出血が続く場合には，上級医に相談し再開胸止血術を考慮する．またドレーンからの出血が突然止まった場合にも注意を要する．大量の出血の結果，ドレーンが凝血塊によって閉塞した可能性があるからである．従って出血量が減少した後も数時間の間は，心拍出量の低下や中心静脈圧の上昇に注意する．ドレーンの閉塞による心タンポナーデや血胸を疑った場合には，胸部 X 線を撮影する．縦隔陰影の拡大や肺野透過性の低下を認めれば直ちに上級医に連絡する．

7. 縦隔洞炎

　開心術の多くは胸骨正中切開にて行われる．手術後に正中創の感染が，胸骨に波及しさらに縦隔臓器へ進展した場合には致命的となる．糖尿病合併患者や透析患者では創の治癒が遷延するため，感染のリスクは高くなる．また最近では冠動脈バイパス術において両側の内胸動脈をグラフトとして使用するケースも多く，これらの患者においても胸壁への血流が減少した結果，胸骨の治癒が遅延して縦隔洞炎発症のリスクが高くなる．したがって手術後 1 週間前後に発熱や炎症マーカーの再上昇を認めた場合には，縦隔洞炎の可能性を念頭において診察しなければならない．診察にあたっては，正中創周囲の皮膚に発赤が無いか，縫合ラインから滲出液が無いかを観察する．滲出液を認めた場合には検体を細菌培養に提出する．また患者の胸骨を軽く抑えた状態で咳をして貰い，感染の胸骨への波及を疑わせる胸骨動揺が出現していないかを確認するのも重要である．縦隔洞炎を強く疑う場合には胸部造影 CT を行う．縦隔内の液体貯留，脂肪組織の炎症所見などを認めた場合には注意を要する．正中創が離解し，滲出液の細菌培養が陽性であった場合には，再開胸洗浄ドレナージ術を考慮する．

B. 大動脈瘤の手術

　大動脈瘤の原因の大半が**動脈硬化症**であり，また大動脈解離についても動脈硬化症は大きなリスクファクターであることから，大動脈瘤以外の動脈硬化性合併症を持つ可能性は極めて高い．大量出血，大動脈遮断に伴う後負荷の増加による心不全，更に遮断解除などにより血圧低下が生じ，脳血管や冠状動脈，肋間動脈（脊髄栄養），腹部臓器栄養動脈，更に下肢動脈など全ての末梢動脈に対する血流不全を伴う可能性がある．また全身の動脈にアテローム性病変が著しいことも多く，直接手術操作にかかわらない頭部を含む様々な部位での**末梢動脈塞栓症**も頻度の高い合併症である．全身臓器の虚血性合併症については術前のインフォームド・コンセントを十分に行う必要がある．大動脈遮断時における遮断中枢側の分枝血管への塞栓症（乱流の関与），遮断解除による末梢への塞栓子の遊離の可能性を常に想定するべきである．**下肢塞栓症**については術直後，場合により術中に手術室で有無を確認し，理学的所見・ドップラー血流計などで術前より悪化が認められた場合は緊急に追加の血栓摘除やバイパスを検討しなければならないが，その判断基準のために必ず麻酔導入後に手術前の下肢血流の状態を確認（理学的所見・ドップラー血流計での血流音など）しておかなければならない．

　全身的な管理としては，臓器血流不全を回避するために周術期の血圧変動を最小限にとどめる事が重要である．大動脈遮断や遮断解除は十分な余裕を持って麻酔科医に伝える様にし，

薬物投与量や輸液スピードなどを調節してもらう必要がある．特に高齢者や動脈硬化の強い患者では遮断解除時の血圧低下が著しい場合が多いため，吻合が終了するまでの時間の予測を行い，遮断解除は早めの薬物投与・輸液・輸血など十分な準備の元に望むべきである．大動脈瘤手術では他の心臓手術とは異なり，過度の脱水を避ける事が重要であり，十分な補液に留意しなければならない．

腹部臓器虚血で最も恐ろしいのは**腸管虚血**である．腹部には肝・腎・膵・脾・胃・腸など多くの重要臓器が集中している．肝臓に関しては腹腔動脈が根部で閉塞しても上腸間膜動脈からの側副血行や門脈血流により灌流が維持されるため，一時的な肝酵素の上昇が見られる程度で回復することが多い．また腎臓は勿論腎不全から無尿となるが究極的には血液透析さえ行えれば救命は可能である．一方上腸間膜動脈血流障害による小腸の広範壊死の場合は大量切除を余儀なくされ，栄養吸収不全だけではなく門脈血流の著しい低下による肝不全から高度の黄疸となり致死的になることが少なくない．早急にバイパス術を行い少しでも長く腸管を救いたいところであるがタイミングが難しく，開腹術の決め手となる検査所見はない．CPK の上昇やアシドーシスの進行が認められてから開腹を行ったのでは既に壊死範囲が決定されているため結局は大量小腸切除が必要となる．比較的早期に診断が付くのは臨床所見，カラー・ドップラー・エコーや造影 CT による血流評価である．下腸間膜動脈血流不全による S 状結腸虚血の場合は通常は穿孔までに猶予（2〜3日）があり切除のみ（±人工肛門造設）となるため，CT により血流低下が診断されてからでも間に合う場合が少なくない．一方小腸の場合は壊死に陥るまでの血行再建が望まれるので時間の余裕は少ない．開腹術後の場合には**セカンド・ルック手術**も想定する必要があるし，頻回に画像検査で血流を評価して手術時期を逸しない様留意する必要がある．広範な腹部臓器塞栓症の場合，**膵アミラーゼ**は比較的反応が速いため参考にすると良い．

その他稀な合併症としては吻合部仮性動脈瘤があり，適宜フェルト補強や吻合部のラッピング補強などを考慮すべきである．ラッピングについてはフェルトなどの不織布は長期の緊張保持効果は無い（短い繊維を絡ませただけの構造で容易に伸展し離断する）ため止血には有効だが，吻合部仮性瘤予防の効果は少ない．人工血管の残りを活用すると良い．

移植後の人工血管に感染を生じた場合は，手術を繰り返しても感染の再燃を繰り返し，感染部の切除と非解剖学的バイパスを余儀なくされ，致命的になる事も多い．感染性大動脈瘤の時には感染巣の徹底掻爬と大量の洗浄液による洗浄が必要であるのはもちろんのことであるが，清潔術野による置換術においても**感染防止のための大量洗浄**は重要である．

一方，大動脈瘤の治療に用いる人工血管は胸部大動脈で径 18〜32 mm 程度，腹部で 14〜24 mm 程度であることが多く，分枝再建に用いる人工血管も 7〜12 mm 程度の事が多いため，胸腹部大動脈瘤手術における肋間動脈再建部を除きワーファリンなどの強力な抗凝固療法無しでも血栓閉塞の可能性は低い．このため，術後は**抗血小板薬**が使用されることが多い．ステントグラフト内挿術の場合は，人工血管置換術よりも用いるグラフト口径が小さくなる場合が多く内腔にステント骨格が露出する構造もある．更に Y 字型ステントグラフトの脚部分は細く屈曲が強くなると血栓閉塞の危険性が生じるので，術中造影で屈曲が強く高度狭

窄が認められた際には積極的にバルーンでの後拡張や追加のステント留置を行う必要がある.

> **ワンポイント** 大動脈瘤の手術では全身の動脈硬化性合併症が併存する可能性が高い. 特に緊急手術では十分なリスク検索を行う時間的余裕が少ないため, これらに起因する合併症頻度は高い. 他の動脈硬化性疾患があると言う想定のもとで循環動態の安定に留意し, 周術期合併症予防に努める必要がある. 術後は脱水傾向とならない様に注意する. 腸管虚血・下肢虚血の診断は血液検査のみに頼ると手遅れになることが多く, 理学的所見・画像検査により総合的に診断する必要がある.

小 児

C. 先天性心疾患における姑息術後合併症と対策

I. 肺血流低下型心疾患術後

肺血流減少を示す先天性心疾患群(ファロー四徴症など)に対しては, 姑息手術として体-肺動脈短絡手術(Blalock-Taussig shunt 手術:BT shunt)が行われる. また2心室修復が困難な単心室例(左心低形成症候群, 三尖弁閉鎖症, 純型肺動脈閉鎖症など)には機能的根治手術(Fontan 手術)の先行姑息手術として両方向性 Glenn 手術(bidirectional cavopulmonary shunt:BCPS)を行うことが多い. BT shunt は胸骨正中切開もしくは側開胸(第3あるいは4肋間)アプローチで施行し, BCPS 術は胸骨正中切開で施行する.

BT shunt 術後は肺血流が増加するため, 心仕事量の増加, 房室弁(僧帽弁)逆流悪化を来す. 過大な shunt 血流は肺うっ血, 胸水貯留, 心陰影拡大, 体血圧低下, 尿量低下, アシドーシスを惹起する. これに対して, 肺血流が過少な場合は低酸素血症による高度チアノーゼ, 不整脈(徐脈)のおそれがある. 術後は連続血中酸素濃度モニター(SpO_2)を厳重に行う. BT shunt が終了した時点で吸入酸素濃度を21%から40%程度に下げ, 肺血流が適正であるかを判断する. 術前に動脈管維持の目的で使用していた prostaglandin E1 は中止する. BT shunt 術後に自発呼吸が出た時点などで急激に肺血管抵抗が低下して shunt 血流増加, 体血圧低下が起こる事がある.

> **ワンポイント** 姑息術後至適 SaO_2:80〜85%(2心室修復例), 70〜75%(1心室修復例), 両方向性 Glenn 手術:80〜85%

1. 低酸素血症

BT shunt 術後のシャント血流不足, BCPS 術後の肺循環不全などにより生じるが, 体外循環の影響により術直後は一時的に低酸素血症に陥る場合がある.

BT shunt の場合, shunt 血流は体血圧に依存するので, 低血圧により shunt 血流も低下し SaO_2 低下を認める. 適正な補液, カテコラミン使用により体血圧を維持することが重要である. 急激な SaO_2 の低下を認めた場合はシャント閉塞を疑い, シャント音ならびに心エコーによる血流確認を行う. BT shunt 血流が低下していることが判明したら, 直ちに血栓

溶解療法（ウロキナーゼ投与）を行う．

BCPS 術後の低酸素血症の場合は血管拡張薬（ニトログリセリン，オルプリノンなど）の投与や一酸化窒素（NO）の吸入療法を行う．胸水貯留や喀痰貯留，無気肺の有無を確認することが必要である．BCPS 術後の肺血流量は上半身血流量を反映するため，過度の $PaCO_2$ 低下（過換気）による脳血流低下は上半身血流低下（＝肺血流低下）を惹起し，低酸素血症を増悪させる可能性がある．BCPS 術後の $PaCO_2$ は正常範囲内にあることが望ましい．特に BCPS 術後は早期に自発呼吸を促して，人工応呼吸器からの離脱を試みることが血行動態の改善に有用である．

> **ワンポイント**　BCPS 術後血行動態：BCPS 術後は肺循環が非拍動流となり上大静脈圧の上昇が見られる．心室容量負荷は減少するが，チアノーゼは残存する．自発呼吸（陰圧呼吸）により肺循環血液量は増大する．機能的根治術（Fontan 手術）後は下大静脈圧も上昇する．心室容量負荷はさらに減少し，チアノーゼも消失する．

2. うっ血性心不全

BT shunt 血流が過多であった場合，体血圧の低下とともに心室容量負荷増大によるうっ血性心不全が惹起される．尿量減少，末梢循環不全，アシドーシスの進行，血中乳酸値の上昇が認められる．カテコラミンの投与ならびに肺血管抵抗を上げるため，人工呼吸器条件の設定を調節して CO_2 をやや貯留気味（$PaCO_2$ 45〜50 程度）としてみる．体循環不全によりアシドーシス，乳酸値，尿量などが改善しなければ，再手術（小口径人工血管への変更，遺残動脈管結紮など）を考慮する．

BCPS 症例では心室容量負荷が減少するため，うっ血性心不全を生じることはないが，中等度以上の房室弁逆流残存例では注意が必要である．後負荷軽減のためにニトログリセリン，オルプリノンなどの血管拡張剤の投与は有効である．

> **ワンポイント**　小児例に対するカテコラミンと血管拡張薬持続投与量（初期量）
> | | |
> |---|---|
> | ドパミン | 3〜5 μg/kg/min |
> | ドブタミン | 3〜5 μg/kg/min |
> | ボスミン | 0.05〜0.1 μg/kg/min |
> | ニトログリセリン | 2〜6 μg/kg/min |
> | オルプリノン | 0.2 μg/kg/min |

3. 気胸

側開胸例において胸部単純 X 線で胸腔陰影透過性増大を認める．胸腔に挿入したドレーンが適正な位置にないか，あるいは肺に密着して閉塞している可能性があるため，ドレーン位置の修正（数 cm 引き抜く）を行ってみる．凝血塊などによりドレーンが閉塞している可能性がある場合には，閉塞ドレーンを抜去し，新たにドレーンを挿入する．ドレーン抜去後に気胸が生じた場合，肺虚脱が軽度の場合は胸腔内空気が自然吸収される可能性があるため経過観察しても良い．肺虚脱が高度の場合はドレーンにより脱気を行うが，継続的に空気が

引けてくる場合には一時的脱気ではなくドレーンを留置しておくことが必要である.

4. 胸水, 血胸

側開胸例にみられるが, 正中切開例でも手術の際に一時的に開胸となった場合などに胸腔内に液体貯留を認める場合がある. また術後輸液過剰やうっ血性心不全を合併した症例でも胸水貯留を認める. BCPS 術後には比較的高頻度に胸水の貯留が認められる. 胸腔内に液性成分が大量に貯留した場合には急激な血液ガスデータの悪化を認める. 血液ガスデータ悪化とともにヘマトクリットの低下が認められる場合には血胸を疑う. 胸腔内ドレーンが留置されているにもかかわらず排液が不良の場合には, ドレーン位置の修正を行うか, あらたにドレーンを挿入する. 排液の性状が血液主体であれば凝血塊によるドレーン閉塞を生じることがあるので, 頻回のドレーンミルキングを行う. しかし, ドレーン尖端が肺表面に密着している場合, ミルキングにより肺損傷を起こすことがあるので注意が必要である (胸腔ドレーンのミルキングの際には過度の陰圧をかけない).

5. 乳び胸

側開胸例でリンパ管を損傷した場合や外科的に損傷がなくても BCPS 術後で中心静脈圧 (=上大静脈圧) が上昇するために見られることがある. 胸腔内ドレーンより白濁した乳び (トリグリセリド高値) が排出される. 経口摂取 (ミルクなど) 開始後に判明することが多い. 脂肪摂取制限, 中鎖脂肪酸 (MCT) 乳への変更, さらに絶食を行う. ドレーン排液量が減少するようであれば普通食へ変更してみる. 外科的にリンパ管を処理することは困難なことが多いため, 可及的に対症療法を試みる.

6. 無気肺

粘稠な喀痰, 気道内出血による凝血塊が原因となって無気肺を生じることがある. 呼吸音の低下とともに胸部 X 線写真により確認できる. 気道内分泌物の吸引, 生理的食塩水少量注入による気道内洗浄を行う. 気管支ファイバーによる吸引が有効である.

7. 肺出血

側開胸例で術中に肺を圧排, 虚脱させた場合, 虚脱肺の気道内出血を認める場合がある. 無気肺の場合と同様に気道内に貯留した血液の吸引を行う. 生理的食塩水による気道内洗浄を行う. 過度の処置は出血を助長するので注意が必要である. 止血剤の投与を行っても良いが, BT shunt の場合は shunt 閉塞を来すおそれがあるため慎重な投与が必要である.

ワンポイント　術後低酸素血症の原因と対策

- BT shunt 狭窄―血栓溶解療法
- BCPS 術後肺循環不全―血管拡張薬投与, NO 吸入
- 無気肺―喀痰吸引
- 胸水, 血胸―ドレナージ
- 換気不良―人工呼吸器条件の設定変更

術後低酸素血症がみられたら, まず胸部 X 線写真を撮ること

8. 横隔神経麻痺

術直後の人工呼吸器による陽圧換気時には認められないが，自発呼吸（陰圧）が再開した後に徐々に起こってくる．胸部X線写真で患側横隔膜の挙上を認める．$SaCO_2$の上昇，多呼吸を認める．X線透視下で横隔膜の呼吸性運動がないことから確定診断がつく．保存的に改善が認められる場合もあるが，乳幼児例では人工呼吸器からの離脱が困難になる場合がある．そのような症例では横隔膜縫縮術が必要となる．

9. 反回神経麻痺

BT shunt時に動脈管周囲の剥離や反回神経付近の機械的圧迫を原因として生じる．誤嚥に注意する必要がある．多くの場合は保存的治療により軽快する．

10. 心タンポナーデ

正中切開アプローチ術後に合併することがある．術直後には出血が原因となり，遅発性（術後1週間以降）では心膜切開後症候群による心囊水貯留により起こることが多い．心膜摩擦音の聴取，中心静脈圧上昇，ヘマトクリットの低下，脈圧減少，血圧低下が認められる．心エコーにて心周囲にfree spaceを認める．ドレーンが挿入されていない場合には，エコーガイド下に剣状突起下より心囊穿刺を行う．心前面に貯留が少ない場合には心囊穿刺は危険であるため，外科的に剣状突起下を切開し，直視下にドレナージとドレーンの留置を行う．持続する出血の場合には緊急開胸によるドレナージと止血術が必要である．心膜切開後症候群に対しては，アスピリンもしくはステロイド投与を行い，まず保存的治療を優先させる．

ワンポイント　術後低血圧の原因と対策

- BT shunt流量過多—$PaCO_2$貯留
- 心タンポナーデ—ドレナージ
- 循環不全—カテコラミン，血管拡張薬

術後低血圧がみられたら，まず心エコーを撮ること

---

11. 創部感染

肺血流減少型心疾患に特有のものではないが，術後チアノーゼが残存する姑息術後には特に創部感染に留意する必要がある．術後発熱，炎症所見の上昇，創部発赤，滲出液をみた場合には速やかに創部小切開を行い開放創としてドレナージを行う．創内に縫合糸などの異物を認めた場合には可及的に除去する．

II. 肺血流増加型心疾患術後

肺血流増加型心疾患に対しては，肺動脈絞扼術（PA banding）もしくは両側性肺動脈絞扼術（bilateral PA banding）が行われる．PA bandingは胸骨正中切開もしくは側開胸アプローチ，bilateral PA bandingは胸骨正中切開アプローチで行われる．胸水，血胸，無気肺，肺出血，乳び胸，反回神経麻痺などは肺血流減少型心疾患の場合と同様に合併する可能性がある．

1. うっ血性心不全

肺動脈の絞扼程度が緩かった場合，相対的肺血流増多が生じる．肺血流量が適正に保たれ

ているかどうかは SaO_2 により判定する．また超音波検査により絞扼部の血流速度を確認することが必要である．喀痰吸引後や自発呼吸が再開した際に，肺血管抵抗が低下して相対的肺血流増多が生じて，急激な SaO_2 上昇，体血圧の低下，尿量減少，末梢循環不全，アシドーシスの進行，血中乳酸値の上昇が認められる．さらに高肺血流が持続する場合には肺うっ血による $PaCO_2$ の上昇が認められる．うっ血性心不全予防のために少量のカテコラミンの投与を行い，肺血管抵抗を上げるために，吸入酸素濃度を 0.21 とし，CO_2 をやや貯留気味（$PaCO_2$ 45〜50％）としてみる．高肺血流が持続する場合（SaO_2 90％以上）には再手術を行い，banding tape をやや強くすることを考慮する．

2. 低酸素血症

絞扼程度が強すぎた場合には肺血流過少により低酸素血症が生じる．覚醒や気管内吸引などの刺激により肺血管が攣縮した場合にも生じる．超音波検査により絞扼部の血流速度を確認する．急激な SaO_2 低下が生じた場合には，速やかに鎮静薬の投与を行い，吸入酸素濃度を 100％にして過換気を行う．喀痰貯留に起因する低酸素血症の場合には気道内吸引により改善がみられるが，肺高血圧発作が疑われる場合には気道内吸引は禁忌である．低酸素血症に起因する徐脈は重篤な合併症であるため，徐脈が認められた場合には心外膜リード（手術時に縫着しておくことが望ましい）によりペーシングを開始する．Bilateral banding の場合，肺動脈分枝が細いため banding tape の偏位などにより血流が途絶することも起こりうる．低酸素血症が改善しない場合には速やかな再手術により banding tape を緩めることが必要である．

> **ワンポイント**
>
> 肺血管抵抗増加因子
> - ✓ 低酸素血症
> - ✓ 高炭酸ガス血症
> - ✓ 高平均気道内圧（PEEP）
> - ✓ アシドーシス
>
> 肺血管抵抗減少因子
> - ✓ 高酸素血症
> - ✓ 高濃度酸素（FiO_2）
> - ✓ 過換気
> - ✓ アルカローシス

> **ワンポイント** 姑息術後（BT shunt や PA banding 術）は SaO_2 が正常化しないため，やや多血症ぎみに管理する．目標ヘマトクリットは 45％程度とする．40％以下に低下するようなら積極的に輸血を行う．

D. 先天性心疾患における根治術後合併症と対策

根治手術後は循環動態が正常化するが，超音波検査を行い心室中隔欠損などの遺残短絡や房室弁，半月弁の遺残狭窄・逆流が存在しないかどうか慎重に検索する必要がある．心室機能低下による低心拍出量症候群（LOS），出血による心タンポナーデ，気管内挿管チューブトラブルによる換気不全，輸液過多あるいは過少による循環血液量の過不足，尿量の減少，

末梢循環不全の有無（末梢冷感の出現）などに留意する．特に複雑心奇形例や長時間体外循環例では合併症発生が多いため慎重な術後管理が必要である．

I. 肺血流低下型心疾患

ファロー四徴症に代表される肺血流低下型心疾患の場合，術前肺血流不足のため，肺血管床の低形成や左室容積が小さい場合がみられる．術後は肺血流が増加（正常化）することによる胸水貯留，左室容量負荷増大による左室不全，うっ血肺に留意する必要がある．遺残短絡や僧帽弁逆流がある場合にはさらに左室容量負荷が増大する．特に術前左室容積が対正常比90％以下の症例では術後にカテコラミンを十分に投与して管理を行う．急激な容量負荷（輸液）はうっ血肺を助長する．

II. 肺血流増加型心疾患

心室中隔欠損症，房室中隔欠損症など術前に肺血流増加，肺高血圧を合併する症例では術後肺高血圧発作（PH crisis）を合併する危険性が大きい．特に術前肺体血圧比が0.7を超える症例では要注意である．肺高血圧発作は覚醒と気道内吸引をきっかけとして起こることが多い．SaO_2の低下，中心静脈圧上昇，体血圧低下，徐脈が瞬時に起こる場合がある．発作が起きてしまった場合には速やかに完全鎮静を行い，100％酸素による過換気，血管拡張薬の大量投与，NO吸入開始（増加）を行う．PH crisisは予防が最も重要であり，ハイリスク例（特にDown症児）では気管内吸引をできるだけ避けて，早期に抜管を行うのが望ましい．

術前肺高血圧合併，右心系増大が見られた症例では術後も右心系拡大が残存し，心エコーで心室中隔の奇異性運動や収縮低下を認めることがある．このような症例ではカテコラミンの早期離脱は避ける．

ワンポイント　　　術後肺高血圧発作

【予防】適度な鎮静，気管内吸引の回避，十分な血管拡張薬の投与，NO吸入
【治療】100％酸素による換気（過換気ぎみ），完全鎮静，血管拡張薬

III. Fontan循環

肺循環の良否は低い肺血管抵抗を保てるかどうかに依存している．術中から術後にかけてニトログリセリンやオルプリノンなどの血管拡張薬を持続投与し，一酸化窒素（NO）吸入も積極的に行う．$PaCO_2$は35 mmHg程度にするように軽度過換気とする．可及的早期に自発呼吸を促し，抜管することが重要である．

1. 肺循環不全

肺循環不全のサインとして，中心静脈圧（＝肺動脈圧）の上昇，体血圧低下，尿量減少などが見られる．中心静脈圧は肺血管抵抗を反映するが，循環血液量を反映しないことに留意すべきである．術後心室容量負荷（前負荷）は減少するが，圧負荷（後負荷）は増大する．

2. 胸水

静脈圧上昇に伴い，胸水貯留が認められることが多いため，術後胸腔ドレーンからの排液量に注意する．術直後の輸液過多は胸水貯留を惹起する可能性がある．体血圧が維持できていれば，水分バランスはマイナス方向で管理を行う．胸部X線写真でドレナージが有効に

効いているかをチェックする．胸水貯留により肺実質が圧排された場合には肺血管抵抗が上昇し，肺循環不全を来す．術後長期にわたって胸水が認められる症例に対してはステロイド投与が有効な場合がある．

3. 不整脈

Fontan 術後の頻脈性不整脈は心室拡張時間が短くなるため（前負荷減少），心拍出量が著しく低下する．軽度鎮静，軽度低体温，β遮断剤（オノアクト）が有効である．

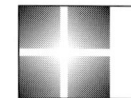

3. 消化器手術

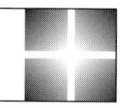

A. 食道切除術

　食道切除術の対象となる疾患の大部分は食道癌である．食道は頸部，胸部，腹部の3領域にまたがる臓器であるが食道癌の9割は胸部に発生する．胸部食道癌に対する根治手術では，食道亜全摘とともに3領域のリンパ節郭清が行われる．手術操作は頸部，胸部，腹部と広範囲かつ長時間に及ぶことから手術侵襲は胃，大腸の手術に比べ高度である．一方，食道癌は多喫煙，多飲酒歴を有する高齢男性に多く認められ，そのため肺気腫などの慢性閉塞性肺疾患やアルコール性肝障害のみならず循環器疾患や糖尿病などの疾患を合併することが多い．また，癌による食物通過障害のため低栄養状態である場合も多く，こうした予備力の低下した状態での侵襲の大きいリンパ節郭清を伴う食道切除術の周術期管理では，わずかな徴候の発見の遅れが重大な合併症につながる可能性があることを十分認識する必要がある．ここでは胸部食道癌に対する食道切除術後の早期合併症として肺合併症，循環器合併症，縫合不全，反回神経麻痺を取り上げ，その病態と対策について概説する．

1. 肺合併症

　無気肺，肺炎，肺水腫などがあり，①術前の喫煙歴，低肺機能に加え，食道癌術後では，②開胸開腹による創痛による喀痰排出の低下，③長時間の挿管，麻酔による痰生成量の増加，④気管，気管支周囲リンパ節郭清による咳嗽反射の低下，気道粘膜のぜん動運動の低下（気道粘膜の虚血，迷走神経肺枝の切離による），⑤反回神経麻痺が存在する場合は声門閉鎖不全による誤嚥，痰喀出力低下（声門が閉じず気道内圧が上げられないため）などが発症要因となる．

　術直後は無気肺，肺炎を合併する危険性が高く，気道加湿，体位ドレナージにより自力喀痰を促すこと，排痰困難な場合は積極的に気管支鏡を用いて吸痰を行い予防に努める．排痰量の増加，発熱，酸素飽和度の低下などの所見を見逃さないことが早期診断には重要となる．肺炎を発症した場合，喀痰培養による起炎菌の同定と感受性評価による適切な抗生物質の投与とともに，病状により気管内挿管，人工呼吸管理を行う．

　肺水腫は第3病日前後に認めることが多く，手術侵襲の高度な食道癌術後は体液のサードスペースへの移動も著明で第2病日前後に血管内へのサードスペースからのrefillingが生じることに起因して発症する．呼吸苦，酸素飽和度の低下，胸部X線では両側肺門部を中心に広がる不透過性陰影，心臓陰影の拡大を認める．利尿薬やドパミン（イノバン），カルペリチド（ハンプ）による除水が重要である．高度の手術侵襲を伴う食道癌術後では，過剰な炎症性メディエーター放出によりARDSを容易に生じる状態にあり，肺炎，肺水腫の多くはARDSを背景に発症すると考えられることから，好中球エラスターゼ阻害剤であるシベレスタット（エラスポール）の早期投与が有用な場合がある．

　食事開始後は誤嚥性肺炎の発症にも十分注意する必要がある．反回神経麻痺による声門閉鎖不全，頸部操作による嚥下運動障害，吻合部狭窄，食事内容の逆流などが発症要因となる．

嚥下リハビリテーションによる予防が重要である．

2．循環器合併症

　手術侵襲が大きいため術中の不感蒸泄も多く，サードスペースの増大による循環血液量の減少のため術直後は循環不全を生じる可能性があり十分な輸液負荷が必要となる．胸管を合併切除した場合は特に注意を要する．

　頻拍性心房細動，発作性上室性頻拍，期外収縮などの不整脈も多くみられる．循環血液量の不安定な術直後のみならずrefillingによる循環負荷を認める時期にかけて頻発する．循環血液量のアンバランスの他に，電解質異常，疼痛，発熱，リンパ節郭清による心臓枝の切離，胃管による心圧迫（胸骨後経路）なども発生に関与すると考えられる．血圧，脈拍，尿量，CVP，胸部X線などの経時的変化を注意深く観察し，循環負荷の場合は利尿薬の投与，血管内脱水の場合はアルブミン製剤を含めた輸液負荷などにて対応する．抗不整脈薬の使用は決して第一選択ではない．

3．縫合不全

　最大の発症要因は吻合部，特に再建臓器（多くの場合，胃）先端の血行障害である．吻合部の緊張といった局所要因，低栄養，糖尿病や肝硬変などの慢性疾患，ステロイドなどの薬物使用などの全身要因も関与する．我々の施設では胸骨後経路による頸部食道胃管吻合を標準術式として行っているが，第5〜8病日に生じる場合がほとんどである．前治療として頸部に根治照射がなされている場合は第10病日を過ぎて発症する場合があるので注意を要する．頸部創の感染所見を認めれば縫合不全を強く疑う．創開放により唾液流出を認めれば明らかであるが造影検査で明らかな吻合部壁外への造影剤漏出を確認できない場合もある．

　絶食と中心静脈栄養管理（経腸栄養チューブを留置している場合は経腸栄養管理），局所ドレナージと洗浄によりほとんどが発症後2〜3週以内に治癒する．後縦隔経路再建例でドレナージ不良の場合，縦隔膿瘍を形成しCTガイド下ドレナージを要する場合がある．縫合不全を生じた場合，治癒後に吻合部狭窄を高率に合併しやすいことも理解しておく必要がある．

4．反回神経麻痺

　胸部食道癌では高率に反回神経周囲にリンパ節転移を認めることから手術では左右反回神経周囲に存在するリンパ節を徹底的に郭清する．神経を損傷せぬよう愛護的に扱っているにもかかわらず，術後一定頻度で反回神経麻痺を生じる．胃癌や大腸癌などの腹部手術ではみられない食道癌手術に特有の合併症である．抜管直後の気管支鏡による声帯運動の観察にて診断できる．全例に嗄声を認める．我々の施設では第7病日前後に耳鼻咽喉科による声帯観察による客観的な評価を行っているが5割を超える症例で程度の差はあれ声帯麻痺が確認される．

　ほとんどの場合，片側性で，左側に多く認められるが，術後管理で問題となるのは両側反回神経麻痺である．抜管直後は手術操作に起因する喉頭浮腫を認める場合もあり，両側反回神経麻痺を生じた場合，声帯の正中固定により喘鳴，呼吸困難をきたし窒息の危険性があるため速やかに再挿管を行う必要がある．2週間以上経過をみても改善が認められない場合は

気管切開を考慮する．通常月単位で自然軽快していく．

B. 胃切除術

　診断技術の向上により早期胃癌症例の割合が増加し，低侵襲手術として腹腔鏡下胃切除術が行われることが多くなった．しかし，腹腔内での手術操作自体は，基本的に従来の開腹手術と同様であるため，起こり得る合併症も同様であることを認識しなければならない．一方で，遠隔転移や周囲臓器への浸潤を伴う高度進行胃癌症例も依然として認められ，これらの症例に対しては，術前合併症の併存するなかで拡大手術を行わなければならないことも多い．また近年，新たな試みとして積極的な術前化学療法を行った後に，胃切除を行う集学的治療の機会も増加した．これらの手術においては，その難易度が高いだけでなく，手術による術後合併症が高まる危険性も示唆されている．

　この項では，胃癌に対する胃切除術における合併症とその対策について述べるが，その発生要因や好発時期を正しく知ることは，患者とのインフォームド・コンセントに重要であるばかりでなく，これら合併症が生じた場合の早期発見・早期治療に繋がる．

1. 出血

　術前に血液凝固機能や止血機能の異常をチェックする．また，血液凝固因子阻害薬などの服用歴についての問診も重要である．また，腫瘍からの出血による高度貧血が併存する場合には，予め輸血による補正を行う．

　術後出血は術当日から翌日にかけて好発し，吻合部出血と術野出血に分類される．翌日までの経鼻胃管の留置によって，吻合部出血を早期に発見することが可能であり，経鼻胃管からの多量の新鮮血を認める場合や，嘔吐や下血に多量の凝血塊を認める場合には，胃内視鏡検査による精査ならびにクリッピング止血などを考慮すべきである．また，術野出血の指標としては，腹部に留置したドレーン排液の性状や量が極めて重要である．ドレーン管内に凝血塊を認める場合には注意を要し，排液が毎時100 ml以上の新鮮血である場合には再開腹止血術を要することが多い．鏡視下手術の後でも，術中は気腹圧によって抑えられていた出血が，術後再出血することもあり注意を要する．

2. 縫合不全

　術前に低栄養状態が併存する場合には，予め補正をしておく．また，高齢者や，糖尿病患者，透析患者，ステロイド服用患者は，縫合不全の高危険群であることを認識する必要がある．これら患者側因子に加え，手術因子として適切な吻合，吻合部の緊張なども極めて重要であり，吻合終了後には，吻合部の詳細な観察が重要である．

　縫合糸や吻合部のステープルと組織の緩みが生じる4日目から7日目頃が，好発時期であり，発熱や腹痛，炎症所見の上昇やドレーン排液の変化に注

表6-1

合併症	発生頻度
縫合不全	3.0%
創感染	2.8%
膵液瘻	2.2%
腹腔内膿瘍	1.5%
吻合部狭窄	1.5%
心肺関連	1.5%
膵炎	1.3%
他	2.7%

(Hepatogastroenterology Vol.51 Ichikawaらより改変)

表 6-2

縫合不全	p 値	リスク比
輸血（有 vs 無）	0.2024	
ヘモグロビン（10 g/d*l* 未満 vs 以上）	0.1341	
リンパ節郭清（D3 vs D2 未満）	0.0157	3.828
膵液瘻	**p 値**	**リスク比**
胃癌病期（Ⅲ・Ⅳ vs Ⅰ・Ⅱ）	0.8319	
手術時間（360 分以上 vs 未満）	0.1555	
術式（脾摘・膵尾脾摘 vs 膵脾温存）	＜ 0.0001	23.993
腹腔内膿瘍	**p 値**	**リスク比**
出血量（1000 m*l* 以上 vs 未満）	0.7173	
胃癌病期（Ⅲ・Ⅳ vs Ⅰ・Ⅱ）	0.2930	
術式（胃全摘・噴門側胃切 vs 幽門側胃切）	0.2363	
リンパ節郭清（D3 vs D2 未満）	0.1676	
手術時間（360 分以上 vs 未満）	0.0266	4.893

（Hepatogastroenterology Vol.51 Ichikawa らより改変）

意が必要である．縫合不全が疑われた場合には，術後透視や CT 検査を行い，ドレナージの状況を把握する．ドレナージが良好な場合には，中心静脈栄養などによる十分な栄養補給を行い，炎症所見の軽快後に必要に応じて血液凝固第 13 因子製剤の投与も考慮する．ドレナージ不良による腹腔内膿瘍が疑われる際には，超音波下もしくは CT 検査下に穿刺ドレナージを考慮するが，ドレナージが困難な場合には，迷わず開腹ドレナージを行うことが重要である．

3．横隔膜下膿瘍

　左右の横隔膜下背側は，上腹部では位置的に最も低く，また呼吸による横隔膜の動きにより陰圧を生じるため液貯留の最も起こりやすい部位である．横隔膜下膿瘍は，胃全摘術や噴門側胃切除後の縫合不全や膵液漏に伴うことが多く，左側に多い．発熱や炎症所見の上昇と共に，左側胸部の疼痛や吃逆が認められる場合には，超音波検査や CT による精査が必要である．胸部 X 線上の左胸水の増加も診断の一助となることがある．

　対策として，これらの術式では，左横隔膜下にドレーンの留置を行う．また，諸検査で横隔膜下膿瘍の存在が疑われ，ドレナージ不良の場合には，超音波検査や CT 検査下のドレナージを行う．

4．創部感染

　術中の胃腸内容の創への付着などによって起こるが，長時間に亘る手術後に特に発生頻度が高い．予防策としては，術直前からの抗生物質投与を行い，術後 2 日まで抗生物質用の予防投与を行う．また，術中はドレーピング器具による創縁の保護を心掛ける．汚染手術や長時間の手術に対しては，閉腹時の創の洗浄も有効である．

　術後に創感染が疑われる場合には，早めに創を開放することが重要である．高率に創感染が予想される場合には，予め皮下にフィルムドレーンの留置も考慮すべきである．

5．吻合部狭窄

　吻合に際しては，適切な大きさの吻合口を設定することが重要である．吻合後に母指が通

過可能なぐらいの吻合口があることを確認することも有用である．近年は，器械吻合を行う機会が増えたが，吻合に際して適切な大きさの吻合器や縫合器を選択することが重要であり，吻合時に吻合面に過度の緊張をかけないことなどで，殆どの場合は予防しうると考えている．狭窄が生じた場合には，内視鏡的拡張術を試みるが，数回の拡張を要することが多い．一方，吻合部に顕著な狭窄を認めず通過障害を来たす場合もあるが，機能的な通過障害として，術後2～3週間の絶食によって軽快することが多い．

6. 術後膵炎

術中の膵臓に対する不適切な圧排などの操作に起因するものが多く，上腹部の痛み，腹部膨満，腸管麻痺などと共に血中・尿中アミラーゼが上昇する．疑われる場合には，早めに膵酵素阻害薬の投与や，絶食による膵機能の安静を図る．

7. 膵液瘻

胃全摘術に伴う脾臓や膵臓の合併切除時に起こることが多く，脂肪の多い症例では，膵上縁のリンパ節郭清時にも起こることがある．予防策としては，術中常に，膵臓との境界に注意を払うこと，膵切離を要する場合には確実な膵管の結紮と断端の閉鎖が重要である．

術中に膵表面や膵周囲の脂肪に鹸化を既に認める場合など，膵液漏が疑われる場合にはドレーンを複数本周囲に留置することが有用である．術後は，これらドレーン排液中のアミラーゼの推移を観察し，1000 IU/l 以上の値が持続する場合には，抗生物質の投与継続などで感染の併発を予防することが重要である．一度，感染を併発した場合には，漏出膵液の活性化が起こるため，必要に応じてドレーンからの持続洗浄を開始する．経過中は，膵酵素阻害薬に加えて，ソマトスタチンアナログなどで膵液分泌の抑制を図るとともに，ドレナージ不良の液貯留の有無を定期的なCT検査でフォローし，必要に応じてドレナージを行う．

8. 胆嚢炎

胃全摘術や，幽門側胃切除後にRoux-en Y型再建を施行した際に多く，術後絶食期間が長期に亘る場合にも生じやすい．予防策としては，食道胃接合部頭側で，迷走神経前枝からの肝枝を確実に温存するよう心掛ける．

診断は，発熱や右側腹部痛などと共に，胆道系酵素の上昇を認めるなど，容易なことが多いが，超音波検査やCT検査で胆嚢の高度な緊満が認められる場合には，経皮経肝胆嚢ドレナージを考慮する．

9. イレウス

術後の麻痺性イレウスの予防として，手術時の無用な腸管の乾燥は避けるべきである．また，術後腸管蠕動の促進には，早期の離床が有効である．術後長期におよぶ麻痺性イレウスにはパントテン酸製剤やプロスタグランディン製剤の投与も考慮する．一方，癒着性イレウスに対しては，腹壁との腸管の癒着防止が重要であり，閉腹時の合成吸収性癒着防止フィルムの留置は有用である．癒着性イレウスの発症が疑われる場合には，絶食下イレウスチューブの留置と点滴栄養管理による保存的治療で殆どの症例が軽快するが，7日以上経っても改善しない場合には，イレウスチューブからの造影検査によって閉塞の責任部位の同定を試み，手術による治療も考慮すべきである．

10. 輸入脚症候群

Billroth-Ⅱ法やRoux-en Y型再建を行った際に生じる合併症で，十二指腸や輸入脚空腸内に胆汁や膵液が貯留する．輸入脚内の内圧が上がることによる上腹部膨満感や疼痛を訴えることが多く，高度の場合には，輸入脚内での胆汁の脱抱合が起こり，脂肪吸収障害が生じる場合もある．また，ビタミンB_{12}の消費が盛んになるため，長期におよぶ場合には貧血を生じることもある．保存的治療で軽快する場合も多いが，外科的に輸入脚と他の腸管を縫合するバイパス手術を要する場合もある．

11. ダンピング症候群

胃切除による胃容積の減少と，幽門輪による調節的排出機構の廃絶による食物の急速な腸管への排泄が原因であり，胃切除後の患者が最も多く経験する合併症の一つである．

主に食事中から食後30分以内に起こる早期ダンピング症状と，食後2～3時間経過後に起こる晩期ダンピング症状がある．早期ダンピング症状は，主に，発汗，めまい，倦怠感，眠気，動悸，悪心，腹鳴，下痢などであり，高張の食事が急速に上部小腸に流入することによる腸管の拡張，蠕動運動の亢進，腸管血液量の増加と全身循環血液量の低下によって起こり，セロトニン，ブラディキニン，ヒスタミンなどの血管作動性体液性因子の関与が示唆されている．治療の主体は，食事療法による予防の徹底であり，分割食による少量の食事を時間をかけて摂取することが一番である．一方，晩期ダンピング症状は，一過性の高血糖に対する過剰反応によって引き起こされる低血糖発作であり，高蛋白，高脂肪，低炭水化物の分割食を少量ずつ時間をかけて摂取するように指導し，予防を促す．症状発生時の治療としては，早期ダンピング症状に対しては安静を指示し，晩期ダンピング症状に対しては糖分の摂取を指導する．薬物療法として，抗コリン薬や精神安定薬，抗セロトニン薬，抗ヒスタミン薬なども投与する場合がある．

12. 消化吸収障害

胃切除後は，食物と消化液の混合の効率が悪くなるため，多少の消化吸収障害は起こるが，輸入脚症候群やダンピング症候群などによる下痢を伴うと，高度の消化不良による栄養吸収障害を併発することがある．基本的に，栄養障害が高度となった場合には，点滴栄養管理を必要とするが，消化酵素薬の投与が有効な場合がある．

13. 鉄欠乏性貧血

胃切除後の無胃酸や低胃酸による鉄の吸収障害が原因である．鉄は，十二指腸・上部小腸で吸収されるため，Billroth-Ⅰ法などによる生理的な再建法が望ましい．術後外来通院中に貧血の進行を認めた場合には，平均赤血球容積や血清鉄の検査を行い，小球性低色素性貧血が疑われる場合には経口的・経静脈的に鉄剤投与で対処する．

14. 悪性貧血

胃全摘術後の内因子欠乏によるビタミンB_{12}の吸収障害が原因である．胃全摘術後平均5～6年程度で発症することが多く，一般的にはビタミンB_{12}の非経口投与が治療の原則とされている．しかしながら，近年，ビタミンB_{12}の経口投与でも一定量の吸収がおこり，貧血の改善傾向を認めるとの報告もある．

15. 骨異常

　胃切除後の胃酸分泌低下によるカルシウムの不溶化と吸収不良が関与する．また，脂溶性ビタミンであるビタミンDの吸収不良により，さらにカルシウムは吸収され難くなり，血清カルシウム値の低下に伴う骨から血中へのカルシウムの移動が生じ，結果として骨病変が進行する．症状としては，腰痛，肩痛，筋肉痛などであるが，重症例を放置すると腰椎などの圧迫骨折の可能性も生じる．カルシウム含量の多い食事を指導し，カルシウム製剤やビタミンDを投与して対処する．

16. 逆流性食道炎

　酸性の胃内容やアルカリ性の十二指腸内容が下部食道に逆流することによって生じる．His角の消失，穹窿部の消失，下部食道括約筋機構の破綻などによって起こることが多く，胃全摘術や噴門側胃切除術の術後に多く起こる．胸やけ，胸骨後方痛，嚥下困難などの症状が生じる．肥満や便秘などの腹圧のかかるような状態を回避し，食直後に臥床しないように指導する．薬物療法としては，粘膜麻酔薬，粘膜保護薬，H_2ブロッカー，プロトンポンプインヒビターなどが有効である．

ワンポイント　胃切除後合併症に対する緊急処置時の留意点

　近年の画像診断・IVR技術の向上により，再開腹することなく種々の処置が行える時代になった．超音波検査やCT検査下腹腔穿刺ドレナージは胃切除後の種々の合併症に対する処置として有用であり，術後吻合部出血に対する胃内視鏡的止血術や，膵液漏起因性仮性動脈瘤からの出血に対するIVR塞栓術も極めて有用である．施行可能な病院では，まず第一に，これら非外科的処置が選択されることが多いが，十分な効果が得られない場合には躊躇無く再手術に踏み切らなければならない．

　再手術における開腹においては，腹壁と結腸などとの癒着を認めることも多く，副損傷のリスクが高い．上腹部正中切開では，心窩部直下の肝外側区域前面から腹腔内に至った後に，腹腔内の癒着を観察し，丁寧な剥離を行いながら徐々に創を尾側へと延長する方法が比較的安全である．

C. 小腸切除術

　小腸には他の消化管に比べて腫瘍性病変が発生することは少なく，小腸切除術は癒着性腸閉塞をはじめとして絞扼性腸閉塞，腸間膜動脈血栓症などの腸管血流障害，ヘルニア嵌頓，炎症性腸疾患など多彩な病態に対しておこなわれるという特徴がある．病態に応じて切除範囲を考慮すべきであるが，特に小腸は栄養素の消化吸収に大きな役割を果たしているため，切除は最小限にとどめるべきである．ここでは小腸切除に伴う合併症とその対策について述べる．

1. 出血

　小腸は血流豊富な臓器であり，術後の吻合部からの出血には注意が必要である．特に胃や大腸とは異なり，術後に内視鏡下で出血部位の同定や止血操作を行うことは極めて困難であ

るため，術中操作で十分に止血を確認しなければならない．通常機能的端々吻合で再建が行われるが，我々は自動縫合器を使用する際に腸管切離の前後約 30 秒間ずつ組織を圧挫してから切離するようにしている．これでより十分な止血を得られるものと考えている．また吻合操作終了後には，腸間膜処理部からの止血も確認しておかなければならない．

2. 縫合不全

縫合不全は腸管切除を伴う術後には発生する可能性のある合併症である．特に小腸切除術後はその発生頻度は低いが，一度発生すると予防的ドレーンでドレナージするのは困難であることが多く，注意が必要である．術後の経過で発熱，腹痛，炎症反応の上昇など縫合不全を疑う所見を認めた際は速やかにエコーや CT など画像診断を行い，積極的にドレナージを行わなければならない．CT ガイド下ドレナージではドレナージ不十分となる場合は開腹による再手術が必要であり，状況によって腸管の切除と再吻合や小腸の人工肛門造設術などが必要となる．

3. 吻合部狭窄

小腸は口径の小さい臓器であり，端々に吻合することにより術後吻合部狭窄をきたすことがある．特に術後 1 から 2 週間は吻合部に浮腫を伴い，通過障害を起こすことがある．術後に通過障害を認めた際は減圧しながら浮腫が軽減するのを待たなければならない．浮腫の軽減にステロイドの投与が有効な症例もある．対策として機能的端々吻合により吻合径を十分にとることが有効である．

4. 腸管血流障害

小腸は血流の豊富な臓器であるが，空腸起始部や回腸末端部でアーケードの発達の悪い症例が存在する．こういった症例や不用意に腸間膜内のアーケードを切離した症例では吻合部の血流障害を生じる可能性があり，注意が必要である．対策としては吻合時に腸間膜内の血管の拍動，吻合部腸管の色調や断端からの出血の様子など注意深く観察し，不安があれば腸管の追加切除を行わなければならない．

また，上腸間膜動脈血栓症や非閉塞性腸間膜虚血 (non obstructive mesenteric ischemia；NOMI) などの血流障害では術中に虚血領域を正確に診断することは困難であり，術後に虚血領域がさらに進行する危険性がある．こういった症例では，切除時は吻合せずに人工肛門を造設しておき，後日虚血領域の拡大がないことを確認した上で二期的に吻合する方が安全である．

5. 短腸症候群

上腸間膜動脈血栓症など広範囲の小腸を切除せざるを得ないこともある．その場合，残存小腸が 120 cm 以下 (70％以上の切除) となると術後の栄養吸収障害により様々な障害を起こす可能性がある．

対策として術直後は中心静脈栄養を用いて十分な輸液とともにアミノ酸製剤や脂肪乳剤を用いた栄養管理が必要である．また，微量元素の欠乏や電解質の喪失にも注意が必要である．この時期は経口摂取を行わずに経静脈栄養を中心に栄養管理を行い，止瀉薬として塩酸ロペラミドのほか，アヘンチンキやリン酸コデインも使用する．

数ヵ月が経過する間に徐々に腸管機能の回復が見られ，少しずつ経口摂取の量を増加させながら，経腸栄養剤を用いた経口摂取と中心静脈栄養を併用する．しかし下痢が発生した場合は経口摂取のカロリーを落とさなければならない．

その後，残存腸管の能力に応じた栄養管理が安定すれば，栄養素の欠乏に注意しながら栄養管理を続けることとなる．75％以上の小腸を切除した際は引き続き中心静脈栄養の併用が必要となることが多い．在宅での中心静脈栄養の導入も検討すべきである．

6．盲管症候群

腸管の側々吻合または端側吻合を行った場合は盲管（blind loop）が形成されるため，盲管症候群（blind loop syndrome）をおこす危険性がある．

盲管となった腸管に小腸内容物が停滞することで腸内細菌叢の増殖を引き起こし，その結果胆汁酸を脱抱合して脂肪分の吸収不良から脂肪性下痢を引き起こしたり，ビタミンB_{12}を消費することで巨赤芽球性貧血を引き起こしたりする．

治療としては根治的には再手術により盲管となった腸管を切除する．抗生物質の投与や栄養療法で保存的に経過をみることもある．

7．癒着性腸閉塞

術後の癒着により腸閉塞を発症する可能性がある．発症した際は絶飲食として腸管減圧を十分に行うが，腸管の血流障害が疑われる場合は積極的に開腹手術を施行する．予防のため，閉創時に癒着防止薬（セプラフィルム®）を使用し，早期から離床を勧めることが重要である．

8．創部感染

腸管の切除，吻合を行う手術では術野の汚染は避けられず，手術部位感染を生じる危険性がある．予防するには適正な抗菌薬の使用，創保護具を使用するなど術中の創汚染に対する配慮が重要である．その他に我々は閉創時に使用する機械をすべて交換する，医師だけでなく看護師にも清潔操作を徹底する，閉創時に必ず創を洗浄するといったことにも注意している．術後に感染が生じた際は速やかに十分なドレナージを行うことが必要となる．

以上，小腸切除に伴っておこりうる合併症とその対策について述べた．

ワンポイント　　小腸切除に対する腹腔鏡下手術

小腸切除は多彩な病態に対して行われる上，癒着が生じている症例や緊急手術の症例が多く，腹腔鏡下手術の導入は困難なケースが多い．しかし，腹部全体が観察できることや病変部位を確認して小開腹をその直上におくことにより創を小さくできること，それにより早期離床が可能となり，癒着性腸閉塞の軽減につながる可能性があることなどから症例によっては導入するメリットがあると思われる．我々は腫瘍性病変に対する予定手術，腹膜炎が限局した症例に対する緊急手術，一部の癒着性腸閉塞に対する手術に腹腔鏡下手術を導入している．

D. 大腸切除術全般

近年，大腸癌をはじめとする大腸疾患の増加にともない外科医の経験する大腸切除術も多種多様となった．それにともない術後の合併症を経験する機会も増え適切な判断と対処が求められる．本項では大腸切除後の主な合併症を挙げその対策について述べる．大腸切除術後の主な合併症としては表6-3に示すようなものが代表的である．

1. 縫合不全

縫合不全は，大腸切除術にみられる合併症のなかで最も重要な術後合併症である．近年，根治性と機能温存のバランスのとれた手術術式を目指した工夫がなされるようになった．直腸腫瘍に対する肛門温存術式の適応が一層拡大されるようになり，低位前方切除術にみられる縫合不全は重要な合併症である．その頻度は結腸の手術では数％，直腸の手術では10％前後とされている．縫合不全の原因とその対策を表6-4に示す．

表6-3 大腸切除術後の主な合併症

1.	縫合不全
2.	術後出血
3.	術後イレウス
4.	腹腔内感染症
5.	腹壁創感染症
6.	吻合部出血
7.	吻合部狭窄
8.	膀胱・性機能障害
9.	排便機能障害
10.	骨盤死腔炎
11.	難治性瘻孔
12.	人工肛門合併症

縫合不全を回避するには術前からの予防対策も必要である．術前の腸管内容の物理的除去 mechanical preparation は最も大切な対策である．通過障害のない患者では注腸検査や大腸ファイバースコープ検査の前処置に準じる．腸管内容沈静 antibacterial preparation は物理的前処置に替わりうるものではなく副次的であると考えたほうが良い．通過障害の存在が疑われれば経口の下剤投与は危険な場合も多いので，通過障害の程度に合わせて低残渣食など経口摂取を調節する．強度の通過障害例では術前からIVHを施行して絶飲食，イレウス管挿入などの処置をとり，栄養管理と手術時の腸管の拡張や腸管壁の浮腫を改善しておく．また，イレウス症状が強く腸管拡張が強い場合には，切除予定部位の口側に一時的な人工肛門を造設する術式が採用されることもある．症例によっては，狭窄部位に大腸ファイバースコープを用い自動拡張性のステントを術前に留置しておいて通過障害を改善し，一期的に手術を行うことも可能となる．

縫合不全は局所因子が重要で，そのなかでも吻合部の血行障害と過緊張が原因となることが多い．大腸の血流は小腸に比較して乏しく，吻合に際しては腸管壁の血流の不良が縫合不全の原因になりやすい．大腸の支配血管は小腸に比較して変異が多く，そのために大腸切除後には吻合部の支配血管の血流が不良になりやすい．血流の不良な腸管の吻合は避け，血流が良好であることを確認してから吻合を行うべきである．血流の確認は，結腸の直動脈の拍動を視認するのが最も確実である．

吻合部位の腸管に緊張が掛からないことも縫合不全の予防上大切な事項である．低位前方切除術などでは，術後に排ガス，排便などの腸管内容充満により吻合口に緊張が増すことを計算に入れて，吻合腸管の長さに余裕を持たせるべきである．左結腸動脈を温存する手技は，吻合部への血流を維持し吻合部までの腸管長をかせげるため緊張を減弱する目的で施行する施設も多い．また，必要に応じて脾彎曲部の授動を行なうことも忘れてはならない．

器械吻合の普及により器械の特性を理解しその吻合に適した器械を選択することが求められる．左結腸・直腸では，DST 吻合 (double stapling technique：DST)，右側結腸であれば機能的端々吻合 (functional end to end anastomosis：FEEA) が多く行なわれている．吻合部位，吻合口径さらには腸管壁の厚さに見合ったサイズの縫合器を使用し縫合不全回避に努める．

全身因子として炎症性腸疾患や膠原病などステロイド大量使用例では，きわめて縫合不全の頻度が高くかつ吻合部が離開することもあり予断を許さない．

術後3～4日から38℃を超える発熱，白血球増多が出現し，次第に局所的腹膜炎症状が出現すれば縫合不全の可能性が高い．ドレーン排液は初めは量が増加するだけで汚い性状を呈さないこともあるので注意深い対処が必要である．縫合不全が疑わしい場合はドレナージチューブからの造影やガストログラフィン注腸検査を行う場合もある (図6-7)．いったん縫合不全が生ずれば，効果的なドレナージが望まれる．ドレナージが不十分であればCTガイド下穿刺や再手術によるドレナージを行う．手術時に確実な位置にドレナージが留置されていること，また十分な術前処置によって腸内容が空虚であること，などが達成されており

表6-4 縫合不全の原因と対策

原因
局所因子 ・吻合部の血行障害 ・吻合部の過緊張 ・吻合局所の感染 ・吻合部近傍の損傷 ・不適切な縫合手技， ・不適切な縫合器具の使用 ・吻合部病変の存在 (憩室など) 全身因子 ・免疫不全および易感染性 ・膠原病その他の代謝疾患 ・炎症性腸疾患などステロイド大量使用例 ・創傷治癒因子の減少・異常 ・栄養不良・低蛋白血漿・貧血
術中対策
・吻合部血流，腸管壁色調の確認 ・緊張のない吻合部作製 ・吻合部位の清潔 ・著しい浮腫や損傷の部位での吻合を避ける ・器械の特性を理解した吻合操作
事後対策
絶飲食，IVH 挿入，抗生物質投与，第XIII因子 (フィブロガミンなど) 投与，CTガイド下穿刺，再開腹ドレナージ，一時的人工肛門造設術

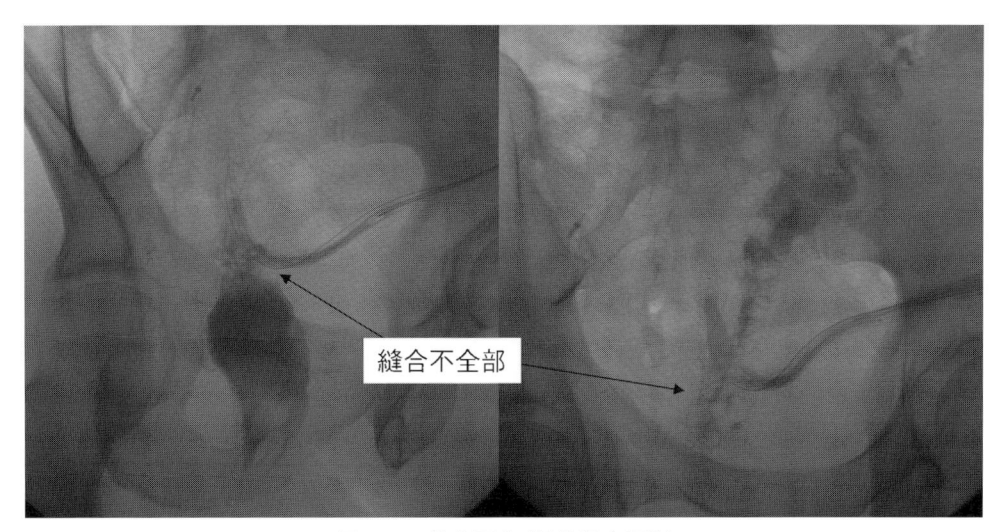

図 6-7 縫合不全（低位前方切除）
吻合部ドレーンのウログラフィン造影検査.

ば，抗生物質の投与，経口摂取制限と IVH 管理により縫合不全も大事には至らない．しかし，汎発性腹膜炎の状態と判断される場合には，すみやかに開腹し縫合不全部位の確認，腹腔内洗浄を行う．左右横隔膜下，骨盤内にドレーンを挿入し縫合不全部位の口側に人工肛門（covering colostomy or ileostomy）を造設する.

2. 術後出血

術後出血の対策について表 6-5, 6-6 に示した.

大腸手術は，剥離・授動，血管処理，切除，吻合である．剥離・授動操作が大半を占めるが正しい剥離層で手術をすすめていれば出血はほとんどみられない．術後出血の多くは術後 24 時間以内に発生する動脈断端からの出血である．多くが術中に出血しその止血操作が不十分に終えてしまったことによる術後出血と考えられる．予防策としては血管断端の確実な結紮である．結紮糸の滑脱に対しては二重結紮や通刺結紮が有効である．動脈硬化のある症例では血管周囲組織を剥いで中膜を裸にした場合には，動脈がちぎれて術後出血の原因になりやすい．細い糸では食い込みすぎるので，比較的太い糸を用いて一回目の結紮は強く締めすぎず二回目の結紮で確実に締める．脾彎曲部の授動を要する結腸切除後の出血も時に経験する．脾彎曲部は，胃結腸間膜，脾結腸間膜，横隔結腸間膜によって固定されている．脾彎曲部を安全に出血無く授動するにはこれらの間膜をうまく切離することが必要である．しかし，脾彎曲部は結腸の走行上もっとも頭側で左肋骨弓下の深部に位置するため視野が悪く手術操作が困難なことが多い．いったん出血すると止血操作に難渋する．視野確保のために大網や横行結腸を牽引すると脾結腸間膜の付着する脾下極が裂け容易に出血する．立体的に解剖を理解し術後出血に繋がらないように丁寧な手術手技が要求される.

近年，超音波凝固切開装置や vessel sealing system など器械による血管切離も施行されるようになった．器械操作に熟達すれば大変有用な器具である．しかし，器械の特性を理解

せず誤った使い方をすれば大出血を引き起こすことになるので慎重な操作が求められる．

肝硬変症例や著しい肝転移症例，大量輸血を行った症例などでは術後経時的な凝固系のチェックも必要である．

術後の対策はドレーンの注意深い監視である．ドレーンが効いていれば，バイタルサインの異常に先駆けて出血を発見し得る．

出血が生じた場合には，バイタルサインの安定とヘマトクリット最低値25％以上（出来れば30％）を目安にして，輸血・輸液を行う．止血剤は特殊な病態以外には効果は期待できない．最近の放射線学の進歩はめざましく，放射線医によるIVR（interventional radiology）が出血部位の確認と止血治療に有力な手段となるので，出血が多量にならないよう放射線医と密に連絡を取りながら適切に止血治療をすすめていくことが大切である．再手術による止血を決断する目安として，上記のIVRによっても出血が持続し，輸血輸液に抗するバイタルサインやヘマトクリットの不安定が見られる場合や，一時間当り排出血液量が継続して100 ml以上の場合，また出血量が経時的に明らかに増加する場合も再手術による止血を考慮する．

表6-5　術後出血の対策

事前対策
適正な剥離層の保持
確実な止血操作（血管の二重結紮など）
超音波凝固切開装置など器械の操作に熟達する
インフォメーションドレーン留置
特殊な病態ではそれに合わせた止血剤などの投与

事後対策
バイタルサインの観察
ヘマトクリット測定
輸血，輸液（ヘマトクリットを25％以上に保つ）
ドレーンからの排出血液量計測
止血剤などの投与（特殊な病態）
IVR（interventional radiology）による止血
再手術による止血

表6-6　再手術による止血の目安

IVRによる止血が不可能
バイタルサインが不安定
時間当たりの出血が100 g以上を持続
出血量の経時的増加
再々出血

3. 術後イレウス

イレウス（表6-7）は，術後早期の生理的腸麻痺，腹膜炎や後腹膜などの手術操作に起因する麻痺性イレウス，腸管同士の癒着や腹壁の癒着が原因となって通過障害をきたす癒着性イレウス，血行障害を伴う絞扼性イレウスなどが挙げられる．

麻痺性イレウスでは，腸液分泌は減少するが，吸収も減少，腸管運動の低下とあいまって腸液が大量に貯留する．このため，排ガスの停止，腸雑音の消失だけでなく，腹部膨隆，腹痛などの症状が出現する．減圧チューブが留置されている場合には，排液量は1日2000〜3000 mlに及ぶこともある．血管内脱水，電解質異常（減圧チューブからの排液により低ナトリウム血症，低カリウム血症，低クロール血症）からショックにいたることもある．腸管の拡張，伸展により粘膜血流の低下，小裂傷のため粘膜障害が生じ，出血やbacterial translocationが生じると考えられている．一方，癒着性イレウスにおいては腸管内圧の亢進により悪心，嘔吐，疝痛様腹痛発作が生じ，腹部所見では蠕動不穏，腸雑音が亢進する．腸内容の吸収障害が重なり脱水症状を呈しやすい．しかし，単純性イレウスのみでは全身状

表 6-7　術後のイレウス

麻痺性イレウス
　　生理的術後腸麻痺
　　腹膜炎による腸麻痺
　　その他の麻痺性イレウス*
機械的イレウス
　　癒着性イレウス(腸管の血行障害を伴わない)
　　複雑性イレウス(広義絞扼性イレウス，腸管の血行障害を伴う)

*十二指腸水平脚の麻痺性通過障害など．

表 6-8　麻痺性イレウスの治療

早期離床や床上運動
腹部を温める
副交感神経刺激薬
腸運動促進薬
絶飲食と IVH
長引けばイレウス管挿入とガストログラフィン造影

態は良好である．しかし腸内細菌の translocation を生じるため，全身的な感染症状を呈することがある．絞扼性イレウスでは，悪心，嘔吐も高度で腹痛も持続性になり，鎮痛薬でも軽快しない．また，腹膜炎症状の進行に伴い，腸音は微弱，筋性防御，Wahl 徴候が生じ，全身的には発熱，頻脈，ショック症状を呈するようになる．

　術後早期の生理的腸麻痺は，普通は術後 48 時間から 72 時間で回復する．腸麻痺を放置すると癒着性イレウスに発展することもあるので，腹部を温めたり，早期離床を促し，腸管運動の回復をはかる（表 6-8）．高齢者や手術時間が長かった症例では腸管麻痺の回復が悪いので，蠕動運動の促進剤を投与する．手術操作に起因する特異的なイレウスとしては，上腸間膜動脈根部付近から大動脈周囲や下腸間膜動脈根部付近のリンパ節郭清の後に生ずる特異的な麻痺性イレウスが存在する．術後 1～2 週目から発生する十二指腸水平脚の機能的通過障害がそれで，数週間持続する場合がある．ガストログラフィン経口透視ではパイプ状になって蠕動運動を認めない十二指腸水平脚を認める．この麻痺に対しては通常は保存的な治療によって 1～2 週間で自然に治癒する．

　機械的イレウスの術中防止策では，手術操作を適正な剝離層を保持し出血を極力抑えることが大切である．出血に伴う凝血塊やフィブリンは癒着の原因となり腸管の通過障害を引き起こす．閉腹前に腹腔内を生理食塩液で洗浄し，汚染予防と癒着の原因となる凝血塊やフィブリンを除去することが必要である．また，癒着が生じてもイレウスへ進展しないように小腸を口側から肛門側に規則正しく配列し，腹壁との癒着防止に大網で小腸前面を覆うようにする．

　術後の機械的イレウスの内で，単純性イレウスの場合は，絶食とイレウス管挿入により腸管内減圧を行い，IVH により輸液療法を施行する（図 6-8）．それでもイレウス状態が長引く場合には，イレウス管から造影剤を注入して，閉塞部位の同定と閉塞の程度を確認する．場合によっては手術的に腸管癒着剥離を行う．血行障害を伴うもの（広義の絞扼性イレウス）の診断（表 6-9）が最も大切で，これが疑われる場合は速やかな観血的処置が必要である．

4. 腹腔内感染症

　腹腔内膿瘍と腹膜炎の対策を表 6-10 に示した．これらの合併症の多くは縫合不全によって生ずるので，最大の予防策は縫合不全の予防である．大腸の手術では腸管内容が不潔であ

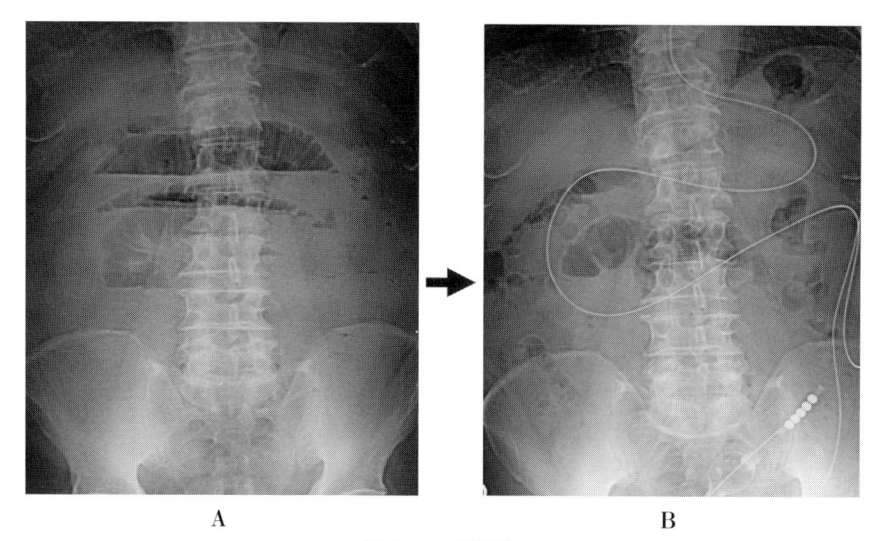

図 6-8　腸閉塞
A：腹部単純 X 線写真にて複数の niveau を認める．
B：イレウス管による腸管内容の減圧．

るために，縫合不全がなくとも術後に腹腔内膿瘍を形成することがある．術後 38℃以上のスパイク状発熱があれば超音波検査や CT 検査を行い，膿瘍の形成を疑えば CT ガイド下または開腹によるドレナージを行う．抗生物質の投与は起因菌が腸管内細菌であることが多いので，細菌培養検査で起因菌を同定するとともに感受性のある薬剤を選択する．腹膜炎を疑えば拡がる前にドレナージと局所化を第一に計らねばならない．腹膜の面積は体表面積に近いとされており，汎発性腹膜炎にまで発展すれば広範な腹腔内のスペースに膿瘍を形成し，毒素の作用も相まってあたかも広範囲熱傷のような病態を呈する．腹腔内の広範囲におよぶドレナージ，免疫グロブリン製剤や蛋白分解酵素阻害薬の投与，エンドトキシン吸着カラムを用いた血液灌流療法などの敗血症に対する集中治療を行う．下部消化管由来の腹腔内感染では敗血症性ショックや DIC を生じやすいので注意が必要である．

表 6-9　絞扼性イレウスの所見

腹痛：激しい腹痛，しばしば突発性，初期には痙性で後期には持続性筋性防御を伴うことあり
嘔吐，嘔気：激しい
バイタルサイン：熱発，頻脈，脱水所見（尿量↓，尿比重↑）が激しい
検査データ：白血球増多，血清 LDH↑，CPK↑，アミラーゼ↑など（血行遮断ある場合 LDH，CPK 上昇を認めないことあり）
画像診断：腸管浮腫と拡張が著明，しばしば腹水，時に無ガス性イレウス
臨床経過：保存的治療では改善せず，むしろ急速に増悪

表6-10 腹腔内感染症の対策

事前対策
縫合不全の防止，確実なドレーン挿入留置

事後対策
術後の発熱例では腹部CT，超音波断層検査
ドレナージ，再手術による原因の除去
広域スペクトル抗生物質投与，γ-グロブリン製剤の投与,
敗血症性ショックやDICの予防または治療

骨盤死腔炎は直腸癌根治術後に見られる膿瘍の一種であるが，これについては別項に述べた．

5. 腹壁創感染症

　腹壁創感染は腸管内容物が汚い大腸の手術では，他の部位の手術に比較して頻度が高く，待機手術でも10%程度に認められる．原因は術中の創部の汚染が最も多く，壊死脂肪組織などに感染し，腹壁縫合糸が持続感染巣となることが多い．特に大腸の通過障害があり，術前に物理的腸管処置が出来ていない症例や術野汚染があった症例，手術時間が長かった症例では創部感染の頻度がより高い．

　予防のためには，術前の物理的腸管処置，腹壁の物理的カバーや腸管吻合の際に周囲をガーゼで覆うなどの工夫，閉腹時の手袋・器械交換や腹壁の洗浄が有効である（表6-11）．術前の化学的腸管処置の有効性については議論のあるところで，行うとしても1日間程度にすべきである．腹壁縫合糸は編み糸よりモノフィラメントの方が感染源となりにくい．皮下脂肪が厚い例では皮下ドレーン設置が勧められる．下部消化管の感染起因菌はグラム陰性桿菌が主体であるので，抗生物質の選択もこれに合わせる必要がある．抗生物質の投与は必ず執刀直前に行い，手術時間が3時間経過した際には追加投与を行う．皮膚の閉鎖はモノフィラメント吸収糸による真皮縫合のほうが感染は少ないとする報告もある．

　もし感染が生ずれば手術創皮下膿瘍は早期に糸を除去し，開放創としてドレナージをはかる．ドレナージが遅れると筋膜の離開にもつながり，注意が必要である．腹壁創部に感染が生じた際には創部洗浄も有効である．縫合糸膿瘍は原因糸を除去するのみで十分である．

6. 吻合部出血

　結腸や直腸に対する手術では通常，機能的端々吻合やdouble stapling technique（DST法）などの器械を用いた吻合が行われる（図6-9）．これらの方法は簡便かつ縫合不全が少なく，優れた方法であるが，吻合部出血を起こすことがあり，注意が必要である．我々は自動縫合器や自動吻合器を使用する際に腸管切離および吻合操作の際，前後約30秒間ずつ組織を圧挫してから切離するようにしている．これでより十分な止血を得られるもの

表6-11 腹壁創感染の予防策

術前の物理的腸管処置
術中の腸管内容漏出防止
術中に腹壁創をカバー
閉腹時の腹腔及び腹壁洗浄
閉腹時の器械交換
汚染腹壁のブラッシングとデブリードマン
モノフィラメント縫合糸の使用
抗生物質執刀時投与と3時間後の追加投与
皮下ドレーンの留置
モノフィラメント吸収糸による真皮縫合

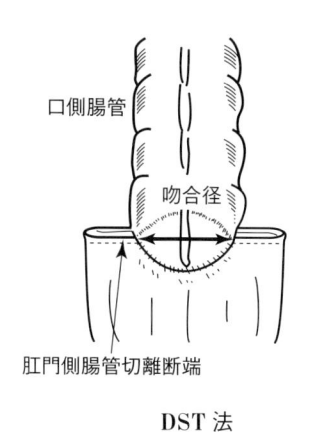

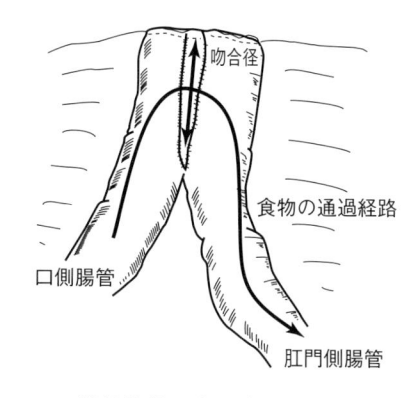

図 6-9 器械吻合　DST法　機能的端々吻合(FEEA)

と考えている．機能的端々吻合ではステープル間から持続的出血を見る場合があり，吻合の際に内腔を見て出血があれば縫合部の出血部位には糸針で止血をしている．DST法では術直後に肛門指診にて出血の有無を確認し，出血が疑われる場合は速やかに内視鏡検査で確認しなければならない．いずれの方法でも術後に多量の下血を認めた場合は内視鏡にて吻合部出血の有無を確認し，内視鏡下に止血術を試みる．

7. 吻合部狭窄

　吻合部狭窄の原因（表6-12）として最も重大なものは縫合不全である．縫合不全が生ずると，周囲に形成された肉芽組織が瘢痕収縮を来して吻合部の狭窄を生ずる．

　次に多いのが器械吻合の影響である．DST法では器械吻合によって腸管を打ち抜く時に，緊張がかかると打ち抜かれる腸管壁の径が事実上小さくなるため，吻合部狭窄をきたす原因となる．対策として緊張がかからないようにして打ち抜くことが大切である．吻合部の口側腸管に一時的人工肛門を造設するなど長期の腸管安静を強いられた場合は，ステープルがかかった吻合部に膜状に粘膜が発育して膜様狭窄を来すことが確認されている．機能的端々吻合では腹腔鏡用の自動縫合器を用いるとステープルは3列であり，止血効果は高い反面，ステープル長がやや短く，術後の吻合部狭窄の原因となることがある．開腹用の自動縫合器はステープルが2列であり出血に注意を要する反面，ステープル長の長い器械が使えるため，十分な吻合径を確保することができる．

　その他，超低位肛門温存術式では，肛門管の外括約筋と内括約筋の筋間を剥離して，肛門管と結腸を経肛門的に吻合する．この場合には剥離した筋層間で瘢痕が生じて後日狭窄を生ずる場合がある．狭窄による症状は，狭窄部位によって若干異なる．近位結腸では症状は出現しにくいが，狭窄部位が肛門側になるほど症状は強くなる傾向がある．

　治療は基本的に保存的に行われる（表6-13）．腸管通過障害の症状がある場合，注腸透視で口側腸管の拡張や内容物停滞がある場合，排便に関して異常を訴える場合などが治療の適応になる．便を軟化させる内服薬の投与は軽度の狭窄に有効である．拡張術は内視鏡下にバルーンによる拡張術が行われ，殆どの場合は数回のブジーで軽快する．強度の狭窄があれ

表6-12 吻合部狭窄の原因

縫合不全後の瘢痕狭窄
器械吻合
吻合器内径の過小
吻合器ファイア時の腸管緊張
長期の腸管安静（膜状狭窄）
肛門括約筋間の剝離後の瘢痕狭窄
人工肛門狭窄
血流不良
感染後の瘢痕狭窄
筋膜切開の不足

表6-13 吻合部狭窄の対応

便軟化剤による便の調節
バルーン拡張や切開＋バルーン拡張
肛門付近では指によるブジー
再手術による狭窄部切除
永久的人工肛門造設は可及的に避ける

表6-14

自律神経損傷による合併症	
下腹神経損傷	射精障害，排尿障害
骨盤内臓神経	勃起障害，排尿障害

ば，内視鏡的切開とバルーンブジーを組み合わせる．このような強度な狭窄の拡張術後では1～2週間で瘢痕形成による再狭窄を認めるので，1～2週間の間隔で2～3回拡張術を行うと効果的である．狭窄部位の切除再吻合を要する場合は殆どない．極めて下位の直腸や肛門の狭窄で肛門機能不全が強度の症例では，稀には永久的人工肛門造設術を余儀なくされる場合がある．直腸肛門の狭窄は，規則正しい排便そのものが有効なブジーである．狭窄拡張術に際しては，排便が規則正しく出来ることを目標にすれば，後は軽快していくことが多い．また吻合部が肛門近傍にある場合は用指ブジーにより改善する．

8. 膀胱・性機能障害

　左側大腸，特に下部直腸癌の手術では膀胱機能や性機能障害が認められることがある．原因となる神経は交感神経系の下腹神経と副交感神経系の骨盤内蔵神経および骨盤神経叢である．これらの神経の術中損傷により膀胱・性機能障害が生じる．手術中の不注意による神経損傷もあるが，多くの場合，進行した下部直腸癌に対するいわゆる側方リンパ節郭清の際に，手術の根治性確保のために神経を合併切除することも多い．通常，側方リンパ節に転移を認めない場合はこれらの自律神経を温存する予防的郭清がおこなわれるが，転移陽性の場合は局所再発率の低下，生存率を向上させるためにやむなく神経合併切除をおこなうこともある．

　自律神経，特に骨盤内臓神経を損傷すると最小および最大尿意が上昇し，排尿量が減少，残尿率が上昇する．残尿量が増加すると尿路感染症や膀胱尿管逆流現象の原因となり持続あるいは間欠的導尿が必要となる．導尿法以外の薬物治療としては利尿筋の収縮力・緊張を高めるためにコリン作動薬やコリンエステラーゼ阻害薬などを併用するが，あらゆる治療をおこなっても高度の排尿障害が改善せず，腎機能に悪影響を及ぼすような場合もあるのでいずれにしても泌尿器科専門医と連携しつつ治療に当たるべきである．自律神経を全温存あるいは片側切除にとどめた場合は機能回復が十分期待できるが全切除の場合は尿路変更術が必要となることもある．

　男性性機能障害は勃起障害と射精障害に分けられる．勃起障害は骨盤内蔵神経の損傷により起こり，射精障害は交感神経系の上下腹神経あるいは下腹神経の損傷による（表6-14）．一般に性機能障害は排尿障害に比べ高い傾向にある．原因として術後に発生する性機能障

は手術操作に伴う神経の損傷だけでなく，心理的な障害や血流の障害が関与していることも性機能の温存が排尿機能の温存より困難である理由と考えられる．女性では人工肛門造設などの精神的な要因が男性の場合よりも多いとされ，抗不安薬などが比較的効果的とされている．男性の性機能障害は神経切除部位が明らかな場合には完全な回復は期待できないので，自律神経温存手術の際には細心の注意が必要となる．

9. 排便機能障害

近年，患者側の因子として下部直腸癌に対する肛門温存手術のニーズが高まり，従来であれば腹会陰式直腸切断術（Miles手術）が施行されていたような症例にも超低位前方切除術や結腸・肛門吻合術が行われることが珍しくなくなった．このような手術では当然ながら直腸の便貯留能や肛門の括約筋機能の低下は避けられない．特に吻合部が歯状線から2cm以下になると術後肛門機能が著しく低下するため，患者の状態も考慮し適応を選ぶ必要がある．具体的には腸内容が十分に固形化されずに下痢様便が頻回に排泄されたり，ガスと便の識別能の低下や便漏れ（soiling）といった症状を呈し，患者のQOLを著明に低下させることが多い．また術前放射線療法を行った症例や術後吻合部縫合不全をきたした症例ではこれらの症状を増悪させるという報告もある．これらの排便機能障害に対する対策としてはpouchやcoloplastyなどの結腸リザーバーの作成が行われることがあるが，現在のところ明確なエビデンスはない．排便機能異常を来たした症例でも，その多くは数ヵ月から1年程度で自然に正常化していくが，大腸切除の範囲や個人差による影響が大きい．補助療法として整腸薬や止痢薬などの内服薬により便性を調整する（表6-15）．

10. 骨盤死腔炎

低位前方切除術における縫合不全やリンパ液の貯留は，他の大腸切除術におけるものとは若干異なる病態が生ずることがある．低位前方切除術ではリンパ液，血液などの体液貯留や縫合不全により骨盤内，主に仙骨前面に膿瘍を形成する．腹会陰式直腸切除術の場合の骨盤死腔炎と同様の病態となる．一旦，骨盤死腔炎を発症すると治療に難渋することもあり，結果的に長期在院を強いられることとなるので手術の際，ドレーンの位置は大変重要な因子となる．体外へのドレナージが不良であると，多くの場合，高熱を認め，後腹膜腔から腎周囲に広がり汎発性腹膜炎や敗血症に至ることもある．予防策はドレーンを有効な位置に置き，持続低圧吸引が有効なこともある．臨床症状や画像診断で膿瘍を疑えば，会陰創を開放したり，CTガイド下にドレナージをはかる．

11. 難治性瘻孔

難治性瘻孔はクローン病などの慢性の経過をとる炎症性腸疾患の術後，放射線照射後の腸

表6-15 肛門温存直腸切除術後の合併症

水分吸収と便貯留能喪失…頻回の排便，軟便
下腹神経骨盤神経系の障害…膀胱機能障害，尿路感染症，性機能障害
下部直腸肛門管（部分）切除…肛門知覚と排便感喪失
吻合部狭窄…腹部不快感，排便異常

表 6-16　術後の難治性瘻孔の原因と治療

慢性炎症性腸疾患（クローン病など）
　…原因疾患の治療を優先
放射線照射後の腸吻合
　…正常腸管での再吻合
持続感染源（異物など）による急性炎症の持続
　…感染源除去を含めた再手術

表 6-17　人工肛門造設術の合併症

軟便化，排便不定期
位置の不適当
腸管壊死と血行不良
人工肛門陥没
狭窄
腸管の内翻脱出
腹壁ヘルニア
周囲皮膚のびらん，掻痒

管吻合手術の縫合不全に多い．虫垂炎などの急性化膿性炎症の術後や普通の縫合不全症例のドレーン跡にも認められる（表6-16）．クローン病などの炎症性腸疾患では内科的治療による病態の沈静化がまず大切で，しかる後に外科的治療を行う．手術に際しては十分な安全域をとって正常腸管同士を吻合することが大切である．難治性瘻孔の壁を形成する癒着腸管に著しい感染肉芽があれば，瘻孔と共にその部位の腸管も切除する．虫垂炎術後や縫合不全後の難治性瘻孔では，漿膜筋層縫合の絹糸などの異物が持続的感染巣となっていることがある．

12. 人工肛門合併症

　合併症（表6-17）のうちで造設位置の不適当による訴えは意外と多い．人工肛門の種類には，単口式人工肛門と双口式人工肛門がある（図6-10）．一時的なもの永久的なものを問わず造設部位が大切である．一般には臍や肋骨弓，上前腸骨棘などにあまり近すぎず，ベルトなどを締める部位からはずした位置にする．適正な位置に人工肛門を作成するために術前に各患者の体型や肥満度を考慮したストマサイトマーキングを予め行うことが重要である．人工肛門の壊死は，腸管が血流障害に陥ることによる．多くは筋膜切開が不十分で腸間膜の血管束が圧迫されるための静脈還流不全や，血管束の捻転のためと思われる．手術中に腸管末端までの血流を確認することは言うまでもない．筋膜の切開を十分にとり，血管束が捻じれないように腹壁外に出す．腸管の壊死が生ずれば人工肛門が陥没し排泄物が腹腔内へ漏れ入るので，再手術が必要である．その他の人工肛門陥没の原因は人工肛門の腸管の長さ（自由度）の不足や腸管筋層が腹壁筋膜に確実に逢着固定されていないことが挙げられる．持ち上げる

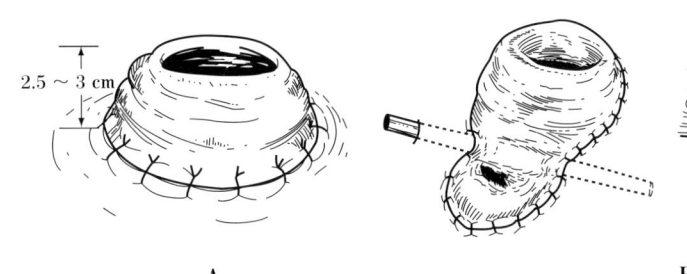

A：単口式人工肛門　　B：双口式人工肛門

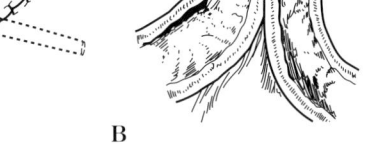

図 6-10　人工肛門の種類

腸管の間膜を十分に剥離して腸管の長さに十分な自由度を与え，腸管壁と腹壁筋膜の逢着を確実に行う．人工肛門の皮膚からの高さが十分ないと装具の面でストマケアに難渋し，患者のQOLを著しく損なうことがあるので，特に永久人工肛門を作成する場合は経時的な人工肛門の浮腫の軽減を念頭において高さのある人工肛門を作成する必要がある．腸管脱出には，人工肛門に用いた結腸の粘膜面が翻転して脱出する場合と人工肛門周囲の腹壁筋膜欠損部から腹壁ヘルニアを生ずる場合がある．両者とも筋膜の欠損が大きすぎる場合が大部分である．S状結腸の人工肛門では腹膜外トンネル法で人工肛門の脱出や陥没が予防できる．脱出が高度の場合は再手術により，腹腔内の結腸を腹壁内側に逢着したり，腹壁筋膜を縫縮する．狭窄の原因は，人工肛門作成時の筋膜や皮膚の切開が不十分であったり，強度の虚血や人工肛門周囲の感染による二次的狭窄が原因である．皮膚は後に若干狭くなることを計算してややゆったり目に切開する．ブジーを行い，緩下剤により軟便に調整する．皮膚や腸管壁のみの狭窄はブジーなど保存的治療で改善するが，筋膜に因るものには再手術が必要なものもある．現在では人工肛門周囲の皮膚障害や装具の管理などはストマケアの専門資格を持ったWOC（wound・ostomy・continence）ナースの定期的管理・協力は欠かせない．

E. 肝切除術
1. 術後合併症の分類
　以前に比較するとかなり一般化したとはいえ肝切除は高度な技術を要するリスクの高い手術手技である．近年，肝切除の適応がより厳密となり，また手術用機器の進歩も著しいがその術後合併症発生率はなお高いといえる．

　肝切除術後合併症は主に手術手技によるものと肝臓そのものの特性によるものが存在するが双方が関連するものも多い．肝切除においては常に肝機能を意識することが重要であり，肝機能と病態に応じた術前からの管理，症例ごとの解剖を理解することと術式の立案段階で重篤な術後合併症を回避することができるといっても過言ではない．

　手術手技に起因する合併症の代表は胆汁瘻であり，術後出血である．また，肝臓の機能が大きくかかわるものの代表が術後肝不全である．術後胸水や腹水も肝機能にかかっている．消化管出血も障害肝，特に肝硬変に多い．以下，各々について述べる．

> **ワンポイント**　手術をしなければ合併症はない．手術適応を含めて術前の準備・計画が合併症を防ぐ!

2. 胆汁瘻
　解剖学的にバリエーションの多い胆道合併症は，近年肝切除の術後合併症の中でもっとも頻度が高いといえる．その中で胆汁瘻は残肝の離断面や胆管結紮部位，胆管空腸吻合部から発生する．術後ドレーン排液の量と色で診断がつくが排液のビリルビン値を測定することでより正確に漏れている胆汁の量などが予測される．少々の胆汁瘻は自然に軽快することも多い．胆汁瘻には中枢側の総胆管と繋がるもの（交通型）とつながっていないもの（非交通型）に分けられる．すなわち，後者は本来切除範囲であったものが取り残された部位に発生する

ものである．長期間持続する場合，前者はステントチューブやCチューブが留置されてなければENBDチューブを挿入し，また腹腔内に貯留した胆汁をドレナージすることで治癒が図れる．後者は取り残された部分が萎縮し自然治癒することもあるが難治性の場合は瘻孔造影によって孤立性に胆管が造影され，ここにエタノールなどを注入することや取り残された部位をIVRによって積極的に萎縮させることで治癒を図る．それでも治癒しない場合は手術を考慮するが癒着や炎症のため容易ではない．

3．術後出血

1970年代後半現在の形の肝切除が開始された当初，出血を如何に減らすかは最大の課題であった．肝障害によって門脈圧が高い場合，もとより血小板が少ない場合，腫瘍の高度進展例などは術中の大量出血が予想される．術中出血が多く，大量輸血された場合はDICとなり易く，術後出血に特に注意が必要になる．超音波凝固破砕吸引装置やirrigation bipolar, tissue linkなど新しいdeviceの出現で肝離断面からの出血は減少したものの静脈性出血のコントロールには麻酔医との連携が必須であり，また門脈圧亢進症例や血小板減少例では先に脾臓摘出を行うなどの二期的に手術するプランも重要となる．時間をかけ，丹念に止血することが結局は最大の予防策と言える．

術後直後ドレーンより時間100cc以上の血性排液が6時間以上続くようであると輸血を行うと共に再開腹止血術の適応となる．肝切除後の出血は門脈・静脈系からの出血が多く，IVRの手技は無効である場合が多い．また，肝硬変が存在する場合あまりヘマトクリットを上げることは血管内粘度を上げ，肝組織微小循環に悪影響があるといわれる．また術当夜や翌日にかけては血管透過性亢進により驚くほどヘマトクリットが上昇し，かえって瀉血が必要なことさえある．

4．術後肝不全

出血を抑える手技の確立がなされた後，次に問題となったのが術後肝不全の回避であった．1980年代にさまざまな切除基準が提唱されたが現在最も使われているのが幕内基準であると思われる．勿論逸脱例もあるが本基準にのっとり切除をおこなえばまず肝不全に悩まされることはない．しかし，ぎりぎりの肝機能に対しても切除を行わなければならないこともあり，この際は術前管理が重要となる．閉塞性黄疸に対しては術前のENBD等による十分なドレナージ（3.0 mg/dl以下が目安）が必要である．たとえ肝機能が正常であっても60％以上の正常肝臓が失われる場合は切除葉にたいして術前約2週間前に門脈塞栓術を行い，非切除肝の肥大を図るなどしている．肝不全の症状は黄疸・腹水貯留・高アンモニウム血症に代表されるが具体的には術前から肝庇護薬を投与し，AST/ALT値を2桁台にしておく．また，アンモニア産生を抑えるためカナマイシンや宮入菌末投与することやラクチュロースにて大腸の内容を酸性にし，たとえアンモニアが腸内で産生されてもNH_4^+になるようにしておく．更に術後の腹水やNa貯留防止の目的でスピロノダクトンを術前数日まえから投与しておく．術後肝不全が発生したら，原因を診断し膿瘍などがあればそれを除去することが最優先である．感染がなく肝臓自体の問題で発生している黄疸に対してはステロイドが有効な場合があるがエビデンスはない．腹水に対しては血中蛋白の補正を凍結血漿やアルブミン製

剤で行い 3.0 g/dl 以上を保つようにする．またさきのスピロノダクトンを術前 ICG 値に応じて投与（ICG15 分値 10%台 = 100 mg/ 日，20%台 = 200 mg/ 日），さらにフロセミドも必要に応じて投与する．肝硬変，肝切除後の病態は Na，水貯留に傾いており，腹水のコントロールは塩分・水分制限が基本であるが過度の制限は低 Na 血症や脱水を招くことがあるため肝切除の周術期は腹水や尿中の電解質を測定し電解質，水の in-out バランスをみながら管理する必要がある．高アンモニア血症に関しては分枝鎖アミノ酸製剤の投与や便秘対策が有効である．術後肝不全が遷延する場合，肝臓が合成できなくなった蛋白や凝固因子などを凍結血漿などで補い，また感染が起こらないように抗生物質を適宜使いながら機能の回復を待つがビリルビンが 10 mg/dl を超えるようだと血漿交換を考慮すべきである．血漿交換は決断が遅いと効果は乏しい．最終的には肝臓移植以外救命する方法はない．

> **ワンポイント**　肝不全に血漿交換はいわば最後の手段．改善のない場合，漫然と繰り返すべきではなく，移植の可能性を考慮すべき．

5. 消化管出血

　肝硬変症例には術後消化管出血を見る場合がある．原因としては門脈圧亢進に伴う食道・胃静脈瘤，消化性潰瘍，急性胃粘膜病変が挙げられ，特に静脈瘤からの出血は命にかかわる．必ず術前には食道や胃の病変をチェックする必要があり，静脈瘤は F2 以上であったり，R-C sign があれば手術を延期しそちらの治療を優先させたり Hassab の手術を併施する必要がある．門脈圧亢進に伴って胃粘膜微小循環障害から胃炎を合併することが多い．術後は更にストレス等により出血を招く結果となりやすく，抗潰瘍目的に術前より制酸剤を投与しておく．H$_2$ blocker は血小板減少の副作用があり注意を要する．またラクチュロースの酸化作用を弱めるのでアルカリ性の胃酸中和薬は用いないようにする．それでも出血が疑われた場合は内視鏡検査の上，止血操作を施行，びまん性の出血ならば胃管チューブよりアルロイドやマーロックスをトロンビン末と投与する．

6. 腹水・胸水

　腹水については肝不全の項で述べたが，肝不全を伴わなくとも肝門部や下大静脈周囲のリンパ管損傷による腹水貯留を認めることがある．前述したように基本的には血清蛋白・電解質の補正，利尿薬投与で対処するが難治性の場合は栄養障害や腎機能障害を来たすため，腹腔内感染がないことが確認されたらドレーンを抜去し，更には刺入部を縫合閉鎖する．更に貯留するようであれば腹水穿刺，腹水濾過再静注を施行するが場合によっては peritoneo-venous shunt の作製や再開腹によってリンパ瘻を結紮することが必要になる．

　胸水は主に右胸腔に貯留する．発熱の原因になることもあり体位変換によって咳が誘発されるときなどエコーにて確認するべきである．基本的には腹水の場合と同じ対処でよいが症状があるときは胸腔穿刺をする．

7. 腹腔内膿瘍

　膿瘍の形成は前述の胆汁瘻，術後出血，胆管空腸縫合不全に関係することが多い．肝切除術後は網内系機能の低下と後述する耐糖能低下により感染は一般に来たしやすい．特に肝離

断面では切除部位に胆汁が貯留する biloma に感染する場合や血流を失った肝実質が壊死を起こしこれに感染が加わる場合があり，エコーガイド・CT ガイド下にドレナージを行う必要がある．術後肝離断面ドレナージが十分でないといけない議論がある一方でドレーンを挿入すると逆行性感染があるとの意見もあり，可及的早期の抜去が望ましい．ドレーン留置の是非について結論は出ていないが，胆道再建のない肝切除のなかにはドレーン留置はいらないものが存在する．

8. 耐糖能低下

肝疾患における耐糖能異常の成因は明らかになっていないが肝臓の糖代謝異常，末梢組織のインスリン受容体障害，細胞内代謝障害が原因で二次性糖尿病が合併することが多い．一方，インスリン抵抗性の 2 型糖尿病は多く存在し，肝切除を受ける患者がもともと糖尿病である事態にもよく遭遇する．術後高浸透圧利尿に伴う脱水状態は肝不全の誘因であり，非ケトン性高浸透圧昏睡は脳血管障害を高頻度に合併させる．またインスリン作用不足からくる糖の同化障害は感染性を増し，蛋白質の異化を亢進させることから低蛋白血症に伴う手術部位の浮腫，循環障害，組織の再生障害を引き起こすとされる．術後血糖のコントロールはインスリンにて行われるが肝機能の良し悪しとインスリン抵抗性に応じてインスリン投与量は個別に決められるべきものである．術前のコントロールは空腹時血糖 100〜150 mg/dl，1 日尿糖 10 g 以下，尿ケトン体（−），HbA1c 8% 以下にしておく．術後，糖は肝臓の再生に重要であり，インスリン併用しながら 1POD 0.15 g/kg/h，2POD 0.2 g/kg/h，3POD 0.25 g/kg/h を目安に投与する．血糖値は 150〜200 mg/dl，1 日尿糖 10 g 以下が目標であるがインスリン投与が多い場合はポンプを用いた持続投与が管理しやすい．

9. その他

肝切除は侵襲の大きい手術であるため術前に心臓，呼吸器，腎疾患などを合併している場合，術後にその症状が現れやすい．特に肝硬変例で hyper dynamic state の状態であり，輸液や体液喪失の影響が大きい．術前からの機能の十分な評価と循環・呼吸器・麻酔科との連携が合併症の回避，治療に役立つことを肝に銘じるべきである．

F. 膵頭十二指腸切除術

1. 膵液瘻

膵液瘻について明らかな定義はなかったが，2005 年 an international study group（ISGPF）は以下のように定義した．

膵液瘻の定義
「ドレーン排液量にかかわらず血清アミラーゼ値の 3 倍以上の排液アミラーゼ値が 3 日目に認められる」
Grade A：臨床症状なし
Grade B：感染徴候はあるが保存的治療が可能
Grade C：敗血症を併発するなど難治性膵液瘻であり再手術を要する

150　6章　術式別にみた術後合併症と対策

　膵液瘻の原因は膵消化管吻合部縫合不全によるものが多く，主膵管に関与せず，微少な膵管からの漏出と思われるマイナーなものでは，適切なドレナージで治癒可能であり，壊死組織の排出や感染のある場合は洗浄も有効である．

　一方，主膵管が関与するようなメジャーな膵液瘻では膵液中に不活性型として存在する蛋白融解酵素が腸液や胆汁により活性型となり，周囲組織障害を引き起こし，腹腔内膿瘍や血管破綻など重篤な合併症を引き起こす事がある．皮膚炎予防や合併症の予防に持続吸引や持続洗浄など強制的な排液が必要である．

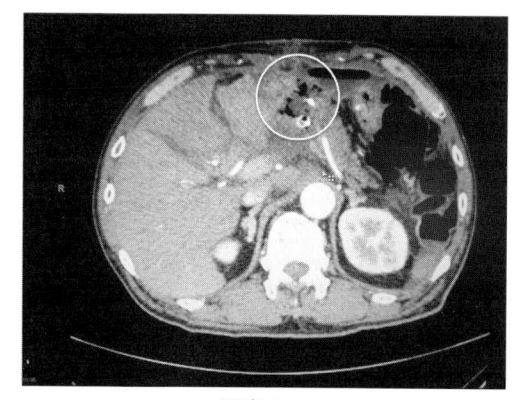

写真 6-1
膵空腸吻合部の壊死（再手術を施行した）．

　吻合部の全周性壊死など重篤な合併症があれば，膵外瘻造設術や残膵全摘などの再手術も考慮しなければならない（写真 6-1）．

　膵液瘻が長期化し，瘻孔が完成，ドレーン造影にて主膵管，腸管が造影される場合は消化管瘻孔吻合などの手術も考慮されるが，最近では intervention にて内瘻造設が可能である（図 6-11）．

　ソマトスタチン（サンドスタチン）やフィブリン糊などが有効であるという報告もあるが，その効果は一定していない．

　いずれにしても，腹膜炎や敗血症に移行しないような適切な処置が必要とされる．

2. 出血

　膵頭十二指腸切除術後の出血で問題となるのは，膵液瘻に伴って生じた縫合糸の逸脱，血

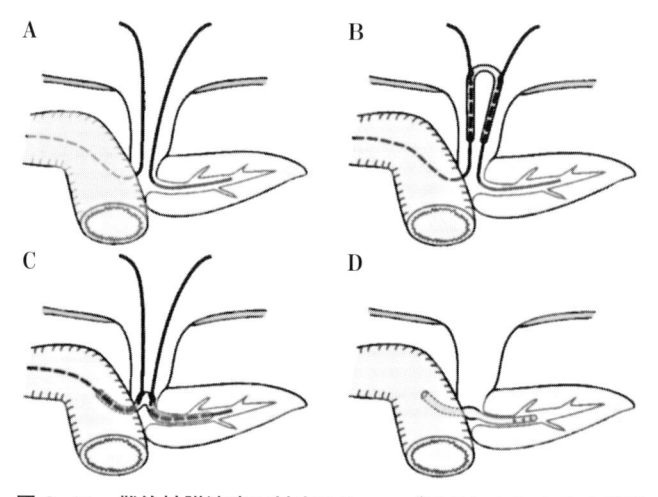

図 6-11　難治性膵液瘻に対するチューブステントによる内瘻術

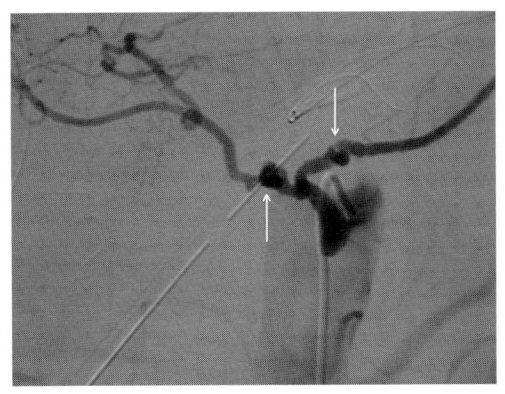

総肝動脈および脾動脈仮性動脈瘤.
写真 6-2-1

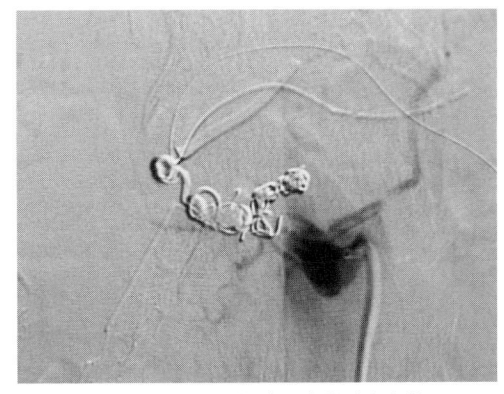

コイルにて総肝動脈，脾動脈を塞栓.
写真 6-2-2

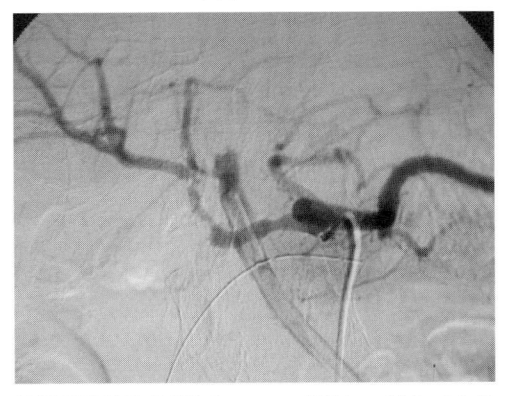

総肝動脈破綻部がドレーンの部位に一致しており
ドレーンの位置を変えることで出血を見た.
写真 6-3-1

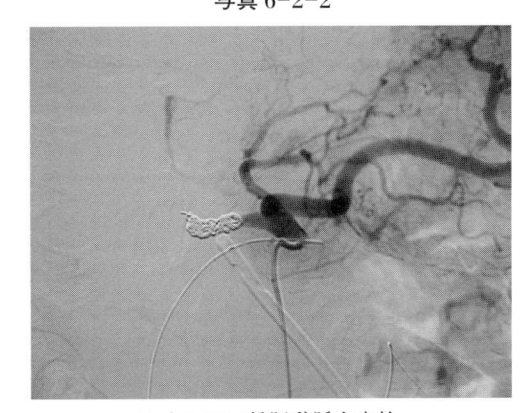

コイルにて総肝動脈を塞栓.
写真 6-3-2

管壁・仮性動脈瘤の破綻によるものである．

　術後早期や全身状態に余裕のない場合，緊急手術を選択する場合もあるが，その際には，吻合部の処置やドレナージも十分しておく事が重要である．

　しかし，多くの場合，血管造影を行い，interventional radiology の手法を用いて血管塞栓を施行する．塞栓にあたっては，仮性動脈瘤の遠位側から近位側まで遮断する（写真 6-2，6-3）．

> **ワンポイント**　膵液瘻に伴って生じた仮性動脈瘤の破綻による出血は突然の大出血を起こすこともあるが，多くの場合，予兆として少量の出血が見られることが多い．この時点で造影 CT など検査をすすめていく．安易な気持ちでこの所見を見逃してはならない．

> **ワンポイント**　動脈塞栓を行う場合，多臓器の血流障害も懸念されるが，一回の治療で確実に止血することが肝要である．

3. 胃内容排出遅延

術直後は胃管からの胃液の排出が少量でも，経口摂取を開始する頃から胸焼け，膨満感，吃逆，悪心，嘔吐を訴えることがある．

透視では，胃からの排出がなく，特に，幽門輪温存膵頭十二指腸切除術や亜全胃温存膵頭十二指腸切除術で起こしやすい．種々の薬剤が有効であるといわれているが，特効薬的なものはない．症状が強ければ胃管を挿入し時間を待つ．

幽門輪温存膵頭十二指腸切除術や亜全胃温存膵頭十二指腸切除術では術中に胃瘻を造設することもある．

> **ワンポイント**　胃内容排出遅延はある程度の確率でおこり，持続時間はまちまちであるが必ず軽快する．術前に必ず患者に十分説明しておくことが大切である．

4. 膿瘍

腹腔内膿瘍は膵液瘻や縫合不全のドレナージが不十分なときに起こりやすい．ドレーンの位置を変えることでドレナージできれば良いが，関係のない位置に形成されれば，経皮的に超音波あるいはCTガイド下に穿刺ドレナージすることが必要である．

5. 下痢

膵臓や十二指腸を切除することや神経叢を切除することにより，術後下痢を起こしやすい．膵酵素薬や整腸薬を投与するがコントロール不十分な場合は塩酸ロペラミドなどを投与する．拡大神経叢切除は控えられるようになり，アヘンチンキなどを投与することはほとんどなくなった．

> **ワンポイント**　術後栄養管理には中心静脈栄養と経腸栄養を併用している．経腸栄養は術後1〜2日目より開始しなるべく早期に中心静脈栄養から離脱する．胆汁，膵液を外瘻にしている場合は，腸瘻より返還する．この方が栄養面および腸管運動に関しても有効であると考えられる．

6. 糖尿病

術前より糖尿病や糖代謝異常のある場合は，あらかじめ糖尿内科と連携をとり，術後も持続インスリン投与，スライディングスケールによるインスリン投与などでそのコントロールを行う．

> **ワンポイント**　膵管チューブなど細いチューブを使用したときには，ねじれが生じやすく，その際には，幅広のテープで挟むように固定したり，針金でコイル状に巻いたりしてねじれを防ぐ．常にドレーン，チューブ類をチェックすることが大切である．

4. 内分泌・乳腺手術

A. 副腎摘出術

　これまでは正常な，あるいは過形成に陥った副腎の摘除も内分泌外科の対象として多く行われてきたが，現在では副腎外科の対象は，ほぼ各種副腎腫瘍の摘除のみであるといっても問題はないであろう．

　副腎外科の特殊性は二つ考えられる．一つは術前，術中，術後の管理に通常の患者管理に加えて内分泌学の知識を必要とすることである．すなわち副腎腫瘍は通常では何らかのホルモンを大量に分泌しており，生体はこれに対し全身の代謝・内分泌機構を変化させ適応している．その状態から突然腫瘍が除去されると，正常な代謝・内分泌機構を回復するにはある程度の時間を必要とし，この間に患者管理を誤ると重大な危険が訪れることとなる．現在では既に標準的な患者管理法が確立されているのでこれに従い管理を行えばよいが，当然症例によっては術前・術後の患者管理を行うためには十分な内分泌学の知識が必要となる．第二の特殊性は，扱う対象が人体の深部の小さな臓器であることである．つまり手術視野の悪いところでの操作が要求されることである．従って副腎の手術に当たっては，その腫瘍の種類・サイズにより常に最も良い手術視野を得るための体位の選択が必要である．

　主なものに後方からのアプローチ（posterior approach，図6-12-A），側方よりのアプローチ（translumbar approach，図6-12-B），前方よりのアプローチ（transabdominal approach，図6-12-C），胸腹的アプローチ（thoracoabdominal approach，図6-12-D）があ

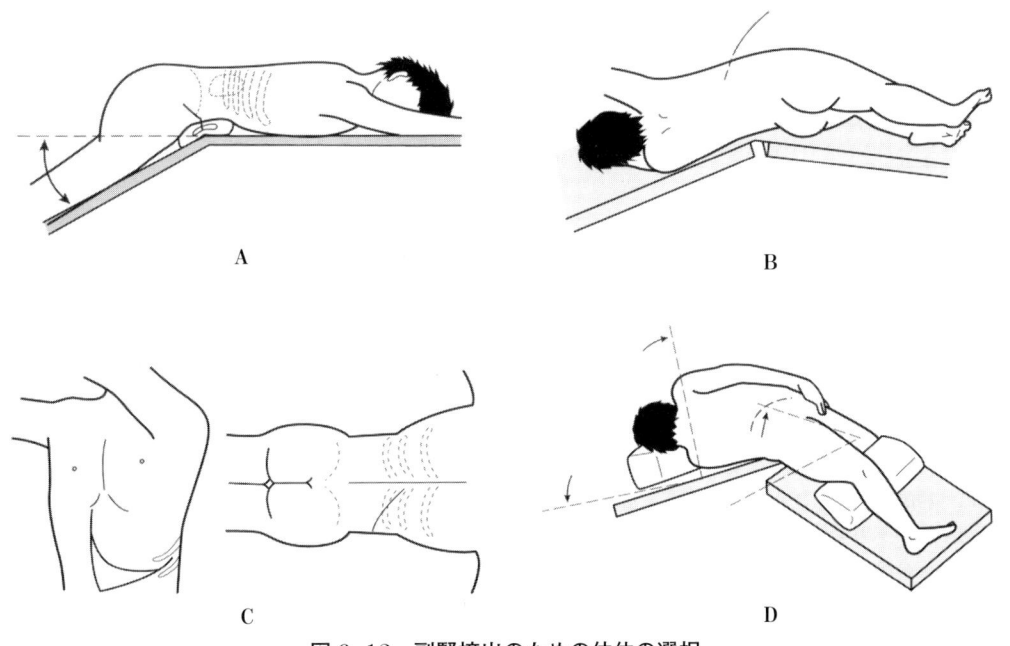

図 6-12　副腎摘出のための体位の選択

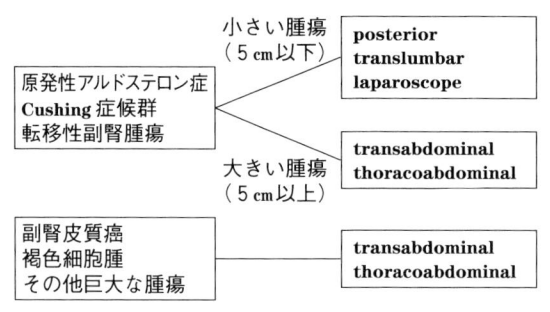

154 6章 術式別にみた術後合併症と対策

図 6-13 副腎腫瘍に対する到達法の選択

り，そして最近では腹腔鏡によるアプローチ (laparoscopic approach) もよく行われるようになってきた．

それぞれの腫瘍に対する到達法の選択は図 6-13 に示す．

1. 原発性アルドステロン症

大部分が一側性の腺腫であり癌腫によるものは非常にまれである．従って，腫瘍を摘除したからといって実際それほど血圧が下がるわけでもない．また，ホルモン補充療法が必要なわけでもなく副腎手術の中で患者管理が最も軽視されやすい疾患ではあるが，やはり術前・術後の管理は必要である（表 6-18）．

1) 術前管理

原発性アルドステロン症の術前管理は低カリウム血症の是正と血圧のコントロールが基本

表 6-18 副腎腫瘍の術前・術中・術後管理

	術前	術中	術後
原発性アルドステロン症	低カリウム血症の是正（術前血清カリウム値 3.2 mEq/l 以上）血圧のコントロール（スピロノラクトンの投与）	術前管理が十分であれば一般の麻酔・輸液	時に低ナトリウム血症・低カリウム血症の補正
Cushing 症候群	高コルチゾール血症の症状の管理 低換気に対する呼吸訓練 depression など精神障害のケアー	体位・打撲・感染の注意．ステロイドの補充	術当日より 150/300 mg/日のコルチゾール分割筋注投与 頻脈・低血圧・脱力感・悪心などの臨床症状によるステロイド補充
褐色細胞腫	術前ショックに対する注意．α，β受容体遮断薬の 2 週投与 術直前 2〜3 日の赤血球補正（過剰輸血）	カテコールアミンによる高血圧・不整脈，腫瘍摘除後血圧低下 アトロピンは禁忌．その他麻酔薬に注意	48 時間までの特に厳重なモニタリング 低血圧に対しては輸液を，高血圧には nifedipine などの投与

である．特に低カリウム血症は麻酔中に不整脈をきたすことになるので補正をしておく必要がある．

　スピロノラクトンの投与により低カリウム血症および高血圧の両方のコントロールを行う．スピロノラクトン 100 mg/day を術前日まで投与し，降圧作用が不十分であればスピロノラクトン（アルダクトン）の増量ないしはカルシウムブロッカーの投与を行う．術前血清カリウム値は 3.2 mEq/l 以上にする．術前のナトリウム制限は術後のナトリウム喪失傾向を考えると行うべきではないと考える．

2）術中管理

　術前の管理が十分であれば，一般の手術と同様の麻酔・輸液でかまわない．必要に応じて術中に KCl を点滴静注することもある．

3）術後管理

　片側性の腺腫による原発性アルドステロン症の場合は術後ステロイドの補充の必要はない．時に低ナトリウム血症や，逆に低カリウム血症がみられるが輸液の調節により管理していけばよい．

2．Cushing 症候群

　副腎性 Cushing 症候群は，ほとんどが片側性の腫瘍で副腎シンチグラムによって診断がつく．腫瘍は原則として腺腫のみを摘出し，正常部副腎はなるべく残すようにし術後の副腎皮質不全に備える．

1）術前管理

　本症は糖質コルチコイドの過剰分泌により引き起こされるので，その術前管理は高コルチゾール血症による症状の管理を行うこととなる．従って，術前処置は特に不要であるが，それでもなお高血圧およびこれによる循環器系の障害，鉱質コルチコイド作用による低カリウム血症など電解質異常，糖尿などへの注意は必要である．本症の患者は低換気傾向になるため，術前の呼吸訓練が大切である．さらに本症の患者の多くは depression を主体とする精神的障害を呈する．しかし，術後に改善することが多いのでほとんど治療を必要としないが，術前より患者をよく観察しておくことが重要である．

2）術中管理

　患者の体位をとるときに骨折を起こさないように注意を払うこと．皮膚が薄くなっているので打撲や擦過に注意を払い，術後感染の原因をつくらないこと．麻酔は高血圧を誘発するケタミンなどは避ける．手術中多量の出血がないにもかかわらず，血圧低下，頻脈，尿量の減少，心電図の変化などがみられた場合は，副腎皮質機能不全を想定しステロイドの補充を考える．

3）術後管理

　本症における術後管理の特徴は術後副腎不全の改善である．実際のステロイド補充とそれからの離脱はそれぞれが経験的に行われている．使用されるステロイド製剤としてはハイドロコルチゾンが一般的である．一般的には，術前はまったくステロイドは投与せず，術当日より 150〜300 mg/日のコルチゾールを筋注分割投与，もしくは点滴持続投与し，翌日か

ら漸減していく．最終的には維持量の内服投与とする．鉱質コルチコイドはいっさい投与しない．ステロイド補充療法は術中術後の状態，ステロイドに対する感受性などにより個々に差があり状況に応じた対応が必要である．従って血中コルチゾール値の測定だけに頼らず，頻脈，低血圧，脱力感，起立性めまい，悪心，食欲不振などの臨床症状がもっとも簡便で迅速な指標である．

3. 褐色細胞腫

本症では血圧のコントロールと循環血液量の維持を中心とした管理がきわめて重要である．褐色細胞腫の手術は古くは死亡率も高く high risk operation であり，また依然として副腎外科手術のうちで最も困難な手術である．

1）術前管理

術前診断の時点から特に注意するべきことは，不要な検査は極力避けることである．褐色細胞腫はほんのわずかなことで術前ショックをきたすことがある．このショックは，何らかの誘因をきっかけに，いったん高血圧となり，その後際限もなく血圧低下をきたす不可逆的ショックである．従って，局在診断のためどうしても血管造影が必要な場合を除いて，通常は，CT，MRIで診断を行う．

> **ワンポイント**　術前診断のうちラジオアイソトープを用いた MIBG の検査は特に重要である．
>
> 褐色細胞腫の産生するカテコールアミンの薬理作用は主に，α受容体の刺激およびβ受容体の刺激の二つである．前者の代表的な効果は末梢動脈の収縮であり，後者は心拍出量の増加である．このような効果を持ったカテコールアミンの過度の分泌にやっと耐えている患者から，突然腫瘍が摘除されると，著明な血圧低下が出現してしまう．そこでこの予防のため以下のような術前管理を行う．患者の循環血液量を計測し，健常人との差を算出しておく．手術の1〜2週前からミニプレスおよびインデラールの連日投与で収縮期圧を 150 mmHg 前後に落ち着かせておく．そこで算出しておいた血液の不足分を手術直前2〜3日の間に輸血する（過剰輸血）．ただし血液不足分は赤血球量で考える．受容体遮断薬は術前日まで投与しておく．

2）術中管理

術中に最も配慮すべきことは，カテコールアミン放出による高血圧と不整脈，腫瘍摘出後の血圧低下であるが，前述のように術前処置をしておけば，術中は出血量の輸血だけですむことが多い．しかし総合的なモニタリングの上，麻酔医と連携を取りながら手術を進めるべきである．麻酔前投薬としては，アトロピンは禁忌，スコポラミンが代用されることが多い．麻酔薬についても，ハロセン，モルフィンが，筋弛緩薬ではガラミン，クラーレは避けられることが多い．

3）術後管理

術後の管理を最も特徴づけているのは術前術中と同様に，過剰のカテコールアミンとその突然の除去による循環系の変化である．一般に患者が不安定なのは術後48時間までである．

この間は血圧の厳重な管理が必要となる．低血圧の持続に対しては，少量ずつ輸液負荷を行い尿量，収縮期血圧，中心静脈圧などを観察する．高血圧の持続に対しては，残存腫瘍，腎動脈損傷や狭窄を否定した上で，nifedipine などの投与を行う．

循環血液量を，赤血球量と血漿量と別々に算出し処置することは面倒ではあるが後の苦労がないように必要なことである．

B．乳腺手術
1．術前検査

乳腺の手術は，大部分が乳癌に対して行われ，乳癌以外では，悪性の可能性がある葉状腫瘍や乳癌を否定できない腫瘍に対して行われる．本項では，乳癌診断のための術前検査（表6-19）と実際に乳腺手術（疑いを含む）を進めていく上で必要な事項，手術の実際と合併症，術後補助療法などに付いて述べる．

1）乳癌発見のための検査
①自覚症状・触診所見

乳房の自覚症状から鑑別すべき乳腺疾患を表 6-20 に示した．乳癌の症状で最も多いのは乳房のしこりであるが，乳癌以外にも乳腺嚢胞，線維腺腫など乳房のしこりを訴える疾患は多数ある．しかし，delle（視診にて皮膚の窪みを認める），または dimpling（しこり両横から皮膚を挟むようにするとしこりの真上の皮膚が窪む）といわれる「えくぼ症状」は乳癌に特徴的な所見である．したがって，乳房のしこりを認めたときは，「えくぼ症状」の有無を必ず確認すべきである．乳房皮膚の発赤は，炎症性乳癌，乳腺膿瘍（乳腺炎），および感染性粉瘤で見られる．とくに炎症性乳癌と乳腺炎との鑑別は，困難なことがあり，臨床的に乳腺炎と考えられても炎症性乳癌を疑って検査を進める．その他の乳癌の症状としては，血性乳頭分泌が重要である．検尿用のスティックにて分泌液の潜血の有無を検査し，陽性の場合は，乳管内乳頭腫または乳癌のいずれかが存在する可能性が高い．また，分泌液の細胞診，CEA 測定も行うが，これらは補助診断である．また，両側から乳汁分泌を認めるときは，下垂体腺腫である prolactinoma を疑って，血清プロラクチン値を測定する．100 ng/ml 以上の場合は，頭部 MRI 検査を行って，下垂体腺腫の有無を検索する．なお，高プロラクチン血症は，ドーパミン拮抗薬やエストロゲン投与中，原発性甲状腺機能低下症，慢性腎不全でも見られることがある．乳頭乳輪部のびらんを認めるのは，湿疹

表 6-19 乳癌の診断

検査の目的	検査法
存在診断	視触診，マンモグラフィ，超音波
組織診断	穿刺吸引細胞診（FNA），針生検（CNB），吸引式組織生検（マンモトーム，バコラ），切除生検
タイプ診断	ER（estrogen receptor），PgR（progesterone receptor），HER2neu
広がり診断	MRI 検査，CT 検査，マンモグラフィ，超音波
転移診断	MRI 検査，CT 検査，骨シンチグラフィ，PET，リンパ節シンチグラフィ

表 6-20　乳房の症状と疾患

1) しこり
　　囊胞，線維線腫，乳癌，膿瘍，葉状腫瘍など
2) 皮膚のえくぼ症状
　　delle・dimpling：乳癌
3) 皮膚の発赤
　　炎症性乳癌，乳腺膿瘍，感染性粉瘤
4) 乳頭分泌
　　血性：乳管内乳頭腫，乳癌，両側乳汁：prolactinoma
5) 乳頭乳輪部びらん
　　湿疹，Paget病，pagetoid（乳癌の乳輪部への浸潤）
6) 乳頭の変形
　　陥没乳頭，乳癌

（接触皮膚炎），Paget病，およびpagetoid（乳癌の乳頭乳輪部への浸潤）のいずれかである．必ずびらん部分にプレパラートを押し付けて細胞診検査を行う．Paget細胞が見られた場合には，マンモグラフィ，超音波検査などで乳頭乳輪部以外の病変を検索し，Paget病と乳癌の乳頭乳輪部への浸潤（pagetoid）の何れであるのかを鑑別する．一方，乳癌が乳頭付近まで浸潤した場合には，乳頭の向きの変位，乳頭陥没などの乳頭部の変形を伴う．ただし，もともと陥没乳頭があるものとの鑑別を要するので，本人から最近の変化か否かを確認する（表6-20）．

②マンモグラフィ

　マンモグラフィは乳癌を診断する上で重要な検査である．マンモグラフィの読影は，カテゴリー分類により行う（表6-21）．マンモグラフィで検出できる乳癌は，まず腫瘤像（触診で触知可能な場合を含む）である．腫瘤像の鑑別診断では，腫瘤辺縁の所見が重要である．腫瘤周囲にスピキュラを伴えばカテゴリー5でほぼ乳癌と診断して間違いない．また，微細鋸歯状，微細分葉状，境界不明瞭のいずれかを認めるとカテゴリー4で乳癌がかなり疑わしい．石灰化は，中心透亮性，ポップコーン状など明らかに良性と診断できる場合を除き，形状と分布の組み合わせで診断する．形状では，微細線状・微細分枝状は形状のみで分布にかかわらずカテゴリー5と診断する．形状が多型性の場合，分布が集簇ならカテゴリー4，区域性ならカテゴリー5である．すなわち，分布では，乳癌は腺葉に沿って広がることが多いので，区域性に分布する石灰化は，乳癌の可能性が高い．形状が淡く不明瞭でも分布が

表 6-21　マンモグラフィのカテゴリー分類（文献1から引用）

カテゴリー1	異常なし
カテゴリー2	良性（明らかに良性を診断できる所見がある）
カテゴリー3	良性，しかし悪性を否定できず
カテゴリー4	悪性の疑い（乳癌に典型的ではないが悪性の可能性が高い．針生検などの組織検査を要する）
カテゴリー5	悪性（ほぼ乳癌と考えられる）

表6-22 マンモグラフィで検出できる乳癌（文献1参照）

所見用語	乳癌を疑う所見
腫瘤像	辺縁で診断：スピキュラ，辺縁微細鋸歯状，辺縁微細分葉状，境界不明瞭
石灰化	石灰化の形状：線状分枝状，多形性，淡く不明瞭　分布：区域性，線状，集簇
その他の所見	構築の乱れ，FAD（局所的非対称陰影）

区域性ならカテゴリー4である．その他の所見では，構築の乱れ，FAD（focal asymmetric density）が乳癌を疑う所見である（表6-22）．

③超音波検査

超音波診断もマンモグラフィと同様のカテゴリー1〜5の判定を行うが，超音波診断では，カテゴリー3を3a：「ほぼ良性と考えるが断定できない」，と3b：「どちらかというと良性」に亜分類され，カテゴリー4も4a：「どちらかというと悪性」，と4b：「悪性と考えられるが断定できない」に亜分類されている．

超音波所見は，腫瘤像形成性病変と腫瘤像非形成性病変に分けられる．腫瘤像は，周囲組織と異なった成分が塊をなしていると考えられる像のことで，腫瘤像形成性病変とは，異なる2方向の断面で腫瘤像と認識できる病変をいう．腫瘤像形成性病変のうち，内部が無エコーのものは囊胞と診断しカテゴリー2，内部無エコーの一部に充実性分を認める混合性パターンは，カテゴリー3〜5となる．乳癌との鑑別で最も問題になり，頻度も高いのは充実性パターンである．充実性で境界部高エコー像（halo），乳腺境界線の断裂または内部に微細点状高エコー（微細石灰化の所見）のいずれかを認める場合は，カテゴリー4，5であり，乳癌を強く疑う．また，縦横比（内部エコーの縦径／横径）が0.7以上，腫瘤像の形状不整などは悪性を疑う所見である．腫瘤像非形成病変とは，腫瘤像として認識困難な病変をいう．腫瘤像非形成性病変は，乳管拡張，境界不明瞭低エコー域，多発小囊胞，構築の乱れが所見である．乳管拡張および境界不明瞭低エコー域は，片側性で限局性または区域性に存在することが乳癌を疑う前提条件となる．乳管拡張は，内部になだらかな立ち上がりの充実性エコーを含む場合に乳癌を疑う．境界不明瞭低エコー域は，内部に微細点状高エコーを認める場合に乳癌を疑う．また，微細点状高エコーがなくても，カラードプラーで血流が多い場合や，エラストグラフィで硬さを認める場合は，乳癌を強く疑う．多発小囊胞または構築の乱れのみで乳癌と診断できる症例は，実際には極少数である（表6-23）．

2) 乳癌の組織診断

乳癌を疑う所見が発見されたとき，乳癌かどうかの最終診断は組織検査による．なるべく侵襲度の小さな検査で確実に組織診断することを目標とする．とくに病理診断のための切開生検，切除生検は，針生検または組織吸引生検を診断した病理医が勧める場合を除いて可能な限り回避すべきである．各生検法の具体的な手技に関しては，文献4に添付されているDVD-videoを参照されたい．

①分泌液・擦過細胞診

乳頭分泌，乳頭乳輪部びらんがあるときに行う．乳頭分泌液で悪性と診断されたときは，

160　6章　術式別にみた術後合併症と対策

表6-23　超音波検査で検出できる乳癌（文献2参照）

所見用語	乳癌を疑う所見
腫瘤像形成性病変	境界部高エコー像（halo），乳腺境界線の断裂，辺縁不整，縦横比（D/W ratio）0.7以上
腫瘤像非形成性病変	片側性かつ限局性または区域性であり，①充実性エコーや微細点状高エコーを伴う乳管拡張，②微細点状高エコーを伴う不規則な形の低エコー域

※ペースメーカー，豊胸術後などの異物のある例にも行える．
※胸郭変形などでマンモグラフィを撮りにくい例にも行える．

　分泌のもととなっている病変を探し出して針生検を行い，浸潤性か非浸潤性かを診断する．悪性と診断されない場合でも，血性の場合は，悪性の可能性は否定できない．出血の原因となる部位が特定できれば，超音波下針生検を行う．

②超音波下穿刺吸引細胞診
　超音波で病変が確認できる場合に最も広く行われている検査である．超音波下に針先が病変内に入っているのを確認後，針で細胞を突き崩すように素早く針を前後方向に動かしつつ回転させると確実に細胞を採取できる．針を抜いたら素早く空気を貯めた注射器をプレパラートに噴出し，固定液に漬け，さらに針に残った細胞を針の根元をプレパラートに叩いて出して直ちに固定液に漬ける．細胞が取れたかどうかは，肉眼的にも確認可能なので，不十分と思われるときは，再度穿刺して，もう一度採取する．終了後は5分以上圧迫止血を行う．

③超音波下針生検
　なるべく太い目の14Gの針を用いる．必ず超音波下に行う．採取する予定部位の下の部分に十分局所麻酔薬を注入する．取れて来る部分は，思う以上に手前の部分になるので，針先が確実に病巣に刺さった状態を超音波で確認しつつファイアするのがコツである．マッチの軸のような乳腺と考えられる組織が取れるのを確認する．通常2〜3本採取する．抜針後は，ガーゼを当てて患者自身に15分間圧迫止血をしてもらう．

④超音波下吸引組織生検（マンモトーム）
　局所麻酔は，針生検よりも入念に十分量行う．超音波で常に針の位置を確認しつつ，病巣の背側に針が少し入ったところで，少しプローブを持ち上げ，刺入方向を胸壁に沿わせるようにして，病巣の背側に開口部分が当たるのを確認してから，採取を始める．充分量の組織が採取できたのを確認してから抜針し，術者自身で15分以上圧迫止血する．その後，しっかりと圧迫用の太いテープとバストバンドで翌日まで圧迫止血を行う．

⑤ステレオガイド下組織吸引生検（マンモトーム）
　放射線技師によるポジショニングが最も大きな成否の鍵である．石灰化を確実にターゲットできれば，マニュアル通りに行い，切除組織のマンモグラフィで石灰化を確認できる．抜針後の処置は，超音波下のマンモトームと同じである．

3）乳癌の広がり診断
　乳癌の広がり診断は，超音波，マンモグラフィ，MRIの3者の総合診断で行う．一般的には，

表 6-24 乳癌を疑う場合に行う組織検査法とその適応

検査法	適応
分泌液・擦過細胞診	乳頭分泌，乳頭乳輪部びらん
超音波下穿刺吸引細胞診（FNA）	超音波で認識可能な病変（ER, HER2 検査が出来ない欠点あり）
超音波下針生検（CNB）	①乳癌が強く疑われ，超音波で認識可能な病変に対する第 1 選択の検査 ②超音波下 FNA で確定的な診断が得られなかった病変
超音波下吸引組織生検 （マンモトーム，バコラ）	①超音波下 CNB で確定的な診断が得られなかった病変 ②径 5 mm 以下の小さな病変
ステレオガイド下組織吸引生検	超音波で部位を同定できない石灰化病変
MRI ガイド下組織吸引生検	MRI 検査のみで認識できる病変
切除生検	①上記いずれかの検査の結果，病理医が切除生検で全体像を見るべきと診断した病変 ②葉状腫瘍またはその疑いがある病変 ③血性分泌が有り，乳管腺葉区域切除による診断が必要な病変

MRI が最も正確な広がり診断が出来るが，マンモグラフィで石灰化があるのに MRI で描出できないことがあるので，その場合は石灰化部分を含めた広がりを診断すべきである．超音波検査は，手術に際して，手術台の上での最終診断になるので，超音波所見と MRI，マンモグラフィ所見との絡まり具合を充分に把握しておく必要がある．

4）転移診断
　①超音波検査：腋窩，頸部，鎖骨上，鎖骨下，胸骨傍リンパ節の転移を検索する．また，腹部エコーにて肝転移の有無を検索する．
　② CT 検査：頸部から上腹部までの検査を行い，頸部，鎖骨上，鎖骨下，腋窩，縦隔リンパ節転移の有無と，肺転移，肝転移を検索する．単純＋造影で行うのを原則とするが，ヨード過敏症，甲状腺疾患，腎機能障害などがある場合は，単純撮影のみでも転移検索は可能である．

2. インフォームドコンセントの要点

　他院にて乳癌であることを告知されている場合を除いて，いつどのように乳癌であることを告知するのかが，インフォームドコンセントで最も重要である．まさに case by case であり，本人がその時点で乳癌をどの程度疑っているのか，年齢や独身かどうか，出産経験の有無，性格などにより，告知の時期，方法はかなり異なってくる．一般的には，視触診，マンモグラフィ，超音波検査にて乳癌の可能性が高いことは診断できることが多い．しかし，その時点では，「何かがあるが詳しくはまだ分からない．」「100％乳癌でないとは言えない．」

程度の説明にしておき，出来ればMRI検査などを挟んで，2回目の診察で乳癌の疑いがあることを説明してFNA，CNBなどの組織検査を行い，3回目の診察時に組織検査の結果，乳癌であったことを説明すると，患者が心の準備をし得る場合が多い．そして，そのときにCT，骨シンチなどの転移検索検査を予約して，第4回目の診察でER，PgR，HER2の結果を含めて治療方針を相談する．とくに第4回目は，なるべく家族に同伴してもらうようあらかじめ伝えておくのが良い．

治療方針の説明を行う前に，いろいろな臓器に発生する癌の中で乳癌は，早期癌はもちろんのこと，進んだ癌であっても他の臓器の癌と比べると治る率が高い癌であること，およびしばらく考えてから治療方針を決定しても手遅れにはならない2点を説明する．つぎに，ER，PgR，HER2の結果を示して，乳癌の4つのタイプの特徴を説明する（表6-25）．Luminal Aは，ホルモン療法が良く効くが，化学療法は他のタイプと比べると効きにくい．リンパ節転移がある場合は，化学療法をせざるを得ないが，リンパ節転移がない場合は，リンパ管・血管侵襲および組織悪性度などを考慮しつつ慎重に化学療法の適応を決定する．最近，Oncotype Dx（乳癌関連遺伝子16個と補正用遺伝子5個）という遺伝子解析で化学療法の適応を的確に決められる方法もあるが，保険適応がなく高価（55万円）である．Luminal Bは，ホルモン療法とハーセプチンの療法が効く乳癌で，化学療法＋ハーセプチンを行った後にホルモン療法＋ハーセプチンを行うとかなりの効果が期待できる．HER2 typeは，ハーセプチン登場の前は，予後不良な乳癌とされてきたが，ハーセプチンおよび化学療法＋ハーセプチンが非常に良く奏功するので，術前化学療法でもpCR（病理学的完全奏功）が期待でき，転移があっても長期生存可能な場合も多く見られる．triple negativeは，術前化学療法が奏功する例も多いが，無効な場合や，再発した場合には極めて予後不良である．

治療方針に関しては，必ずいくつかの選択肢を提示するのを原則とする．筆者は，乳癌の治療法には，乳房切除と乳房温存の2つがあり，そのいずれを希望するのかを先に聞き，その希望を叶えるための治療法を説明するようにしている．温存療法の適応は，乳管内進展を含めた進展範囲より2 cm離して切除しても乳房の著明な変形を来たさない乳癌である．温存の適応外でありながら，温存手術を希望する場合は，まず術前化学療法（閉経後でリンパ節転移を認めない例は術前ホルモン療法も可）を行い，その後に再度，温存療法や同時再建を含めたさまざま手術法を提示して，本人が納得できる治療法を選択する．

3. 主な手術方法と注意点

乳癌に対する手術は，原発巣に対する手術，腋窩リンパ節転移に対する手術，再建術に

表6-25 乳癌のタイプ分類

		HER2	
		positive	negative
estrogen recptor	positive	Luminal B	Luminal A
	negative	Her2 Type	triple negative

分けられ，多くの場合これらを組み合わせて行うのでそれらを表 6-26 に示した．ここでは，組合せ全体でなく，それぞれの部分的な術式を解説する．

1) センチネルリンパ節生検術

①センチネルリンパ節生検のみの場合（局所麻酔）

センチネルリンパ節生検術には，色素法と RI＋色素併用法があるが，後者の方がより確実にセンチネルリンパ節を検出しえ，正確な診断が出来るので，ここでは RI＋色素併用法を紹介する．手術の直前または，数時間前にリンフォシンチグラフィを行う．^{99m}Tc にフチン酸を混和したテクネフチン酸キット 0.2 ml を腫瘍がある方向の乳輪部皮内に注入する．多くの場合，数分以内にセンチネルリンパ節（SN）が描出されてくるので，その部位の体表にマジックインキで SN の位置をマーキングする．その際，手術時の体位に近

表 6-26 乳腺腫瘍に対する術式の適応

術　名	麻酔	適　応
SN のみ	局所麻酔	術前化学（ホルモン）療法を行う前に腋窩転移の有無を診断する
Ax のみ	全身麻酔	腋窩リンパ節再発時
Tm	局麻・全麻	①巨大な線維線腫 ②良性葉状腫瘍（またはその疑い）
microdochectomy	局麻・全麻	血性乳頭分泌があり，CNB で乳管内乳頭腫または DCIS と診断された腫瘍
Bp（Bq）のみ	局麻・全麻	①転移の心配のない DCIS ②術前化学（ホルモン）療法前の SN で転移陰性で手術時温存可能な乳癌 ③葉状腫瘍で境界病変（margin 0.5 cm 以上）または悪性（margin 1.0 cm 以上）
Bp（Bq）＋SN	全身麻酔	充分なマージンを取って Bp（Bq）を行っても乳房の大きな変形を来たさずリンパ節転移を否定できない乳癌
Bp（Bq）＋Ax	全身麻酔	手術時に温存可能な乳癌のうち 　①術前画像診断（CT，超音波）で腋窩リンパ節転移陽性と診断した例 　②SN の術中迅速病理診断でリンパ節転移を認めた例 　③化学療法前の画像診断（CT，超音波）または SN でリンパ節転移陽性例
Bp（Bq）＋FDFF ± SN ± Ax	全身麻酔	内側または下部の乳癌で乳房の 1/3 前後の切除を要する乳癌
Bp（Bq）＋LDMF ± SN ± Ax	全身麻酔	C 領域を含み乳房の 1/3 以上 2/3 未満の切除を要する乳癌

TGL＋Exp＋±SN±Ax	全身麻酔	乳頭乳輪部を残して全乳腺を切除すれば根治可能な乳癌で再建希望有り
Btのみ	全身麻酔	①術前化学（ホルモン）療法前のSNで転移陰性で，手術時乳房切除の適応例 ②巨大な葉状腫瘍
Bt＋SN	全身麻酔	乳房切除の適応であるが，浸潤巣が5cm未満でSNの適応となる乳癌
Bt＋Ax	全身麻酔	乳房切除と腋窩郭清を要する乳癌
Bt＋Exp＋±SN±Ax	全身麻酔	乳房切除を要するが再建を希望する乳癌

SN：センチネルリンパ節生検術，Ax：腋窩郭清，Tm：腫瘍摘出手術，microdochectomy：乳管腺葉区域切除術
Bp：乳房円状部分切除術，Bq：乳房扇状部分切除術，FDFF：遊離真皮脂肪弁充填術，LDMF：広背筋脂肪弁充填術
TGL：全乳腺切除術，Exp：生食バッグ（expander）挿入術，Bt：乳房切除術

くするため，患肢を90度挙上した状態でマーキングを行う．手術開始前にインジゴカルミン2mlを腫瘍がある方向の乳輪部皮内に注入する．そして，γ-プローブでSNの位置を確認し，その直上に約2cmの皮膚切開線を描く．局所麻酔の場合は，皮内および皮下まで充分に局所麻酔（0.2％アナペイン）を効かせてから，皮膚切開を行い，γ-プローブおよび色素による染色部位を検索してSNを探し出す．見つかったら，周囲を電気メス等で剥離しながら，ケリー鉗子などで根元を挟んでSN切除する．取り出したSNは周囲の脂肪を切除し，γ-プローブでcps値を測定し，染色状態も観察してホルマリン瓶に入れる．さらにγ-プローブで高値を示すか，染色している第2，第3のSNを探し，あれば追加切除する．切除したSNの1/10未満のcps値しか示さない場合は，追加せずに終了する．

②術中迅速で転移があれば腋窩郭清を行う場合（全身麻酔）

リンフォシンチグラフィ，直前の色素注入，皮膚切開，およびSNを摘出するまでと摘出後に残っているSNを検索するまでは，麻酔の違い以外手技は全く同じである．摘出したリンパ節は2mm間隔で切離して，術中迅速病理診断またはOSNA法による転移診断に提出する．さらに第2，第3のSNがないかを検索し，あれば摘出して術中転移診断を追加で行う．結果を待って，転移がなければ閉創し，転移があれば腋窩郭清を行う．

2）腋窩郭清術

乳房切除術と同時に行う場合は，そのための横切開などを少し外側に延長するのみで充分に腋窩郭清は行える．原発巣の切除を前腋窩線切開で行うときは，そのままか切開線を2～3cm頭側に延長するのみで行える．乳房部分切除術で側方に切開線がないときは，センチネルリンパ節生検の皮切線を延長するか，別に約7cm程度の前腋窩線切開を行えば，レベルⅢまでの郭清は可能である．郭清の範囲は，センチネルリンパ節生検で微小転移のみを認めたときは，レベルⅠの郭清にとどめ，通常はレベルⅡまでの郭清を標準とする．大胸筋外側をなるべく上方まで露出し，これより外側に向かって剥離を進めると腋窩静脈が露出

されてくるので，これより下方で乳頭の高さまでの範囲の腋窩を郭清する．肋間上腕神経は可能であれば温存するが，郭清を要する例では，ほとんどの場合，リンパ節転移を有しており，しかも転移好発部位の近くを走行するので，より確実に郭清する為には，必ずしも温存しなくても良い．しかし，下胸筋神経，長胸神経，胸背神経は，必ず温存する．郭清に際しては，リンパ管を可能な限り結紮しておくと，術後のリンパ液貯留を減少させることができる．

3) 腫瘍切除術（Tm）

乳癌以外にも，巨大な線維線腫，良性の葉状腫瘍，または針生検で非浸潤癌を否定できないときなどに行う．ハッキリ良性であることが判明している場合は，腫瘍に沿って剥離を進めると出血が少なく，確実に切除することが出来る．

4) 乳管腺葉区域切除術（microdochectomy）

血性乳頭分泌を認める乳管を涙管ブジーで24Gのサーフロ針が入るまで拡張して，サーフロを挿入し，0.5～1.5 ml程度周りから少し溢れるまで色素（インジゴカルミン）を注入する．MRI，超音波検査等で腫瘍のある部位の傍乳輪切開を行い，色素で染色された範囲を切除する．

5) 乳房円状部分切除術（Bp）

術前の画像検査とくにMRI検査を参考にしながら，手術の体位固定後に手術直前の超音波検査を行って腫瘍の範囲を同定し，周りへの浸潤所見がない限局性乳癌では，1.5 cm，それ以外は2.0 cmのマージンをマジックインキで描き，その線の皮下にインジゴカルミン1 mlに対してキシロカインゼリー3 mlを良く混和した液を注入して切除マーキングとする．皮膚切開は，腫瘍が皮膚に近い場合は，直上の皮膚を切除し，そうでない場合は，傍乳輪，弧状切開，または前腋窩線切開を行い，マーキング通りに乳腺全層を切除する．切除した乳腺は，必ず切除マンモグラフィを撮影してマージンで十分か確認し，必要な場合は追加切除を行う．

6) 乳房部分切除術（Bq）

乳癌が乳管内進展により，区域性に広がっている場合に行う．手術直前の超音波検査，マーキングはBpと同様であるが，乳頭下も必ず切除するようにし，必要に応じて乳頭側断端の術中迅速病理診断を行い，必要な場合は，乳頭も切除する．皮膚切開は弧状切開が切除しやすいことが多い．

7) 全乳腺切除術

乳頭乳輪下や皮膚の近いところに乳癌が進展していないことを術前に確認する必要がある．とくに生食バッグを挿入する場合には，皮弁作成をかなり分厚くしておかないと，皮弁壊死の危険がある．皮膚切開は，前腋窩線切開を原則とするが，皮膚近くに浸潤がある場合には，直上皮膚を切除するので，皮膚切除部位を延長した皮膚切開とする．皮下剥離の際に，全乳腺を確実に切除することと，皮弁を薄くしすぎないことの両方に十分注意して，全乳腺の切除を行う．

8) 乳房切除術

皮膚切開は，乳頭乳輪を含めた横切開を原則とする．皮膚近くに浸潤している部位の直上

の皮膚は確実に切除することが重要である．その際，十分な量の皮膚を切除したために切除後の皮膚縫合が困難になる場合には，躊躇せずに遊離皮膚移植を行う．一方，乳房の脹らみ具合と皮膚の弛みを良く観察して，切除後の皮膚縫合後に皮膚の弛みが出ないよう十分な皮膚切除を行う．いずれにしても，確実に全乳腺を切除することが最も重要である．

9）遊離真皮脂肪弁充填術

下腹部より，欠損部と同じ大きさの皮膚脂肪弁（腹直筋前鞘まで切除）を採取し，確実に真皮が残るように表皮のみを切除して，真皮が下面になるよう大胸筋の上に乗せて大胸筋に縫着する．

10）広背筋脂肪弁充填術

皮膚切開は，長い目の前腋窩線または中腋窩線切開を行い，胸背動静脈・胸背神経が確実に温存できているのを確認してから，欠損部に充填する．厚みが足りないことが多いので，広い目に広背筋を採取し，折り曲げて厚みを出すようにすることが多い．

11）生食バッグ (expander) 挿入術

生食バッグの挿入術は，形成外科医が行うのを原則とする．6～12ヵ月後にシリコンバッグに入れ替えるのも形成外科医が行うので，一連の手術として行ってもらう．

4．主な合併症と対策

1）後出血

術後出血は，手術当日と手術後3日～2週間後に起こることがある．手術当日の後出血の原因は，術中の止血が不十分であることが多い．ドレーンからの排液と創部周囲の腫れの観察が不可欠である．多くの場合，バストバンドによる圧迫により止血可能なことが多いが，時間当たり100 ml以上の出血が続く場合は，再開創による止血処置が必要になる．術後3日以上経過してから，急な体動や体に力を入れたことをきっかけに大出血を来たすことがある．この場合は，一旦止血していた，静脈または動脈の破綻による出血なので，早急に再開創による止血処置を行うべきである．

2）皮弁壊死

皮弁作成を薄くしすぎたときに発生する．とくに，生食バッグ (expander) を皮下に挿入すると，皮弁の下からの血流がないので発生しやすい．手術直後に皮弁壊死が懸念されるときは，手術当日よりプロスタグランジン（リポPGE$_1$，リプル®）10μgを1日1回3日間点滴静注すると予防効果が見られることがある．範囲が広くない場合には，壊死組織を切除し，トラフェルミン（フィブラスト®）スプレーとアルプロスタジルアルファデックス（プロスタンディン軟膏®）による処置で上皮化を促進することが出来る．ある程度の広さがある場合には，躊躇することなく遊離植皮を行うのが良い．

3）脂肪壊死

温存手術で欠損部を充填するために脂肪を剥離する場合，必ず血管走行に注意しながら，なるべく多くの血管を残すようにすることが，脂肪壊死を予防するために重要である．脂肪壊死が発生した場合には，ドレナージが十分出来るだけの大きな切開を行い，壊死した脂肪を除去して，フィブラストスプレーとプロスタンディン軟膏で処置すれば，多くの場合肉芽

が盛り上がって治癒せしめることが可能である．

4）リンパ液貯留
　ドレーン抜去後のリンパ液貯留は，可能な限りリンパ管を結紮するように注意して手術を行っても，ある程度の頻度で発生するのは，止むを得ない．とくに高齢者で遷延する傾向がある．18G のピンク針で穿刺排液を繰り返す以外に治療法はない．

5）創感染
　乳癌手術は基本的に無菌手術であるから，創感染は稀である．脂肪壊死，皮膚壊死，異物反応などが原因していることも多いので原因があればそれを除去することが先決である．

6）肩関節運動障害
　入院中にはリハビリを充分行っていても，退院後に行わなくなって，肩関節が拘縮することがあるので，術後外来では，常に注意して観察することが重要である．拘縮を来たした場合には，リハビリを専門的に行っている整形外科に紹介して，リハビリを依頼する．

7）上肢リンパ浮腫
　腋窩リンパ節郭清を行った場合には，10％前後は不可避の合併症である．発生する前に，予防のための教育を看護師を含めて十分に行う必要がある．発生した場合には，可及的速やかにリンパマッサージ師の資格のある看護師にマッサージ指導などを依頼する．

5．術後管理
1）手術当日
　手術当日の観察点は，全身麻酔後の嘔気・嘔吐の制御と後出血の2つが重要である．嘔気・嘔吐にはプリンペランなどの制吐薬を静注すると共に，麻酔によるもので必ず時間が解決することを十分に説明する．後出血は，早期に出血があることを診断して，バストバンドによる圧迫処置をすれば，ほとんどの場合制御可能である．

2）術後1日目から退院まで
　ドレーンは 50 ml/day 未満になれば抜去する．10 日以上経過した場合には，100 ml/day 未満で抜去して問題ない．術後の肩関節のリハビリはなるべく早く始めるが，遊離皮膚移植術，遊離真皮脂肪弁充填術，広背筋脂肪弁充填術，および生食バッグ挿入術のいずれかを行った場合には，術後1週間は肩関節所挙上は禁じておく．センチネルリンパ節生検の術中迅速診断で転移陽性であった場合は，入院中なるべく早くに術後補助化学療法を導入する．センチネルリンパ節転移陰性の場合は，退院後最終病理結果が判明してから，術後補助療法について外来で相談する．原則としてドレーン抜去2日後に退院とする．

6．補助療法
1）術前化学療法
　リンパ節転移陽性など，術前に判明している所見から化学療法の適応有りと診断した場合には，切除範囲を縮小可能なこと，奏功する化学療法剤が判明するなどの利点があるので，なるべく術前化学療法を行うように勧める．レジュメは，CE 療法を行い，効果が不十分な場合は，TC 療法を行うが，その際，HER2 陽性例は，ハーセプチンを同時に行う（表 6–27）．

2) 術後化学療法

術前化学療法を行っていない症例で術後の病理検査で再発危険因子（リンパ節転移，浸潤径 2 cm 以上，ly/v 因子強陽性，組織悪性度 3 など）があることが判明した場合に行う．リンパ節転移陽性例は，CE → TC（HER2 陽性例はハーセプチン併用）を行う．術前化学療法の有無にかかわらず HER2 陽性例は，ハーセプチン tri-weekly を 1 年間行う．

3) 補助ホルモン療法

表 6-27 乳癌に対する化学療法のレジュメ

レジュメ	投与間隔・期間	投与薬剤（投与量）
CE	3 週に 1 回，4 クール	ファルモルビシン 90 mg/m² + エンドキサン 500 mg/m²
CAF	3 週に 1 回，4 クール	エンドキサン 500 mg/m² + アドリアシンン 50 mg/m² + 5-Fu のみ day1 & 8 に 500 mg/m²
PC	3 週に 1 回，4 クール	ピノルビン 60 mg/m² + エンドキサン 500 mg/m²
TXL	3 週連続 1 週休，4 クール	タキソール 80 mg/m²
TXT	3 週に 1 回，4 クール	タキソテール 75 mg/m²
TC	3 週に 1 回，4 クール	タキソテール 75 mg/m² + エンドキサン 600 mg/m²
VNB	2 週連続 1 週休薬 6 クール	ナベルビン 25 mg/m²
CMF	3 週で 1 クールを，6 クール	Day 1 にエンドキサン 600 mg/m² + メトトレキセート 40 mg/m²，5-Fu のみ day1 & 8 に 500 mg/m²
capecitabine	21 日連続投与 7 日休薬	ゼローダ 1 日 2 回，1.31 m² 〜 1.64 m²：1200 mg/ 回，1.64 m² 以上：1500 mg/ 回
TS-1	28 日連続投与 14 日休薬	TS-1：1 日 2 回，1.25 m² 〜 1.5 m²：50 mg/ 回，1.5 m² 以上：60 mg/ 回
UFT	毎日	ユーエフティ 300 mg/m² を 1 日 2 回 〜 3 回に分けて投与
carboplatin + TXL	3 週に 1 回，4 クール	パラプラチン AUC5 + タキソール 180 mg/m²
GEM	3 週連続 1 週休薬	ジェムザール 1000 mg/m²
CPT-11	4 週連続 2 週休薬	カンプト 100 mg/m²
trastuzumab	毎週または 3 週に 1 回	ハーセプチン転移性乳癌：毎週，1 回目 4 mg/kg，2 回目以降 2 mg/kg 術後補助：3 週に 1 回，1 回目 8 mg/kg，2 回目以降 6 mg/kg
lapatinib	毎日	タイケルブ 250 mg/body を 1 日 1 回空腹時

※ carboplatin と GEM は保険適応外
※ carboplatin の投与量：コッククロフトの式〔投与量 AUC5 =（GFR + 25）× 5〕により算出
※ trastuzumab と lapatinib は分枝標的治療薬（一般の抗癌剤とは異なる）

ER陽性例は，化学療法を行う場合はその終了後に，そうでない場合は，なるべく早くホルモン療法を行う．閉経前は，LH-RHアゴニスト（ゾラデックスまたはリュープリン）＋抗エストロゲン薬（ノルバデックスまたはフェアストン）の併用療法を5年以上行う．閉経後では，アロマターゼ阻害薬（アリミデックス，アロマシン，またはフェマーラ）の経口投与を5年以上行う．リンパ節転移がない閉経後乳癌に対しては，術前ホルモン療法を行えば，奏功が期待できる．

4) 術後放射線治療

　温存療法を行った場合には，垂直水平断端がともに5mm以上の陰性で，ly/vが著明でない場合以外は，術後放射線治療の適応である．乳房切除を行った場合でも，原発巣5cm以上またはリンパ節転移4個以上は，術後放射線治療の適応である．

＜文献＞

1) マンモグラフィガイドライン第2版：(社)日本医学放射線学会，(社)日本放射線技術学会，マンモグラフィガイドライン委員会．乳房撮影委員会編．医学書院，2004．
2) 乳房超音波診断ガイドライン改訂第2版：日本乳腺甲状腺超音波診断会議編．南江堂，2008．
3) 臨床・病理乳癌取扱い規約第16版：日本乳癌学会編．金原出版，2008．
4) 乳腺超音波ガイド下インターベンション手技マニュアル：日本乳腺甲状腺超音波診断会議インターベンション班編．アトムス，2009．
5) 稲治英生，平岡眞寛，黒住昌史，伊藤良則編：乳腺疾患の臨床．金原出版，2006．
6) 乳癌の手術：霞　富士雄，植野　映編．南江堂，2005．
7) 沢井清司，福間英祐編：鏡視下乳腺手術の実際．金原出版，2002．

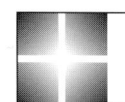

5. 臓器移植手術

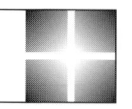

A. 腎臓移植

　臓器移植は免疫抑制薬の開発，周辺医療水準の向上により成績は格段に進歩し，良好な生存率と高い quality of life (QOL) をもたらし確立された医療となってきている．最近ではシクロスポリン (CsA) やタクロリムス (FK506)，抗 IL-2 レセプター抗体（シムレクト）をはじめとする新しい免疫抑制薬が臨床使用され，良好で安定した移植成績が得られるようになってきた．腎移植においても日本移植学会の統計では生体腎，死体腎ともに移植後の生着率は年々向上している．特に1981年以降の死体腎移植成績の向上は顕著であり，これは主に CsA の導入によるところが大きい．しかしながら薬剤独自の副作用や免疫抑制過剰による CMV や BK ウィルスなど新たな合併症が増加してきている．

1. 腎移植の歴史

　腎移植の最初の研究は1902年に Ullmann が犬に腎移植を行ったものである．臨床応用は1906年に Jaboulay が慢性腎不全の患者の腕にヒツジとブタの腎臓を移植したのが最初とされている．腎移植により救命に成功した最初の例は，1945年に Hume らにより実施された急性腎不全例であり，当時は人工腎臓が実用化されていなかった為と思われる．生体腎移植は1954年に Merrill らが行った一卵性双生児間の腎移植であり，ここで腎移植手技が確立した．1960年代にはいるとアザチオプリンが登場し，ステロイド投与と併用で拒絶反応の治療も可能になり，同種腎移植で長期生着が得られるようになった．さらに1978年に登場した CsA が1980年代の前半に各国で使用され成績の向上が得られ，劇的な移植数の増加が得られた．わが国では1956年に日本最初の腎移植が行われた．1964年にはじめて免疫抑制薬を用いて生体腎，また同じ年に死体肝の移植が行われ，1967年には死体腎移植も成功するようになった．1984年には脳死膵腎同時移植が行われた．このような状況から，1980年に角膜および腎臓移植に関する法律が施行され，心臓死からの膵移植を含めてこれらの移植のみがなされてきた．

2. 腎臓摘出と保存

内視鏡補助下移植用腎採取術

　生体腎ドナーからの腎摘出術については従来，Israel-Bergmann 法により第12肋骨の部分切除を伴った約25 cm の皮切を行う開放手術を行なってきた．これは手術手技の絶対的安全性と移植腎機能を保持するため大きな術野で直視下に術操作を行うためであった．しかし鏡視下手術の進歩に伴い，2001年からは約10 cm の傍腹直筋切開にて後腹膜腔に到達し，創縁を鉤にて吊り上げ，小切開創からの直視下の術操作以外に補助的に内視鏡下の操作を行う内視鏡補助下手術を導入しており，ここではこの手技について述べる．

内視鏡補助下移植用腎採取術の適応

　種々の理由により右腎を摘出する場合は十分な腎静脈の長さを得るために下大静脈に鉗子をかけ，これを直接縫合閉鎖するため，傍腹直筋切開による内視鏡補助下移植用腎採取術は

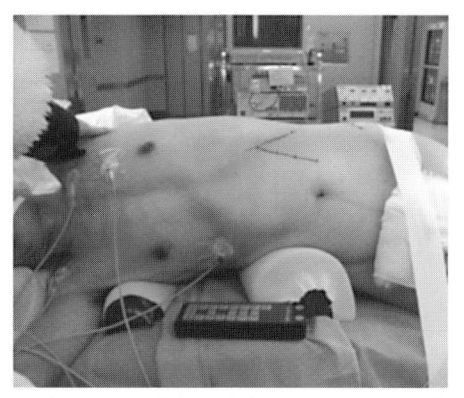

写真 6-4 腎摘位と皮膚切開のマーキング

採用していない．よって本法は左腎を採取する場合にのみ用いている．また肥満，複数動脈，解剖学的異常があるものでも本術式での安全な遂行が可能か，適応に関し慎重に検討する必要がある．

腎臓への到達法とポートの挿入

気管内挿管，全身麻酔下に右側臥位とし，ややベッドを折り曲げた腎摘位とする（写真6-4）．

10 cm〜15 cm の傍腹直筋切開にて皮切を行い腹直筋前鞘を切開した後，腹直筋を内側によけ後鞘を切開し腹膜を損傷せぬよう腹壁との間を剥離し，後腹膜腔に至る．腸腰筋膜を損傷せぬよう腹膜を腹側に剥離すると尿管，性腺静脈（精巣静脈あるいは卵巣静脈）が見えてくる．後腹膜腔が十分に露出されたらオムニトラクト（多機能開創鉤）にて視野を十分に確保する．その後前腋窩線臍下部より，内視鏡用 11.5 mm ポート（THORACOPORT™）を挿入する．又場合によりこのポートのやや頭側中腋窩線より鉗子用 5.5 mm または 11.5 mm ポートを挿入する．

腎，尿管の剥離

尿管の走行，特に尿管血管の走行をよく確認する．尿管の動脈は上部尿管で腎動脈の最下部に分岐している腎茎動脈より支配されているが，中部尿管では尿管に沿って縦走する直血管より栄養されており，この直血管に大動脈と総腸骨動脈から分岐する血管が吻合している．従って，移植腎では腎茎動脈とこれに連なる直血管によって尿管全体が栄養されることになるので，尿管の剥離に際しては，この腎茎動脈と直血管を温存する事が大切である．このため腎門部付近では脂肪膜をあまり剥離することなく，尿管が脂肪膜に一部つつまれた状態にとどめる．尿管をケリーですくいネラトンを牽引しながら剥離を進め，末梢は総腸骨動脈の交叉部まで行う．その後腎脂肪膜の剥離に移るが，この際腎実質を経て腎線維被膜より脂肪膜に入る穿通枝が存在することがあってこれを損傷すると腎線維皮膜下血腫を作るので注意を要する．腎外側から後面の剥離は直視下には困難で，ポートより内視鏡（フレキシブル）を挿入し観察しながら電気メスで剥離を進める．又腎上極の剥離に際しては血管造影で確認されないような細い上極枝（aberrant artery）が存在することがあるので注意をする．この

操作中腎に圧迫や腎門部に牽引がかからぬよう腎を愛護的に取り扱う事が肝要である．

腎門部の剥離

　まず腎静脈の剥離より始める．これは主に切開創より直視下に行う．またポートよりスネークリトラクターを挿入し腎を外方に牽引し腎静脈にテンションをかけることにより，腎静脈の枝を判別しやすくする．腎静脈後面の腰静脈の処理ではポートより挿入した内視鏡の併用が有用である．左腎では性腺静脈が下縁に流入し，副腎静脈が上縁に腰静脈が後面にと計3本の分枝が存在する．これら分枝はかなり太いもので必ず存在するが，その他にも腎門部付近で1～3本の細い静脈が見られる場合もある．我々はまず性腺静脈を腎静脈分岐部で結紮切離するが腎静脈側の結紮には黒糸を用いている．これは腎静脈と外腸骨静脈との吻合の際に腎静脈下縁の目印となるもので，これによって腎静脈のねじれを防ぐ為である．ついで腎静脈上縁の剥離を進め，副腎静脈を結紮切離する．この副腎静脈はかなり深部に存在し，分枝からの長さが短い為に結紮にあたってはこれを引きちぎらぬよう注意する．最後に後面の腰静脈の切離に移るがこれは性腺静脈分岐部近くでこれら静脈と合流する場合や，腎静脈分岐後すぐに2～3本に分かれる場合など種々な変化があるので，分かりにくい場合は腎動脈の剥離を完了し腎門部の解剖学的位置関係が明瞭になった最後の時点に回したほうが安全である．

　次に腎動脈の剥離に移るが，これに先立って腎門部より副腎を剥離しておくと，動脈の分枝や走行がわかりやすい．腎動脈は神経やリンパ管を含む結合組織の膜につつまれているが，剥離に当たってはあらかじめ2％キシロカインを腎動脈や大動脈周囲に注入し，腎動脈の攣縮を防止する．腎動脈周囲の結合織性の膜を切開し腎動脈の剥離を進めるが，この際には切開する結合織内に多数のリンパ管が存在するため必ず結紮の上切開する．この操作を怠るとドナー腎に由来するリンパ漏のためにレシピエントにリンパ囊腫を見るからである．またこの剥離操作中腎門部をあまり引っ張ると，腎動脈が機械的に伸展されて血流不良となり，術後レシピエントが急性尿細管壊死を起こす原因となるので注意を要する．左腎動脈の剥離は大動脈壁まで進める．

腎摘出と灌流

　腎門部の剥離が終了し，レシピエントの吻合血管の剥離が終了しグラフトの受け入れ準備が完了したらいよいよ腎摘出にかかる．腎摘出時に十分な利尿をつけるため麻酔科に依頼しフロセミド（通常4mg程度）を静注する．まず最初に尿管を切断するが，尿管の切断部はあらかじめ剥離しておいた総腸骨動脈交叉部とする．尿管の切断は大ケリー2本で尿管をクランプ，その中枢で切断後1-0絹糸で二重結紮する．切断した尿管の断端より尿の流出を確認した上で血管の切離に移る．まず腎動脈の切離を行うが切離部位は大動脈分岐部とし1-0絹糸で二重結紮する．続いて静脈の切離に移るが我々は阻血時間をできるだけ短くし，静脈をできるだけ長く取れるよう2本のサテンスキー鉗子をかけ副腎静脈の中枢側で切離しすぐにグラフトを灌流班に渡したのち，静脈断端を1-0絹糸で二重結紮する．

　摘出腎は直ちにバックテーブルにてユーロコリンズまたはビアスパンにて灌流する．いずれの場合もまず室温で灌流し，ある程度ウォッシュアウトし，静脈から流出する液が透明に

近づいたら4℃の灌流液に変更する．灌流量は合計150〜200 m*l*，灌流時間は3〜4分である．灌流が終わった後は血管吻合中も冷却できるようアイススラッシュを含んだミクリッツガーゼに包んでおく．

止血と閉創

腎が摘出されたら十分に止血を確認する．まず腎動脈断端，腎静脈断端の止血を確認し，次に尿管断端の止血を確認する．その後約1000 m*l* の温生食で洗浄し，最後に副腎よりの出血がないかを確認する．副腎表面よりの oozing に対してはサージセル（コットン）による止血か縫合止血を行なう．ポート挿入部よりフラットサクションチューブを挿入し，先端を腎摘出部におく．腹直筋前鞘，後鞘を 1-silk で結節縫合し，皮膚を縫合し手術を終了する．

3. 腎臓移植手術

腎移植手術手技

腎移植の完成図を図6-14に示す．図6-14はドナーの左腎を右腸骨窩へ移植した最も標準的な術式である．移植腎は前面と後面が逆転した状態であり尿管が前面にくる．図6-15は右腎を右腸骨窩へ移植した図である．前後面はそのままで下方へ移動した形であり，腎静脈が前面にくる．いずれも吻合部位は3ヵ所であり，動脈は腎動脈・内腸骨動脈の端々吻合，静脈は腎静脈・外腸骨静脈の端側吻合，尿管は尿管膀胱新吻合で行っている．なお，内腸骨動脈壁の動脈硬化性病変の強い症例や，端々吻合ではおさまる位置が悪く血流障害をおこすような症例，再移植症例では腎動脈と外腸骨動脈を端側吻合することもある（図6-16）．

レシピエントの術前準備

術2週間前より貧血の補正を行い，Ht を 27〜30％にしておく．必要であれば輸血を行い，術前最終透析は術前日とする．気管挿管による全身麻酔が開始された後，バルーンカテーテルを用いてリマオン水及び抗生剤入り生食膀胱洗浄を行い，膀胱容量を測定する．長期の無尿・乏尿のため膀胱が萎縮している症例が多いので膀胱洗浄は愛護的に行う．

ドナーの腎摘出

現在では原則として内視鏡補助下腎摘出術を行う（後述）．まず最初に従来行っていた内

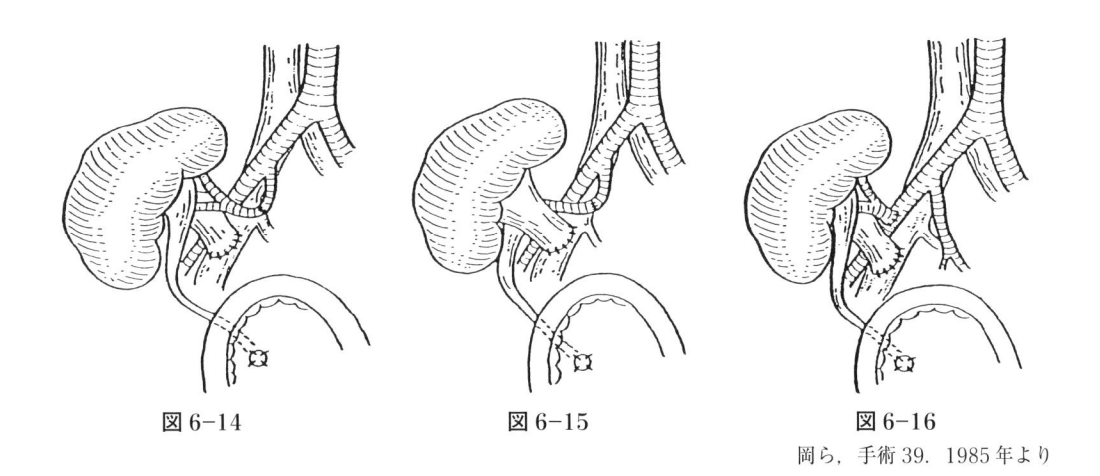

図6-14　　　　　図6-15　　　　　図6-16

岡ら，手術39. 1985年より

図 6-17

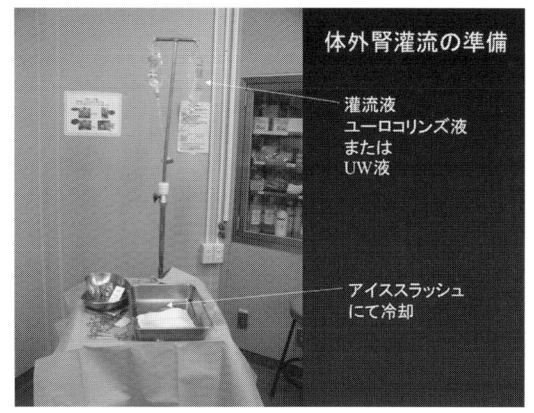

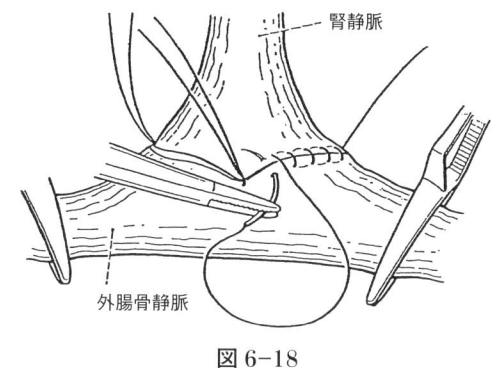

図 6-18
岡ら，手術 39. 1985 年より

視鏡を併用しない場合の要点を示す．
- Bergmann-Israel の斜切開で後腹膜に入る
- Gerota をあけ腎臓をもとめ，ついで下方へ尿管を剥離，テーピングする
- 尿管は腸骨動脈交叉部より 3～4 cm 末梢まで剥離し，周囲の結合織はできるだけ残す
- 右の下副腎静脈は下大静脈との分岐部に細かく入っているので注意深く処理する
- 腎動脈は大動脈起始部まで剥離する
- 腎門部には動脈の攣縮を防止するため 2%キシロカインを浸潤させる
- 攣縮が起こった時は手術を中断して血流再開を待つ
- 切離は尿管，腎静脈，腎動脈の順に行う
- 腎静脈の把持にはサテンスキー 2 本を用い IVC に切り込むようにして切離する

　灌流は血液の wash out と腎の冷却・保存の目的で行う．周囲も氷で冷却する．腎動脈遮断から冷却開始までの温粗血時間は約 1 分，グラフトの血管吻合が開始されるまでの時間は 10 分位である．灌流液はユーロコリンズ液，UW 液のいずれかを症例に応じて使用している（図 6-17）．

レシピエント手術

　体位は側臥位で，皮膚切開は傍腹直筋切開で右なら逆 J，左なら J 型におき，腸骨窩に達する．その際，下腹壁動静脈は結紮切断するが，男性の場合精索は温存する．動脈は内腸骨動脈の中枢側を外腸骨動脈との分岐部まで，末梢側を腸腰動脈，上臀動脈などが分岐する手前まで行い，静脈は外腸骨静脈の中枢側を内腸骨静脈との分岐部まで，末梢側は約 10 cm 以上にわたり十分に剥離しておく．外腸骨静脈を横切るリンパ管はリンパ漏やリンパ囊腫の発生を防止する目的で結紮してから切断するが外腸骨動静脈間の縦走するリンパ管は下肢から中枢へ向かうので，できるだけ温存するように心がけている．剥離した動静脈にはそれぞれ赤テープ，青テープをかけておく．内腸骨動脈中枢側はホプキンス鉗子でクランプし，末梢側は分肢のでる手前で切断，内腔をヘパリン生食で洗っておく．外腸骨静脈はあらかじめ

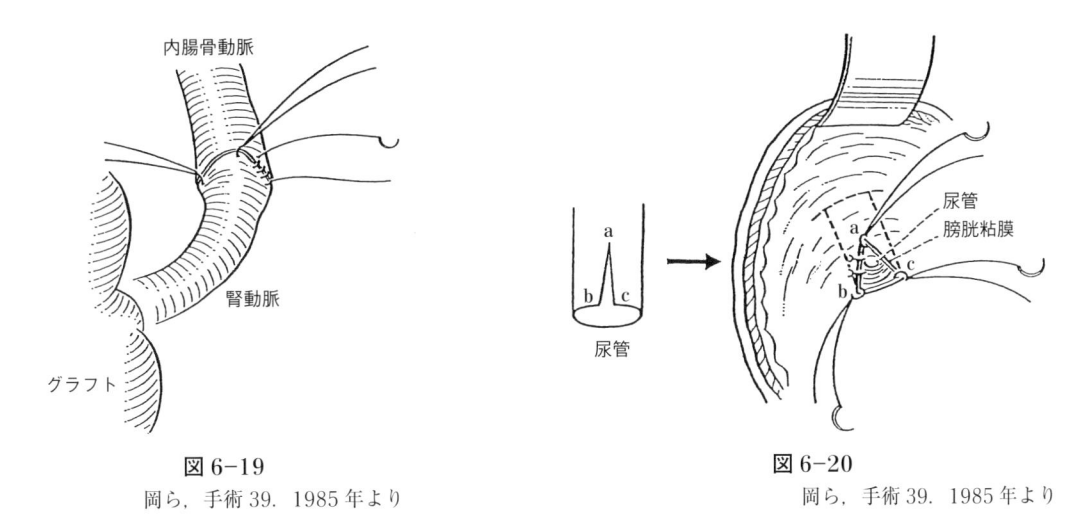

図 6-19
岡ら，手術 39．1985 年より

図 6-20
岡ら，手術 39．1985 年より

ドナー側で計測した径にあわせて壁の一部を含めて切除し，上下左右に 5-0 prolene 糸をかけておく．

（血管吻合）静脈から開始する．静脈のねじれがないよう細心の注意を払う．4 点支持をとって腎臓を脱転し，まず後壁の外側から連続吻合で行う（図 6-18）．

動脈も同じく 5-0 prolene を用いて 3 点支持で行う（図 6-19）．吻合終了後血流再開の前に吻合部に止血用材を覆い血液の漏出を防ぐ．血流再開後は静脈の中枢側，末梢側及び動脈の順に行う．ドナーの腎動脈遮断から血流再開まで 60 分前後であり，初尿は 1～5 分後にみられる．

（膀胱尿管新吻合）ついで尿管膀胱新吻合に移る．膀胱中央前壁を切開して吻合部の自己尿管口を確認する．それより 1～2 cm 底部によった膀胱後壁に尿の逆流を防ぐために 1.5 cm 程度粘膜下トンネルを作成しネラトンカテーテルを通す．尿管とネラトンカテーテルを結びつけ，尿管の血管の走行に十分注意しねじれないように膀胱内へ引き抜く．尿管の血管を結紮した後余分な尿管は切除する．尿管と膀胱粘膜は 5-0 PDS を用いて吻合する．まず尿管断端前面を約 1 cm 縦切開を行い，その頂点及び両側面と膀胱粘膜に 3 点の結紮支持糸をおく．その間に 2～3 針ずつの結節縫合をおく（図 6-20）．尿管内にはダブル J カテーテルを挿入する．膀胱の閉鎖は 3-0 PDS にて連続と結節の 2 層で閉鎖する．

開放腎生検を行い，移植腎を腸骨安定した場所に納め閉鎖式ドレーンを腎上極と膀胱側面に留置し手術を終了する．ドレーンおよび尿道バルーンは術後 3～5 日で抜去する．

<小児の腎移植>

体重が 20 kg 未満，20～30 kg 未満，30 kg 以上を目安として移植部位，血管の吻合法，自己腎摘を工夫している（表 6-28）．

<再移植>

原則として 1 次移植と反対側へ移植する．癒着がなく操作が容易であることと，低機能

表 6-28

体重	移植部位	血管吻合	
		腎動脈	腎静脈
20 kg 未満	後腹膜(経腹的)	大動脈	下大静脈
20〜30 kg 未満	後腹膜	大動脈	下大静脈
	腸骨窩	総腸骨動脈	総腸骨静脈
30 kg 以上	腸骨窩	内腸骨動脈	外腸骨静脈

岡ら,手術 39. 1985 年より

ではあるが移植腎機能が全く廃絶しているわけではないことから反対側を選択する.また,動脈吻合において1次移植時とは異なり外腸骨動脈と腎動脈の端側吻合を行う.両側の内腸骨動脈を遮断することによる骨盤内の動脈血流不全を回避する目的からである.

術前検査

<ドナー検査>

  ☐胸部・腹部 X-P

  ☐安静時心電図,肺機能

  ☐上腹部造影 CT(3D-CT)

  ☐ DIP,レノグラム(DTPA)

  ☐ GF

  ☐ Ccr 測定

  ☐ ICG(15')

  血液検査

    ☐血液型

    ☐ CBC,一般生化学

    ☐ HB 一式,HCV,STS,TPHA

    ☐ HSV,VZV,CMV 抗体価

    ☐ FBS:異常があれば OGTT,IRI

    ☐ CEA,CA19-9

  ☐尿定性・定量,便潜血

<レシピエント検査>

  ☐胸部・腹部 X-P

  ☐安静時心電図,肺機能

  血液検査

    ☐血液型

    ☐ CBC,一般生化学

    ☐ HB 一式,HCV,STS,TPHA

    ☐ HSV,VZV,CMV 抗体価

☐ FBS
☐ CEA, CA19-9

4. 免疫抑制療法

本項では腎移植における免疫抑制療法のプロトコールの基本的考え方, 要点を記す.

(1) 基本的にカルシニューリンインヒビター（CNI：ネオーラルとプログラフを指す）＋代謝拮抗剤＋ステロイドの3剤併用療法プロトコールであるが, 生体腎（プロトコール1-2), 死体腎で異なる. 生体腎では2日前よりCNIを投与, 術当日は持続点滴静注（c.i.v.,）死体腎では術直前から内服, CNIのc.i.vはATN期間中の腎毒性を避けるために使わない.

(2) 生体腎でもABO血液型不適合は特別なプロトコールである（プロトコール3：血漿交換, 5日前からの免疫抑制薬の投与など）.

(3) CNIは血中濃度により投与量を設定. いずれもAUC$_{0-9}$が重要, ネオーラルではC$_0$（トラフ）, C$_2$, プログラフはC$_0$を参考に, またネオーラルとプログラフの併用は禁忌である.

(4) 代謝拮抗薬は基本的に体重あたりの一定量を投与.

　　＜目安＞　セルセプト　　25 mg/kg
　　　　　　　イムラン　　　1 mg/kg
　　　　　　　ブレジニン　　3 mg/kg

ただし, 有害自称の出現等により変更・減量したり, 多剤併用する.

　　（主な副作用）　セルセプト　　感染症（CMV), 骨髄抑制
　　　　　　　　　　イムラン　　　骨髄抑制, 肝障害
　　　　　　　　　　ブレジニン　　高尿酸血症

免疫抑制不足によるACR

(5) ステロイドは50 mgから開始し定期的に減量.

(6) 内服薬は原則的に分2均等分割投与（血中モニタリングのため）やむを得ず2分割できないときは朝を多く投与する（例：プログラフ6.5 mgなら朝3.5 mg, 夕3.0 mg).

(7) ivのCNIは一日量を24時間で割り持続静注をする. 内服可能となった時点でoffとする.

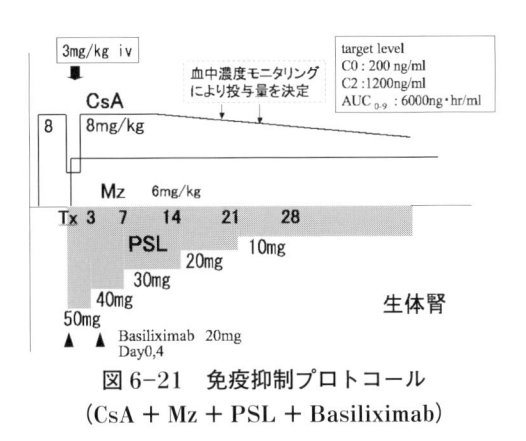

図6-21　免疫抑制プロトコール
（CsA ＋ Mz ＋ PSL ＋ Basiliximab）

178　6章　術式別にみた術後合併症と対策

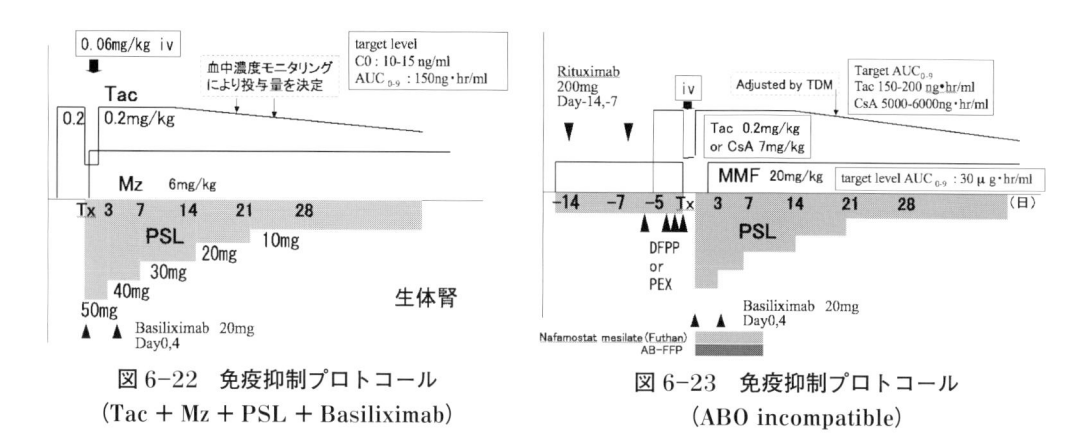

図6-22　免疫抑制プロトコール
(Tac + Mz + PSL + Basiliximab)　生体腎

図6-23　免疫抑制プロトコール
(ABO incompatible)

術後管理

生体腎移植を受けられる方の予定表　　No.1

入院時の持参物品		入院当日	－2W目	－1W目	－2日目	前日
自動血圧計　1個 体温計　1個 和式寝衣　2～3枚 T字帯　2～3枚 腹帯　2～3枚 吸いのみ　1個 タイマー (3時間程の設定可能な物)1個 マスク　2～3枚 メリークリアー　2～3枚 尿器　1個 計量カップ　1個 筆記用具　1個 ＊自動血圧計と体温計と筆記用具は入院当日から必要です。他の物は院内でも購入可能ですが自宅にあれば持参して下さい。 ＊術後3日間は家族の付き添いが必要となります。布団の貸し出しができませんので準備をお願いします。	検査 他科 受診	採血 レントゲン 心電図 肺機能	手術までに消化器内科・眼科・耳鼻科・整形外科・歯科・精神科を受診します 透析の方は2～3/週で透析があります		免疫抑制剤 (日内変動)	
	投薬	主治医の指示通り			免疫抑制剤 (内服開始)	眠前に 下剤・ 睡眠薬
	安静度	院内フリー	手術前外泊OK			
	教育 指導	自己管理　免疫抑制剤について OPEオリエンテーション　蓄尿について 移植について　感染予防について	入院当日より 自己測定(0時18時) 水分記入	クリーン操作について オリエンテーション		
	内服 指導 (薬剤師)		内服薬説明	免疫抑制剤 日内変動説明		
	排泄尿便	トイレで可				
	水分 食事		水分食事とも主治医の指示に 従って下さい			夕食後絶 食　眠前 以降絶飲
	消毒				手洗い・うがい 開始	
	清潔	適宜自己にて入浴 orシャワー				除毛 シャワー
	備考	食事記入説明 入院手続き 更正医療手続き		クリーンroomに移る 転bed		手術に ついて の説明

生体腎移植を受けられる方の予定表　No.2

	OP当日	1日目	2日目	3日目	4日目	5・6・7日目	2W目(8日目〜)	3W目(15日目〜)	4W目	5W目
検査他科受診	採血 術後レントゲン	採血・免疫抑制剤血中濃度 レントゲン ドップラーエコー	▼ レントゲン Drにより適宜	▼	▼	▼ 血中濃度日内変動(5日目) レントゲン(7日目) 細菌尿検査	▼▼▼▼▼▼ ▼	▼▼▼ ▼ ▼	▼▼ ▼	▼ ▼
投薬	OP前筋肉注射 術後持続点滴(免疫抑制剤)	昼〜免疫抑制剤内服開始 持続点滴 抗生物質点滴				様子見て止 様子見て止				
安静度	ベッド上30°bed up 酸素 心電図	ベッド up 45° 横向き OK オフ	坐位 OK Drと体重測定	室内歩行可			病棟内歩行可 (検査のみ院内可)	院内フリー	外出可	外泊可
教育指導		水分記入開始	自己測定開始	尿量記入開始		内服セット確認 自己管理について教育指導	出来具合見て確認止		栄養指導 退院指導	最終チェック
内服指導(薬剤師)						サンプル表作成 免疫抑制剤以外自己管理開始	内服全て自己管理開始		退院指導用手帳	
排泄尿便	尿カテーテル bed上		ポータブルトイレOK	抜去時間排尿開始 トイレ可			トイレで蓄尿		様子見て尿意排尿	
水分食事	食事を止める	飲水テスト後水分OK 昼〜腎炎五分粥	水分量は尿量を見てDrが指示 昼〜腎炎全粥	水分量は尿量を見てDrが指示 昼〜腎炎米飯			お茶可 普通食			
消毒				ポーティナー抜去 傷の消毒開始		抜糸				
清潔		清拭・更衣		清拭・更衣		6回目シャンプー入浴可となるまで2回/週清拭介助	抜糸後入浴可			
備考	クリーン操作								退院日確認	

C-5　病棟クリニカルパス

5. 合併症と対策

移植後にみられた重篤な合併症による時期別の死亡原因をみると，移植後早期には感染症，脳血管障害，肝不全が多く，死亡例のうち各々39%，14%，14%を占め，5年以上経過すると悪性腫瘍の比率が増加し，17.8%を占めた．

1) 腎毒性

CNIには種々の副作用が報告されている．現在問題となるのは腎毒性である．腎毒性に基づく腎機能障害は，移植腎の予後に重大な影響を及ぼすばかりでなく，移植後早期には急性拒絶反応と，またこれ以後では慢性移植腎症との鑑別が問題となる．急性拒絶反応と

の鑑別には臨床所見，腎機能の推移のほか，尿蛋白，尿中 FDP 値などが有効な指標となるが，CNI の血中濃度，特に AUC の測定は，この鑑別に極めて重要な役割を果たす．すなわち，移植後早期における CNI の腎毒性は血中濃度と相関し，移植後血清クレアチニン値が上昇し CNI の投与量を減らせば速やかに腎機能の改善をみることが多い．尿蛋白の有無などを参考に CNI を少しずつ漸減していく必要がある．

2) 感染症

腎移植後は細菌，真菌，ウイルス，pneumocystis carinii (PC) などによる感染症が発症する．CNI の使用により併用するステロイドの投与量が半減したこと，各種抗生物質，抗真菌薬の開発によって，細菌性，真菌性の感染症の制御は容易となった．これに代わりウイルス感染，PC 肺炎の頻度が増加している．従って近年，移植後合併症にはウィルスの関与を示す報告が多い．移植前から HCV 陽性であった移植患者の 5 年以上の追跡調査では，腎機能廃絶と死亡の危険率は高かったが，HCV 陽性ドナーからの感染例では肝障害が約半数にみられたものの，これらの危険率は対照群と差はみられなかった．これは HCV 罹患期間の差によるものと考えられる．他の重要なウイルス感染症は cytomegalovirus (CMV) である．CMV 陽性ドナーから陰性レシピエントへの移植成績は不良である．CMV 感染はそれ自体が重篤な病態を引き起こすだけではなく，拒絶反応の誘因となり得る．Conti らは移植後 3 週間 ganciclovir の予防的投与により CMV 感染症は 33% から 13% に減少し，その結果，AR の減少と生着率の向上が得られたと述べている．

ウイルス感染のうち単純ヘルペスウイルス，水痘ウイルス感染は aciclovir が有効である．CMV (cytomegalovirus) 感染症に対しては高力価の γ-グロブリン製剤，ganciclovir，インターフェロンなどを用いる．PC 肺炎に対する治療として sulfamethoxazol-trimetoprim (ST) 合剤，pentamidine を用いるが，これらは予防的にも少量が持続投与される．近年 BK ウイルス (BKV) 腎症は，移植腎機能低下の原因のひとつとして認識されている．我々も 10 年以上前にまだ BKV について詳しく判明していなかった時代にその様な症例を数例経験し，移植腎機能を喪失した経験をもつ．その後他の移植と比較して，腎移植において BKV 腎症がより重要な問題となった理由は，強力な免疫抑制薬の使用などにより発生率が上昇したことと疾患への理解，診断方法の進歩による．BKV は，通常尿路上皮細胞に潜状感染しており，強力な免疫抑制薬の使用やドナーからの持ち込みなどの条件が重なった場合に活性化される．この増殖した BKV により移植腎機能障害が生じた状態を BKV 腎症とする．BKV 腎症は，カルシニューリン阻害薬と新たに登場したミコフェノール酸モフェチル (MMF) などの代謝拮抗薬による強力な免疫抑制を反映し，1990 年代以降より報告が増加してきた．腎移植患者での BKV 感染率は 10〜45% であり，BKV 腎症発症率は約 6% である．BKV 腎症の診断は尿中デコイ細胞の存在で疑い，確定診断は病理組織診断によってなされ，BKV が尿細管上皮細胞核へ感染したことにより核内封入体および間質への細胞浸潤が観察される．抗 SV40 抗体を用いた免疫組織検査を行い尿細管上皮細胞核の陽性像を得た場合に BKV 腎症の確定診断が可能である．BKV 腎症が診断された場合，拒絶反応を惹起しないように免疫抑制療法を減弱するか，抗ウイルス薬の投与を行うことが一般的である．

3) 肝障害

　腎移植後の肝障害には，AzやCsA，FKなどの薬剤による場合と，ウイルス感染による場合とが複雑に関与している．われわれの施設でGOT，GPTが2週間以上にわたり50 KU以上の値をとった患者は比較的高率であるが，CsA，FKやAzの減量，またはmizoribine（ブレジニン）への変更によりその60％が2ヵ月以内に正常化している．最も重要なのはウイルス感染による慢性肝障害であり，HBs抗原陽性やHCV抗体陽性患者はステロイド投与により感染の活動性が増し，活動性肝炎，肝硬変，肝癌へと進展する可能性がある．実際，これらの患者は長期的に見ても生存率が劣り，その原因として肝疾患による死亡が多い．

　腎移植患者におけるHCV陽性の頻度は従来は高く，我々の症例では19％にみられる．Perieraらによると，移植時にHCV陽性であったレシピエントの比率は22％であり，彼らは移植後も肝機能異常を示すことが多く，感染症による死亡率も高かった．Rostaingらは HCV陽性14例にinterferon（IFN）治療を行った．その結果，10例でALTが正常化，4例でHCV-RNAの再検出がみられた．さらに治療群で5例の腎機能障害をみたことから，IFN治療は適切ではないとしている．HCV-RNAのサブタイプやコピー数，HCV肝炎の進行度による差も考慮されねばならない．一方，陽性者から陰性者への腎移植では大部分の例でHCVが陽性化した．しかし，HCV陽性となっても移植成績は対照例と差がなかった．

4) 高脂血症

　腎移植後は正常人に比較して動脈硬化性疾患の発生頻度が増加すると言われており，これにはステロイド，CsAなどの種々の要因が考えられている．Ibelsらは，正常人に比較して心筋梗塞の発生頻度は25倍，脳梗塞の発生頻度は300倍になると述べている．これら動脈硬化性疾患の発生の危険因子として血清脂質異常が知られており，腎移植患者ではT-Chol，TG，β-Lipo，LDLC，HDLCに異常が見られると報告されている．筆者らも腎移植後の高脂血症にプラバスタチンを用い，高コレステロールのコントロールをしてよい結果を得ている．今後長期を経過した腎移植患者が増加するにつれて，心，血管系の合併症が増加すると考えられ高脂血症のコントロールがより一層必要と考えられる．

5) 悪性腫瘍

　移植患者は免疫抑制剤の長期投与を受けるため，種々の悪性腫瘍の発生頻度が高率である．本邦では一般的に消化器癌が多いが，移植後もこの傾向は変わらず肝癌，大腸癌，胃癌などの発生頻度が高い．われわれの施設においては腎移植800例のうち59名，62病巣に悪性腫瘍が発生し，とくに移植後10年以上経過した85症例では10例と高率に発生した．Gayaらによれば，3年以上生着した274例中54例に71の悪性腫瘍が発生した．累積危険率は10年18.4％，20年49.6％であり，部位別では皮膚が最も多く，次いでリンパ腫瘍，腎尿路系腫瘍，気管支癌の順であった．

　移植後の悪性腫瘍は若年者でも頻度が高く，進行が早いのが特徴である．したがって，長期生着例では定期的に悪性腫瘍のスクリーニングを行い，早期発見，早期治療に努めなければならない．長期生着例が増えるほど発生頻度が高くなるので，漫然とした長期的な免疫抑制剤投与は種々の合併症の原因となるだけではなく，悪性腫瘍発生の危険度を増幅させる．

我々の施設でも長期生着例では免疫抑制薬を極端に減量するとともに移植後10年を目途に胃カメラ，大腸ファイバー，CT，超音波検査を利用して早期発見に努めている．

おわりに

最近，腎移植の生着成績は著しく向上し，種々の合併症も十分に制御できるようになってきた．われわれの施設でも死体腎の5年生着率は血縁者生体腎のそれと差がない．しかし，わが国の年間死体腎移植件数は約150と，人口比からみてアメリカの20分の1にすぎない．心停止後のドナーからも可能な腎移植をもっと増加させることが，脳死ドナーからの心，肝移植の推進に大きなインパクトを与えるであろう．

B. 肝臓移植
1. グラフト摘出と保存
1) グラフトの種類

生体肝移植で用いられるグラフトは主に左葉外側区域，左葉，右葉の3種類があり，レシピエント体重とグラフト肝容積との関係で選択される．グラフト重量はレシピエントの体重の0.8～4%であること，ドナー肝重量の35%以上が残ることが必要である．脳死体から提供される場合は通常全肝グラフトが用いられる．

2) 摘出手術
　a) 生体からの摘出
　①逆T字皮切により開腹し，左葉・外側区域切除では左三角靱帯切離，左肝静脈周囲剥離，右葉切除では右三角靱帯切除，短肝静脈切除，右肝静脈テーピング．
　②肝十二指腸靱帯の操作として，外側区域切除では左肝動脈テーピング，門脈の剥離，胆管の位置を確認．左葉切除では胆摘を行い左肝動脈，総胆管左側の右肝動脈を剥離，門脈の剥離，胆管の位置を確認．右葉切除では胆摘を行い，右肝動脈をテーピングし総胆管から剥離，門脈からも剥離．続いて門脈の剥離を行い左右分岐部を確認し右門脈にテーピング．
　③胆摘・胆道造影．術中超音波検査で肝静脈・門脈の位置関係を確認．
　④CUSAとソフト凝固coagulatorを用い，無阻血で肝切離．切離過程で胆管切離．
　⑤肝切離終了後，ヘパリン1000単位全身投与し3分後肝動脈，門脈を遮断・離断，続いて肝静脈を遮断切離しグラフト摘出，バックテーブルへ運ぶ．
　⑥肝静脈，門脈をそれぞれ縫合閉鎖，肝動脈は二重結紮，胆管は縫合閉鎖．肝断端胆汁リークテストを行なったあと閉腹する．
　b) 脳死体からの摘出
　①脳死体からの臓器提供では心，肺，肝，膵，腎などの多臓器が摘出される．この摘出には一定の順序があり，各臓器の摘出チームが協調して行う必要がある．
　②胸骨上縁から恥骨上部まで正中切開を加え，腹腔内に入り，腹腔内臓器を腫瘍，外傷がないか観察．

5. 臓器移植手術

③横隔膜下の大動脈を露出しテーピングをし，ヘパリンを全身投与し，3分後に腹部大動脈末梢側を結紮し，動脈灌流カニューレを腹部大動脈に挿入．横隔膜下大動脈をクランプし，大動脈から灌流を開始し，アイススラッシュを腹腔内に散布．

④小腸を採取する場合は，上腸間膜動静脈を離断し，GIA で小腸を離断する．

⑤幽門輪直上を GIA で離断したあと，脾臓を後腹膜から遊離し，両側腎動脈に十分なパッチを残すようにして大動脈を切離．肝上部，肝下部下大静脈を切離，肝膵を en-bloc で摘出し，ベンチでこれを分離，その後腎を摘出する．

⑥血行再建に用いる腸骨動静脈を摘出し，腹腔内に異物がないことを十分確認し，閉腹．

3）灌流と保存

①グラフトが摘出されたら血管縫合糸を門脈固定用にかけ，バックテーブルで灌流を開始する．開始後は，液がきちんと滴下しているか注意する．

②灌流液はヘパリン 1000 U 入り histidine-tryptophan-ketoglutarate solution（HTK 液：クストディオール®）を用いる．脂肪肝や冷阻血時間が長時間になると予想されるときは University of Wisconsin solution（UW 液：ビアスパン®）を用いることもある．

③灌流量は肝グラフト容積の 3 倍量を目安とし，灌流が終了したらグラフト重量を計測し，移植まで同液中で浸漬保存する．保存中は保存液温度が 4 度以下に保たれているかチェックする．

4）移植手術

通常の同所性移植ではレシピエントの全肝切除後，①静脈吻合②門脈吻合③動脈吻合④胆管吻合⑤止血，閉腹の順に行なわれる．

2. 周術期管理

(1) 術前管理

肝臓移植のレシピエントは術前より肝不全，腎不全，感染症などのため重篤な状態にあることがほとんどである．このため術前のコンディショニングが非常に重要である．

(a) 感染症対策
- ステロイド剤は術前最低 2 週間中止が望ましい
- 耳鼻科・歯科等対診による感染巣の精査
- 培養検査（咽頭，便，尿），必要に応じ血培
- 真菌検査（β-D-glucan），エンドトキシン測定
- 感染が疑われる場合は術前の短期抗生物質投与
- 経口摂取は出来るだけ続ける
- 腸管内除菌を行う

(b) 胸水・腹水貯留
- 胸水・腹水が中等度以上貯留している場合には腎前性腎機能障害を合併しており，術前の腎血流の改善，維持が必要
- 少量では経過観察のみか利尿薬使用
- 中等度以上では，自覚症状，尿量を見て穿刺・排液を決める

- 穿刺・排液時には，排液量の 40 ～ 60% 量を血漿製剤中心の点滴で補充する
- 尿量減少時には利尿薬でなく DOA で対応
- 腹水中等度以上貯留例・SBP 既往例で炎症所見のある場合は，SBP 除外目的に腹水の試験穿刺をし，培養（血液培養用培地）・細胞数カウントを行う
- 胸水貯留による無気肺は，程度によって穿刺・排液

(c) ライン管理
- ラインは早めの入れ替えを原則とする
- CV line は 1 ～ 2 週間をめどに入れ替え
- 末梢は 5 ～ 7 日をめどに入れ替え

(2) **術後管理**

(a) 呼吸管理
- 十分な酸素化により肝再生を促すため，術直後は人工呼吸管理を行う
- 通常術後数日以内に人工呼吸離脱可能となる

(b) 術後出血の有無
- 貧血の進行，凝固異常に注意する
- ドレーン性状，超音波にて hematoma のチェック

(c) 循環動態の把握と維持
- 急性期は 2-4 時間毎に vital sign を測定
- 尿量，比重，輸液量，ドレーン排液量から，水分バランスを計算
- CTR，US での IVC 径，血液検査による総合的評価

(d) 肝機能
- 臨床検査値（AST，ALT，LDH，T.Bil，D.Bil GGTP，TB など）の評価
- 胆汁の性状と量のチェック

(e) 感染症の早期発見と治療
- 術前状態が悪いほど術後感染のリスク高い
- 自・他覚的所見（咳，痰，腹痛，下痢，ドレーン排液の性状）
- 免疫抑制が強すぎないか評価
- 検査所見（CRP，WBC など）
- X 線所見（肺炎，free air など）
- 培養（最低週 1 回）
- 日和見感染（真菌，ウイルス）も念頭におく

(f) 栄養管理
- 早期離床・早期経口摂取（または経腸栄養）を開始し，CV は早めに抜去
- ホット・GE を頻用し腸管を動かす
- 経口・経腸の進まない場合は TPN 管理

(g) 疼痛管理
- 肝機能に応じた量の調節を

・ソセゴン，アタP，セレネースなどの使用
3. 免疫抑制療法

肝移植後には，拒絶反応抑制のために免疫抑制剤を投与する必要があり，主にタクロリムス（プログラフ）とステロイドが使用されるが，状況に応じシクロスポリン，ミコフェノール酸モフェチル，ラパマイシンなどを用いることもある．これら各薬剤の副作用を十分熟知し，使用する必要がある（表6-29）．タクロリムス（プログラフ）は血中濃度により投与量を調節，ステロイドは体重あたりの投与量を設定する（表6-30）．

この薬剤の投与により，日和見感染を起こしやすくなるため注意が必要である．しかし，骨髄移植のような無菌室への隔離は必要とせず一般病棟で十分管理可能である．

表6-29 免疫抑制薬の主な副作用

(1) タクロリムス
　腎障害，糖尿病，手指振戦，心障害，高カリウム血症
(2) シクロスポリン
　多毛，手指振戦，歯肉肥厚，腎障害，高血圧，糖尿病，肝障害
(3) ミコフェノール酸モフェチル
　下痢，食欲不振，白血球減少，貧血
(4) ラパマイシン*
　口内炎，口内潰瘍，高コレステロール血症，創傷治癒遅延
(5) ステロイド剤
　満月様顔貌，肥満，消化性潰瘍，白内障・緑内障，糖尿病，高血圧，骨粗しょう症

*本邦では未承認

これらの免疫抑制薬は徐々に減量されるが，原則的には一生服用が必要である．

表6-30 免疫抑制療法のプロトコール

(1) タクロリムス
タクロリムス（1 mg/生食24 ml）を肝グラフト100 gあたり0.1 ml/hrで投与開始，持続注入量はトラフ濃度により調整する．また経口摂取可能となれば，12時間おきの経口投与とする．
＜タクロリムストラフ濃度の目標＞
　術後1ヵ月　　　　　　10～15 ng/ml
　術後2～3ヵ月末まで　　8～12 ng/ml
　術後4ヵ月以降　　　　 5～8 ng/ml
　術後7ヵ月以降　　　　 5 ng/ml
＊腎障害が強い場合はミコフェノール酸モフェチル併用し，目標値を1ランクずつ下げる

(2) ステロイド
ソルメドロール
　POD1-3　　　　　　1 mg/kg/生食20 ml
　POD4-6　　　　　　0.5 mg/kg/生食20 ml
　POD7　　　　　　　0.3 mg/kg/生食20 ml
プレドニゾロン
　POD7～28　　　　　0.3 mg/kg 分1
　POD29～12 W　　　 0.1 mg/kg 分1

4. 合併症と対策

肝移植レシピエントの外科手術に関連した合併症には次のものがあり，術後非常に早い時期におこるものから，数ヵ月以上たってから生じるものもある．

1) 出血

肝移植レシピエントでは術前から存在する凝固機能障害のため，肝切離面や血管吻合部からの出血を来たしやすい．後出血には機を逸せず対応する．

2) 血栓症

術後には，定期的に（通常術直後は1日2～4回），門脈，動脈，肝静脈の血流を超音波ドップラーにて評価し，必要に応じて造影CTを行なう．肝動脈，門脈血栓症と診断された場合は全身または局所の抗凝固療法や，緊急に再手術が必要となる．術後7日目以降に起こった肝動脈血栓症では肝機能に変化がなければ経過観察が可能な場合もある．

3) Small for size syndrome

グラフトサイズが過小であると術後グラフト肝再生が起こらず，レシピエントに腹水や黄疸が出現する．これを防ぐためには，術前の慎重なグラフト肝容積評価と，術後に他の合併症により移植肝機能が低下しないような注意が必要である．

4) 胆管合併症

胆汁のleakageは，手術後の早期（1ヵ月以内，多くは2週間以内）に起こることが多く，一方，狭窄は数ヵ月以内が多く，時に術後数年経っても起こることがある．再開腹手術，内視鏡（ERCP）処置，PTCDを併用したバルーン拡張術などにより改善しうる．ただし，胆汁漏が原因となって全身の感染症が引き起こされ，致命的となる可能性もあり注意を要する．

5) 感染症

手術前から易感染性があるが，さらに大きな手術侵襲と免疫抑制薬が加わるため，術後感染症には注意を払う．

局所の感染としては，胆汁漏，腸管穿孔，腹腔内感染などがある．特に，開腹術の既往により腸管の癒着があると，術中に行われた腸管に対する手術操作によって，移植手術後に腸管の破裂または腸管出血が生じたり，縫合不全が生じて腹膜炎となることがある．胆道閉鎖症のように移植前に開腹手術をうけている場合は，高度の癒着と，もともと肝臓に細菌を持っていることが多くこのような合併症が起こりやすい．

全身の感染症としては，カテーテル感染，肺炎などの頻度が高い．カテーテル感染は，他にfocusが無く，spike feverが出たときに疑う．血液培養で起炎菌を同定するが，カテーテル感染であった場合には，抜去によって速やかに解熱する．肺炎は，胸部単純X線やCT等で診断する．

治療は，抗生物質，抗真菌薬の使用が基本となるが，免疫抑制薬の減量や中止を必要とする場合もある．

6) 拒絶反応

急性拒絶反応は早い場合には術後5日目頃から生じるが，最も多いのは，術後2～3週目頃である．90％以上は免疫抑制薬の増量やsteroid-bolus投与（表6-31）によって治療可

能であり，免疫抑制薬を適切に使用すれば，移植された肝臓が拒絶反応のために失われる確率は非常に小さいが，まれに，治療に抵抗性の難治性拒絶反応により，再移植を要する場合もある．

慢性拒絶反応は術後数ヵ月以降に起こるが，通常の拒絶反応の治療が有効でない．新規薬剤も開発されているが制御が難しく，移植肝機能が低下し，再移植を考慮せざるを得なくなる場合がある．

7) その他の合併症

このほか，早期の合併症としては，無気肺，全身感染に伴う肺の機能障害などによる呼吸障害も多く，時には長期にわたって人工呼吸器による呼吸管理を必要とする場合もある．また，手術前から腎機能が低下している場合も少なくなく，さらに，手術中や術後早期に，種々の原因で腎臓の機能が低下した場合には人工透析を必要とする場合もある．

表 6-31 拒絶反応治療としての steroid bolus 投与

A. 比較的軽症な場合：mini pulse
　初　日：ソルメドロール　10 mg/kg iv.
　第2日：ソルメドロール　5 mg/kg iv.
　第3日：ソルメドロール　2.5 mg/kg iv.

B. 中等度の場合：full pulse
　初　日：ソルメドロール 10 mg/kg iv.
　第2日：ソルメドロール 10 mg/kg iv.
　第3日：ソルメドロール 10 mg/kg iv.

C. recycle steroid therapy
　ステロイドパルス後に
　1〜3日：ソルメドロール　1 mg/kg iv.×2
　4〜6日：ソルメドロール 1 mg/kg iv.×1
　7日目：ソルメドロール　0.5 mg/kg iv.×1

C. 膵臓移植

1. 適応

膵臓移植の意義は，インスリン分泌が枯渇している1型糖尿病患者に対して，インスリン分泌を再開させ糖代謝を是正すること，ならびに糖尿病性合併症を改善または進行を阻止することにより，患者のQOLを改善することである．死体から（ほとんどの場合は脳死ド

表 6-32　膵臓移植の適応基準

1. 対象
(1) 腎不全に陥った糖尿病患者
(2) インスリンを用いたあらゆる治療手段によっても血糖値が不安定なインスリン依存型糖尿病患者
2. 年齢
原則として60歳以下

3. 合併症による制限
(1) 糖尿病性網膜症で進行が予想される場合は眼科的対策を優先
(2) 活動性の感染症，肝機能障害，消化性潰瘍
(3) 悪性腫瘍

（移植関係学会合同委員会　膵臓移植特別委員会：平成10年4月20日）

ナー）の臓器提供による膵臓移植の適応は表6-32のように定められているが，具体的には血中Cペプチドが検出域以下にあることが条件となる．また，膵臓移植適応評価委員会にて糖尿病専門医により厳重に適応が評価され，ここで適応ありと判定された場合に，日本臓器移植ネットワークに登録し，臓器提供を待つこととなる．脳死ドナーの適応基準は，活動性の感染症や悪性腫瘍が無いなど一般的な臓器提供の条件に加え，原則60歳以下で糖尿病の既往がなく，膵の機能的あるいは器質的障害のないものである．

2. 方法

(1) 腎移植との関連における分類

膵臓移植を必要とする場合，多くは糖尿病性末期腎不全となっており膵腎同時移植（simultaneous pancreas-kidney transplantation：SPK）として行われることが多い．また先に腎移植を行い，膵の提供者を待って行う腎移植後膵移植（pancreas after kidney transplantation：PAK）や腎不全がない場合に行う膵単独移植（pancreas transplantation alone：PTA）もある．

(2) 血流のドレナージによる分類

膵グラフトの血流を体循環にドレナージする体循環ドレナージ法と，門脈系にドレナージする門脈ドレナージ法がある．本邦では腸骨静脈にドレナージをする体循環ドレナージ法がもっぱら用いられている．

(3) 膵液のドレナージによる分類

膵液を腸管（通常近位空腸）にドレナージする腸管ドレナージ法と，膀胱にドレナージする膀胱ドレナージ法がある．以前は移植膵機能を尿中アミラーゼでモニタリングできる膀胱ドレナージ法が多く用いられたが，現在では生理的な腸管ドレナージ法が主流となりつつある．

(4) 術式（膵腎同時移植の場合）

a. バックテーブルにおける操作

摘出された脾臓のついた膵十二指腸グラフト（図6-24 a）のトリミングを行なう．肝臓も摘出された場合は脾動脈と上腸管膜動脈をドナーの腸骨動脈（Yグラフト）により再建する必要がある．必要に応じて，総腸骨静脈を用いて門脈の延長化を図る（図6-24 b）．

b. 皮膚切開と移植部位

皮膚切開は，腹部正中切開もしくは両側下腹部斜切開がある．右腸骨窩に膵臓，左腸骨窩に腎臓を移植するのを基本とする．膵臓は腹腔内，腎臓は腹腔内もしくは後腹膜腔に移植する．

c. 血管吻合

通常体循環ドレナージ法が用いられている．グラフト門脈をレシピエントの外腸骨静脈に端側吻合し，グラフト動脈をレシピエントの外腸骨動脈に端側吻合する（図6-24 c）．

d. 膵液ドレナージ

腸管ドレナージ法ではグラフト十二指腸肛門側をレシピエント空腸に端側吻合する（図6-24 d）．またはRoux-en Y脚を用いる方法もある．膀胱ドレナージ法ではグラフト十二指腸を膀胱と側々吻合する．

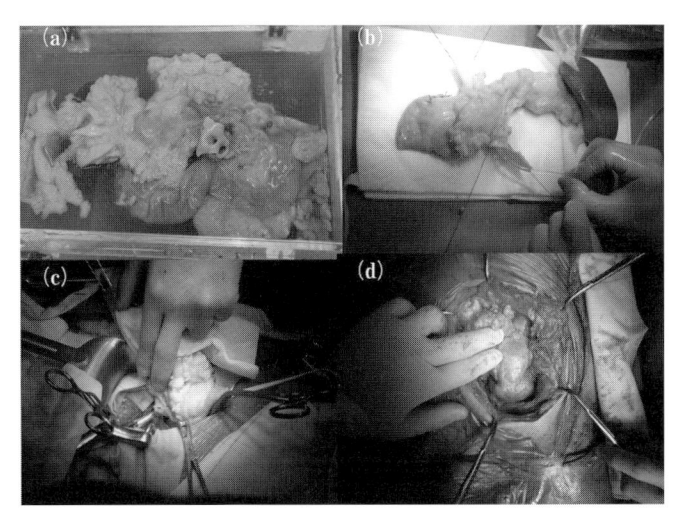

図 6-24　膵臓移植における手術手技

e. 止血と閉腹
　術後に抗凝固療法を行なうため十分に止血操作を行う．特に膵グラフト表面からの出血は再度丹念に止血を行なう．膵周囲にドレーンを置き，腹膜，筋層，皮膚の順に縫合閉鎖し手術を終了する．

3. 周術期管理と合併症
　呼吸循環管理により血行動態の安定化を図り，移植膵・腎の保護，早期の機能発現と安定化を目指す．術後早期の合併症の予防，免疫抑制療法の導入・維持そして拒絶反応の早期診断と治療を目的とするが，何といってもグラフト血栓症の予防と早期発見が術後管理の鍵となる．

(1) **血糖の制御**
　血糖値が移植膵の機能評価に有用であることから，術直後は1時間おきに測定，その後も2-3時間おきに測定し，膵グラフト血栓症や拒絶反応の早期発見に努める．移植膵機能の発現が完全でない場合は，術直後より速効性インスリンの投与を開始する．

(2) **抗凝固療法**
　グラフト血栓症の予防のため，術後24〜36時間経過し後出血の危険性が少なくなった時点からACT200前後を目標に少量のヘパリン投与を開始する．nafamostat mesilate（フサン）は術直後より投与する．また，経口薬に変更後は少量のアスピリンを投与する．

(3) **免疫抑制療法**
　カルシニューリンインヒビター（CNI：タクロリムスまたはシクロスポリン），ミコフェノール酸モフェチル，ステロイド，バシリキシマブ4剤併用療法を原則とする．CNIはtherapeutic drug monitoringにより投与設計を行う．タクロリムスを用いた免疫抑制プロトコールを図6-25に示す．

(4) **拒絶反応の診断，治療**

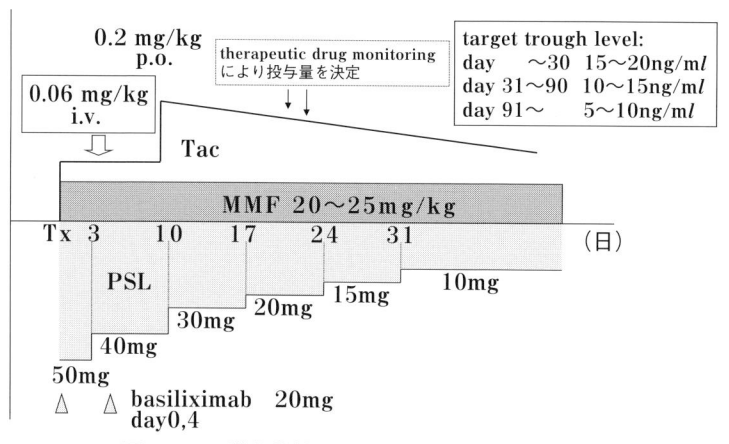

図6-25 膵臓移植の免疫抑制療法プロトコール

　急性拒絶反応の臨床症状として，熱発・全身倦怠感・膵移植側下腹部の違和感・腫脹・圧痛などが挙げられる．膵腎同時移植では，拒絶反応の指標として移植腎機能が有用な参考となり，血清クレアチニンの上昇や，移植腎生検の所見をもって診断する．急性細胞性拒絶反応の治療としては，methylprednisolone 500 mg/day × 3 days を先ず行い，維持免疫抑制剤の増量を行う．生検で抗体性拒絶の所見があり血中から抗HLA抗体が検出される場合は血漿交換が有効なことがある．

(5) **膵臓移植に特有の手術合併症**
- 後出血
  膵の血管系が複雑であること，抗凝固療法により，より出血しやすい
- 膵静脈血栓症
  腎より血流が少ないため血栓症をおこしやすい．このため通常抗凝固療法が行われる

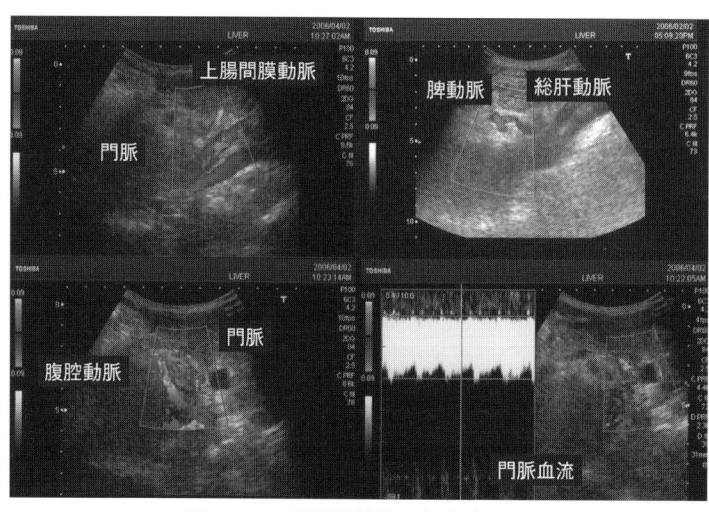

図6-26 膵臓移植後の超音波所見

早期に発見するため術後は連日（1日2～3回）カラードップラーエコーを行う（図6-26）

不可逆な場合移植膵の摘出が必要となる
・縫合不全
　十二指腸膀胱吻合部の縫合不全は致命的になることがある
・膵炎
　蛋白酵素阻害剤を投与する

<文献>
1) 岡　隆弘, 相川一郎, 大森吉弘：腎移植の手術手技. 手術 39. 金原出版, 1985.

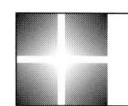

6. 小児外科手術

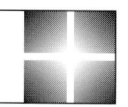

新生児

A. 先天性食道閉鎖症

1. 術後合併症

　先天性食道閉鎖症は，出生直後に手術を要する新生児外科疾患のうちでも特に重要な疾患のひとつである．病型では，上部食道は盲端に終わり下部食道と気管との間には瘻孔を有するGross C型が8割を占める．手術には，右第4肋間から入る胸膜外到達法によるアプローチが用いられる．陽圧呼吸による呼吸管理が必要となるような呼吸器合併症を伴う場合を除き，通常は胃瘻造設を要しない．術後早期合併症として，胸部手術に特有の呼吸器合併症や食道吻合部の縫合不全がある（表6-33）．また，晩期合併症として吻合部狭窄，胃食道逆流現象（GER），気管食道瘻の再開通や気管軟化症がみられることがある．

2. 合併症に対する対策

1）呼吸器合併症

　従来，食道吻合術後には吻合部や気管食道瘻の切離縫合部局所の安静のために，筋弛緩薬を用いたcontrolled ventilationが一定期間行われてきたが，近年は術前の肺合併症のない場合には早目に人工呼吸器を離脱するように管理が変わりつつある．人工呼吸管理中は胸部X線撮影を繰り返し行って，肺合併症の早期発見に努める．手術中の気管周囲の剥離操作や気管の先天的要因のために気道分泌物の排出困難が生じやすいので，人工呼吸中のみならず離脱後も喀痰排出を効果的に促していくことが重要である．

2）縫合不全

　吻合部の縫合不全は，術後1～2週までに発症することが多い．診断の手掛かりとして，胸腔ドレーンからの排液量の増加や性状の変化（白濁したり，泡沫が増加する，粘稠度が増すなど）が挙げられる．発熱や胸部X線像の異常，血液検査上の炎症所見が糸口となることもある．胸部X線所見では，吻合部近傍の後縦隔に不整形の陰影が認められる．通常，吻合部の評価のために術後1週間を目途に食道造影を行うが，この透視において造影剤の管腔外への漏れがあれば縫合不全と確定診断される．検査に用いる造影剤は，漏れや誤嚥等を考慮して刺激性の低い非イオン性造影剤（イオパミドールなど）を用いた方が良い．

　軽度の縫合不全であれば，吻合部の口側の食道内にもう1本吸引管を留置し，持続吸引を行って減圧を図ることで，保存的に治癒する．この際，ステントとして胃内に留置した経鼻胃管も同様に持続吸引する．

表6-33　先天性食道閉鎖症の術後合併症

早期合併症
呼吸器合併症
食道吻合部縫合不全
晩期合併症
吻合部狭窄
胃食道逆流現象
気管食道瘻再開通
気管軟化症

適切な抗生剤投与を行い，経静脈栄養輸液を行う．保存的治療が奏功すれば，ドレーンの排液量が減少して胸部 X 線所見が改善する．高度の縫合不全に際しても，胸腔ドレーンが十分に機能しているならば保存的治療の適応である．しかし，ドレナージ不良で後縦隔の滲出液貯留が生じる場合には，感染から敗血症に進展する恐れがあるので，早期にドレーンの再留置を行う．緊張がかかった食道吻合の後に縫合不全が生じて上下食道が離開したような場合には，救命のために直ちに再手術を行って下部食道は閉鎖し，上部食道を頸部食道瘻にしなければならないことがある．

3) 吻合部狭窄

吻合部の縫合不全が治癒した後などに吻合部狭窄を来すことがある．症状として，唾液が逆流して泡沫状嘔吐がみられる．治療としては，硬性ブジーやバルーン拡張器を用いて拡張する方法と，再手術により狭窄部を切除して再吻合を行う方法がある．食道透視などによって吻合部狭窄と確定診断されたら，多くの場合ブジーまたはバルーン拡張を適応する．再吻合術には再開胸を要し，侵襲が大きくなるからである．自発呼吸下に鎮静を行って透視下にバルーン拡張を行うことも可能だが，全麻をかけて食道内視鏡検査も併施して拡張術を行う方が安全である．稀に狭窄の原因が GER による食道炎である例がみられ，繰り返し拡張術を行っても再狭窄を来す場合にはこの病態を疑う．この場合には，狭窄の治療に先んじて GER に対する逆流防止術を行う必要があるとされる．

4) 術後 GER

食道閉鎖症術後に軽度の GER を呈する例はよくみられるが，保存的治療を行って経過をみていると多くは乳児期のうちに軽快する．軽度の GER では哺乳後の体位を工夫したり，制酸剤投与を行って経過をみるのが良い．ただし，嘔吐が原因で成長障害や誤嚥，無呼吸発作，繰り返す呼吸器感染や高度の食道炎を呈する場合には逆流防止手術の適応である．

5) 気管食道瘻再開通

晩期合併症として気管食道瘻の再開通が生じることがある．吻合術後，数年経過してから発症する例が報告されるなど発症時期は一定しない．原因として，吻合部や気管閉鎖部に形成された小膿瘍や狭窄拡張に伴う損傷などが挙げられている．哺乳中や食事中のむせや咳込みがあり肺合併症を繰り返す，鼓腸や腹部膨満が続くなどの症状がある場合は気管食道瘻の再開通を疑う．診断には食道透視が簡便であるが，内視鏡検査を行えば診断確定と同時に，瘻孔粘膜の焼灼やフィブリン糊充填などの治療処置を引き続いて行うことができる．筆者らの経験では，内視鏡は食道ファイバーより硬性気管支鏡を用いた方が瘻孔を容易に直視することができて有用であった．内視鏡的処置が奏功しない例では，瘻孔切離を行った上で筋膜や筋肉を用いて閉鎖部を補強し食道再吻合術を行う．

6) 気管軟化症

術後長期間にわたり人工呼吸管理を要し，離脱が進まない場合がある．このような呼吸困難の原因としての胃食道逆流現象や気管食道瘻の再発などが否定されれば，気管軟化症を疑う．気管壁が異常に柔らかく，吸気時に気管が前後に扁平化して気道狭窄を呈する病態が気管軟化症である．原因は，気管自体の異常や胎生期において拡張した上部食道が圧迫するこ

とによる気管の発育不全などが挙げられている．診断には，自発呼吸下の硬性気管支鏡やhelical CT による気管の 3D 像を用いて気管の変形を証明する．軽度の場合には体格が大きくなるに従って症状が軽快するが，改善が得られない場合には大動脈胸壁固定術が考慮される．

7）その他

その他の術後合併症として，稀に乳び胸を生じることがある．下部食道の剥離に際して胸管を損傷した場合に生じると考えられ，術後に哺乳を開始した時に胸腔ドレーンの排液量が増加するなどで気付かれる．対処法として MCT ミルクの投与や中心静脈栄養を行うなど，まず保存的治療を行う．しかし症状が遷延する場合には，胸管結紮術を考慮する．

さらに，術後遠隔期の合併症として胸郭の変形が問題となることがある．手術側の胸筋萎縮，肩甲骨の挙上や側弯を呈することもある．予防法としては，手術に際して肋骨や胸壁筋を出来る限り温存することが求められる．

> **ワンポイント**
> 1）食道吻合に際して吻合部に過度の緊張がかかることと吻合部の血行障害とが，縫合不全の原因になるとされている．緊張を和らげるために上下食道の剥離を行うが，下部食道は大動脈から直接血流を受けているので剥離に際しては小さな血管も損傷しないよう細心の注意が必要である．術者によっては，剥離をするべきでないとしている．これに対して上部食道は，壁内の血流が発達しているので頸部まで十分に剥離することが可能である．さらに，上部食道においては粘膜を残して輪状またはらせん状に筋層切開を行って延長させる Livaditis 法（図 6-27）や spiral myotomy 法なども行われる．
> 2）GER による逆流性食道炎から潰瘍を生じて狭窄を来す例や，GER が原因で狭窄を悪化させている難治性の吻合部狭窄例がみられる．GER の診断には上部消化管透視，24 時間

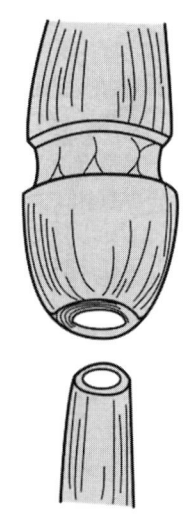

図 6-27　Livaditis 法（環状筋層切開法）による上部食道延長術

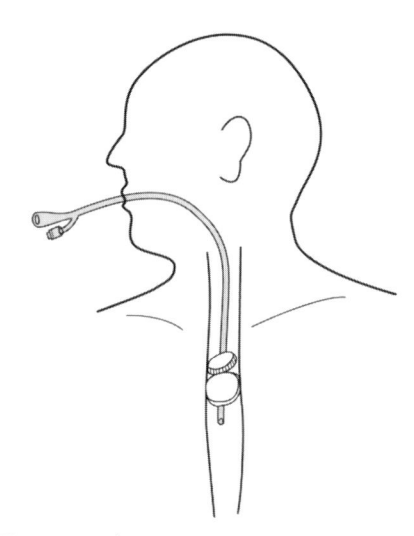

図 6-28　バルーンカテーテルを用いた食道異物の摘出

pH モニター検査，食道内視鏡や食道内圧検査を行う．重症の GER に対しては逆流防止手術を行う．難治性狭窄の場合，狭窄部へのステロイド局注が有効であったとする報告もあるが狭窄部の切除・再吻合術が必要となる例もある．
3）食道吻合術後順調に経過している患児でも，固形食を摂取するようになると食物が吻合部につかえることがある．肉片などが吻合上部の食道内腔に留まり嚥下困難を来す，食道異物の症状である．患児の自発的な食事量が増す 2～3 歳頃に，このような症状を呈して救急受診することが多い．救急処置として，バルーンカテーテルを用いて透視下に容易に取り除くことができる（図 6-28）．成長に伴って吻合部の口径も大きくなり，また患児が経験から十分に噛み砕いてから嚥下するようになると症状は改善する．

B．先天性横隔膜ヘルニア
1．術後合併症
　横隔膜ヘルニア（Bochdalek 孔ヘルニア）は，肺低形成の程度によって治療成績が大きく左右される．肺低形成によって肺動脈の血管床が減少すると，新生児遷延性肺高血圧（persistent pulmonary hypertension of newborn；PPHN）を呈する．横隔膜ヘルニア患児の術後管理の成否は，出生直後の PPHN の状態を如何に管理し安定化させるかにかかっている．術後の人工呼吸管理は特に重要である．通常の人工呼吸管理で対処できないような重症例に対しては，高頻度振動換気法（high frequency oscillation；HFO）や，一酸化窒素（NO）吸入，などが用いられる．体外式膜型人工肺（extracorporeal membrane oxygenation；ECMO）は，以前は推奨されていたが，近年使用頻度は減少している．術後早期の合併症は，これらの呼吸管理に付随した呼吸器合併症や ECMO 使用の際の出血の問題などが主なものである．その他の合併症として，横隔膜欠損孔を閉鎖する時の副腎損傷や，大きい欠損孔を一次縫合閉鎖した後の胸郭の変形が挙げられる．晩期合併症ではヘルニアの再発，欠損孔閉鎖に用いた人工膜の感染がある．

2．合併症に対する対策
1）横隔膜修復時の留意点
　Bochdalek 孔ヘルニアに対する横隔膜の修復術は，通常経腹的に行う．横隔膜裂孔の修復に際して，欠損孔が大きく直接縫合が不可能な場合は人工膜を用いてパッチ閉鎖を行うべきである．症例によっては，欠損孔の後葉の横隔膜輪部の筋層が欠損していたり薄く脆弱であったりすることがあるので，その場合には肋間筋や胸壁そのものにしっかり糸をかけて縫合する．消化器や呼吸器の合併奇形に対する処置を術中に同時に行うかどうかは，患児の重症度により判断すべきである．また，人工膜を用いた場合には術後感染に注意して観察を行う．

2）術後呼吸管理の留意点
　術後呼吸管理においても，PPHN に陥らないようにすることに主眼が置かれる．従来は，筋弛緩薬を用いた完全鎮静を行い，平均気道内圧も制限せずに IMV による機械的陽圧呼吸

で過換気を行う呼吸管理が行われた．アシドーシスの影響で肺血管抵抗が上昇して，PPHNを引き起こしやすくなるという考えのもと，過換気を行って酸素化を促しさらにアルカローシスに傾けるためである．しかし，機械的人工呼吸において吸気圧を上げると二次的に健側肺の圧力障害(baro-trauma)を生じ，気胸，縦隔気腫，健側肺の過膨脹などの合併症を来す．最近では従来型の呼吸管理による肺の障害を防ぐ観点から，出生前診断児に対してはgentle ventilationによる周産期管理から引き続き根治術さらには術後管理まで，肺保護を第一に考慮した管理を行う試みがなされている．すなわちpermissive hypercapneaを導入し，人工呼吸管理においても最大気道内圧を20水柱以下に抑えて管理し，筋弛緩薬も用いないなどである．この管理で十分な酸素化が得られないときは，一酸化窒素吸入を考慮する．

3) 他の術後合併症の対策

本症の，術後早期合併症として癒着性イレウスや腸捻転，稀に消化管穿孔がみられることがある．発育不良な腹腔内に，浮腫で体積も増した腸を還納するために生じると考えられるので，術中操作を愛護的に行って予防に努める．また晩期合併症としてGERが生じることがある．食道裂孔近傍まで横隔膜欠損がある場合には，縫合に際して注意が必要である．ヘルニアの再発も報告されている．さらに，遠隔期に漏斗胸や胸郭変形がみられ，症例によっては形成手術の適応となる．

ワンポイント　1) PPHNの病態は肺高血圧症の結果，動脈管および卵円孔を介した左右シャントを来して生じるものである．シャントを評価するためには，preductalとpostductalの動脈血ガス分析が必要である．心エコーによる肺動脈圧とシャント動態の経時的な評価と合わせてみていくことで，正確な判断が可能となる．出生後早い時期に，100%酸素を吸入させてpreductalのPaO$_2$やAaDO$_2$を測定し肺低形成やPPHNの程度を評価して，その値の推移をみながら管理する．

2) 待機手術とは，出生後約48時間くらいまでのPPHNが生じる時期を集中治療管理によって乗り切った後に，循環動態が安定した状態で待機的に根治術を行う方法である．以前は本症を緊急手術の適応として，生後早期の手術が行われたが，術後にPPHNに陥って失う例が多くみられた．1990年代頃から先に病態を安定化させる考え方が提唱されはじめ，最近では待機手術にシフトしてきている．

3) 最近，横隔膜ヘルニアの胎児診断が進歩して，出生前に肺低形成の程度を評価することができるようになっている．在胎23〜29週の胎児超音波検査で健側肺の横径と頭囲から算出するLHR (lung-to-head ratio)や肺胸郭断面積比などが用いられる．また，胎児の肺の成熟度を羊水中のレシチン-スフィンゴミエリン(lecithin-sphingomyelin；L/S)比や飽和ホスフォチジルコリン(saturated phosphatidylcholine；SPC)の測定によって評価することが行われる．

C. 臍帯ヘルニアと腹壁破裂

1. 術後合併症

臍帯ヘルニアおよび腹壁破裂の術後管理において最も注意を払うべきは，腹圧上昇による

さまざまな障害を如何に管理するかという一点である．発育不良の腹腔に長期間脱出して体積の増した腸管や臓器を還納するので，腹腔内圧は上昇し血流障害のみならず直接の圧迫による臓器障害を来すこともあり得る．

一期的根治術では腹直筋を含めて腹壁を閉鎖するが，この術式が可能となるのは閉鎖によって腹腔内圧が上昇しても呼吸や循環動態が維持できる場合に限られる．手術中は，心肺機能を詳細にモニタリングしながら腹壁を閉鎖する．術後には，腹壁の緊張が強いので週単位の人工呼吸管理が必要となる．このため人工呼吸に伴う呼吸器合併症の予防に努める．また，下大静脈のうっ滞が生じると下肢や外陰部の浮腫やチアノーゼを来したり，心拍出量の減少を来す．さらに，肝，腎，腸管の臓器血流障害や肝静脈など重要血管の屈曲を生じていないか注意を払う必要がある．一方，多期的腹壁閉鎖術を適用した場合は，初回手術時に人工膜を用いて腹壁を閉鎖し，1〜2週間かけて人工膜を絞り込んで徐々に臓器を腹腔内に戻す．最終的には，人工膜を取り除いて腹壁を閉鎖する．人工膜を体外に露出したまま管理する方法と，人工膜で閉鎖した後人工膜をさらに皮膚で覆う方法がある．人工膜を用いた場合には人工膜の感染予防に特別に注意を払う必要がある．

腹壁破裂や巨大な臍帯ヘルニア例では，腸管運動の障害が長期間続くことがある．麻痺性腸閉塞の状態であるので経静脈栄養を併用しながら管理する必要がある．

2. 合併症に対する対策

1) 腹腔内圧上昇の対策

腹壁閉鎖術後は腹腔内圧が上昇して横隔膜を押し上げるので，換気が不十分になる．一期的に腹壁閉鎖を行った場合，この傾向が顕著になる．対策として，術後一定期間は筋弛緩薬を用いた人工呼吸器管理を行う．腹腔内圧上昇が明らかに呼吸管理困難や循環動態の不安定化を招いているのであれば，躊躇せず人工膜を用いた再手術を行って多期的閉鎖に移行するべきである．

2) 感染の対策

破裂性臍帯ヘルニアや腹壁破裂の患児では，子宮内で脱出腸管が羊水に曝された結果血清アルブミンや免疫グロブリンなどが失われ易く，細菌感染を来しやすくなっている．異物である人工膜を用いた場合，膜を絞り込んで臓器を還納していくために数日間かかるので，その分感染の危険にさらされる時間も長い．感染の予防対策としては，創部の扱いは出来る限り無菌的操作を心がけ，適切な抗生剤の予防投与を行う．また，絞り込み還納に際しても腸管の状態に注目して，壊死や穿孔を来さないように心がける．

3) 腸管機能低下の対策

腹壁閉鎖が完了した後も，腸管機能が回復するまでは経腸栄養によるカロリー投与は十分には見込めない．このため，静脈栄養が不可欠である．また，経腸栄養への移行に際しても，腸管の馴化を図りながらこまめに栄養剤の濃度や投与量を調節する必要がある．

> **ワンポイント**　1) 出生前診断の進歩により，出生直後から初期治療が行えるようになってきたが，院外出生例などでは著しい低体温や脱水，アシドーシスの状態で搬送される

例がみられる．本症においては，出生直後から感染コントロールに心がけ特に保温に留意して，出来るだけ速やかに小児外科の専門施設に搬送することが望まれる．
2) 多期的手術においてサイロ形成術が多く行われるようになった．その際には，シート状の人工膜を用いて円柱を作成し，脱出臓器を包み込むようにして底辺を腹壁に縫着することが多い．最近では，ウンドリトラクターを利用して腹壁への縫着を要しない方法も試みられるようになっている．

D. 先天性十二指腸閉鎖（狭窄）症
1. 術後合併症

先天性十二指腸閉鎖（狭窄）症の手術として，十二指腸部膜切除や十二指腸-十二指腸吻合が行われる．いずれの術式をとる場合も，Vater 乳頭を確認してこれを損傷しないように配慮することが重要である．これを怠ると乳頭部を縫い込むなどして，閉塞性黄疸や膵炎などの合併症を生じかねない．術後，順調に経過すれば約1週間で経口栄養を開始できる．なかには，術後の腸管運動機能の回復が遅く，経口栄養の開始が遅れる例があり，この間の栄養が問題となる．長期にわたる場合には，吻合部狭窄が通過障害の原因となっていないか確認しておく必要がある．

2. 合併症に対する対策
1) 術後閉塞性黄疸

手術中に Vater 乳頭を確認するには，十二指腸の内腔をみながら胆嚢を圧迫して胆汁が流出するポイントを見つけるのが有効である（図6-29）．本症術後に直接ビリルビン値の上昇を来す場合には，Vater 乳頭の損傷の可能性を考慮して胆道排泄シンチを行って胆汁排泄を確認する．検査の結果，胆汁流出障害が確認されれば，再手術を行う．

2) 術後栄養管理

経口栄養が開始できるようになるまでは経鼻胃管を留置して，吻合部口側を確実に減圧す

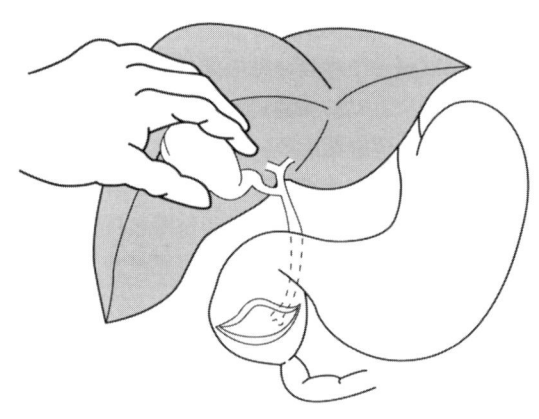

図 6-29 胆嚢圧迫による十二指腸乳頭部の確認

る．術中に経吻合的（trans-anastomotic）に経鼻経管栄養カテーテルを留置すれば，術後早期より経管栄養を開始することが可能となる．

> **ワンポイント** 先天性十二指腸閉鎖症は，他の臓器や消化管の先天奇形を合併することが多い．合併奇形の診断とその治療を初診時から開始する必要がある．特に食道閉鎖症や直腸肛門奇形を合併している場合は，それぞれの病態に応じて順序良く複数の手術を行えるよう計画することが必要になる．本症は 21 trisomy を伴うことが多いので，その病態や予後についても両親や家族に十分説明することが重要である．

E. 先天性空腸・回腸閉鎖（狭窄）症

1. 術後合併症

消化管吻合術後に一般的にみられる合併症として，縫合不全と吻合部狭窄が挙げられる．適切に吻合されれば縫合不全を来すことは稀であるが，重症心奇形の合併により低酸素症となった場合など全身に影響を及ぼすような病態がある時は注意が必要である．また，術後に腸管運動機能の回復に長期間を要する例があり，経腸栄養の開始が遅れることがある．観察期間として術後 3 週間程度を要することもあるが，それ以上に長引くようであれば吻合部狭窄を来している可能性を考慮する．病型では多発閉鎖型や apple peel 型の腸閉鎖は，腸管運動機能の回復が遷延しやすい．

2. 合併症に対する対策

1）縫合不全

本症術後の縫合不全は稀である．縫合不全の兆候としては，術後 1 週間までの時期に出現する急速な腹部膨満や易刺激性，不機嫌などが挙げられる．腹部単純 X 線写真では，遊離ガスがみられることがある．治療として，再開腹術が必要で腹膜炎の程度により吻合部の修復，再吻合か腸瘻造設，ドレナージ手術などの手術術式を選択する．縫合不全の予防には，無理のない吻合ができるように可能な限り閉鎖部口側の拡張腸管を切除するのも一法である．

2）術後腸閉塞

術後腸閉塞の状態が長引く場合，非イオン性造影剤を用いた消化管造影を行って吻合部の通過状態を評価する．造影剤が吻合部を通過していれば，経過観察が可能である．通常，吻合前腸管の拡張は残存するが，保存治療を続けるには経鼻胃管やイレウス管を留置して十分に減圧するようにする．保存治療を 1 週間程度行っても改善が得られないときは，再手術も考慮しなければならない．

> **ワンポイント** 1）高位空腸閉鎖（狭窄）では術中に経鼻経管栄養カテーテルを trans-anastomotic に留置して，術後早期から経腸栄養を始めることが可能である．著明に拡張した口側空腸は運動機能の回復が遅れて，経腸栄養を遅らせる原因となるので手術に際して tapering や plication を勧める報告もある．
> 2）短腸症候群は，腸管の栄養吸収面積が極端に減少して複合的な吸収障害を呈する病態

を指す．小児で残存小腸が 40 cm 未満となれば，経腸栄養のみでは生存が困難であるとされる．短腸症候群患児でも成長に伴って残存腸管の長さや径が増すことで吸収不全が改善されることが期待される．ただし，当初の成長には経静脈栄養が必要であるし，腸管吸収能力に応じて成分栄養や消化態高カロリー流動食などを適応する必要がある．さらに，症例によっては在宅中心静脈栄養を導入して，社会復帰を目指すことも必要である．

乳児

F．乳児肥厚性幽門狭窄症
1．術前管理
　本症は生後 10 〜 14 日頃から始まる噴水状嘔吐を特徴とし，頻回の嘔吐により脱水・低栄養をきたす．胃液の喪失は低 Cl 性代謝性アルカローシスを惹起する．したがって，本症の術前管理は脱水の補正の一言に尽きる．胃管の挿入による減圧も手術操作を簡便にするために重要である．手術は緊急で行う必要はなく全身状態が改善してからでよい．

2．術後合併症
　本症に対する外科治療は，粘膜外幽門筋層切開術（Ramstedt 手術）である．右上腹部横切開や臍輪部切開による開腹法と腹腔鏡下手術があるが，術後の基本的な合併症は同じである．筋切開が十二指腸側に行き過ぎると粘膜穿孔を起こすことがあり（図 6-30），また胃壁を十分に切開しないと術後の幽門通過性が不良となる．経口摂取は，術直後は嘔吐をきたすことがあり，術翌日から少量ずつはじめるのが安全である．

3．合併症に対する対策
1）穿孔
　術中に筋切開が終了した時点で，経鼻胃管より空気を注入し，幽門の通過性と穿孔の有無を確認することがもっとも大切である．もし，穿孔があれば穿孔部より気泡が出てくる．穿

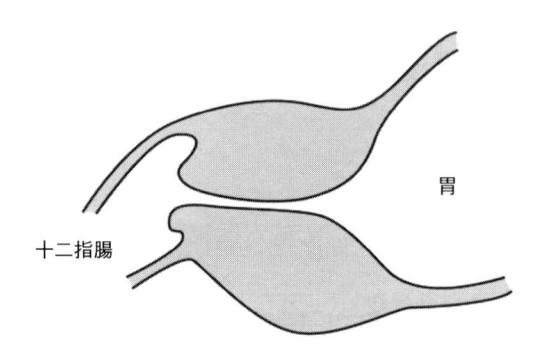

図 6-30　穿孔を起こしやすい部位
幽門静脈を越えて十二指腸側まで切り込むと筋層の肥厚が図のようになっているため穿孔を起こしやすい．

孔部に対する処置としては，縫合閉鎖し大網を当てておく方法や筋層切開部を縫合閉鎖し，あらたに別の部位に筋層切開を行う方法がある．その後，腹腔内を洗浄し，再度穿孔部から空気の漏れがないことを確認して閉腹する．特にドレーンを留置する必要はない．

　術中に穿孔が確認できず，術後に穿孔性腹膜炎が発症した場合は，まず絶飲食にして経鼻胃管を留置しこれを持続吸引するとともに抗生物質の静脈内投与を行い様子を見る．穿孔部が小さい場合は，保存的治療をつづけることで治癒することもあり，直ちに再開腹する必要はない．しかし，1〜2日間の厳重な経過観察の間に腹膜炎症状が改善しない場合は，開腹して穿孔部を縫合閉鎖する．

2）術後嘔吐

　不十分な筋層切開により術後も嘔吐がつづくときは，輸液により脱水を防止しながら少しずつ経口摂取を増やしていく．術後1週間ぐらいで十分な経口摂取が可能となる．それ以降も嘔吐のために経口摂取が進まないときは，硫酸アトロピン 0.04 mg/kg/日を3時間毎のミルク摂取前に静注し様子を見る．アトロピンの効果が不良であれば 0.01 mg/kg/日ずつ増量していくが，通常は 0.1 mg/kg/日の投与量になるまでに改善がみられる．

> **ワンポイント**　　　　肥厚性幽門狭窄症術後の嘔吐
>
> 　必ずしも不完全な筋層切開が原因ではなく，術前から幽門狭窄に随伴していた胃粘膜病変の影響や術後の胃運動機能の回復遅延による場合もある．したがって術後3日以上経過しても嘔吐が持続する場合でも，経過観察により症状が消失することがほとんどである．

G. 腸重積症

1. 術後合併症

　腸重積症は，ほとんどの場合ガストログラフィンや空気を用いた注腸整復により治癒する．しかし，発症から時間が経過している場合や，器質的病変が先進部となっている場合には保存的治療が奏功しないことがある．このような整復不能症例や，腸穿孔・腹膜炎の疑診例では手術の適応となる．術式としては，Hutchinson 手技による用手的整復，あるいは小腸部分切除や回盲部切除などの腸切除術式が選択される．したがって，術後の合併症としては腸切除術後の縫合不全など通常の消化管手術の合併症に準じるが，用手的整復を行った術後に腸重積が再発することがあるので，注意を要する．

　注腸整復の合併症としては，整復中に腸穿孔を起こしたり，壊死に陥った腸管をそのまま整復する場合などがある．この場合処置後に穿孔性腹膜炎を発症する．また，先進部となる器質的疾患を伴っていても非観血的に整復されることがあり，原疾患を見逃す可能性がある．

2. 合併症に対する対策

1）腸重積の再発

　腸重積に対して観血的整復を行っても0〜5％の頻度で術後に再発がみられる．これに対して，回腸末端の一部を上行結腸に固定する Bill の術式があるが，固定術を行っても完全に

再発を予防することはできない．観血的整復に限らず非観血的整復後も再発を繰り返す症例でも，器質的病変を伴わない場合は，乳幼児期を過ぎると腸重積を起こさなくなる．したがって，積極的な再発防止手術の意義は乏しい．しかし，再発を繰り返す症例では，腸重積の先進部に器質的病変がないかを十分検索する必要がある．そして，器質的病変があればこれを切除する．

2）非観血的整復の合併症

整復時の腸穿孔を回避する確実な方法はない．すなわち，発症後 24 時間以内で全身状態良好，腹部立位単純 X 線写真で鏡面形成や腸管の拡張がみられないなどの条件が整っていても穿孔は起こりえる．また，整復時の圧力が 100 cm H$_2$O 未満でも穿孔を起こすことがある．特に，バリウムを用いた注腸整復では，穿孔によりバリウム腹膜炎となり治療が難渋することがある．これに対して，希釈した水溶性造影剤や空気を使用することで穿孔時の対処が容易となるため，当施設ではガストログラフィンによる注腸整復を 1st line としている．また，発症後 24 時間以上経過しているような症例では，非観血的整復は原則禁忌である．

ワンポイント　　　　　非観血的整復法

ガストログラフィンを整復に使用する場合には，必ず蒸留水で希釈して用いる．ガストログラフィン原液の浸透圧は 1900 mOsm/l で，蒸留水で 6 倍に希釈すると血漿とほぼ等張となる．著者らは，乳児ではガストログラフィン 100 ml ＋蒸留水 500 ml，年長児ではガストログラフィン 200 ml ＋蒸留水 1000 ml とし，成人の注腸造影用のダブルバルーンとエニマユニットを用いて行っている．

また，発症年齢が 2 歳以上などの非典型的な症例や，発症後時間がたっている症例の場合でも，緊急手術がすぐに可能なバックアップ体制をとったうえで，非観血的整復を試みることも多い．

H．ヒルシュスプルング病

ヒルシュスプルング病の根治手術は，基本的には口側の神経節細胞を有する腸管の肛門部への引き降ろし（pull-through）が，経腹的または経肛門的に種々の術式で行われる．これらの術式の早期の合併症としては，手術時の尿管や膀胱への圧迫や損傷による血尿，骨盤神経群の損傷に基づく排尿障害が挙げられる．また，根治術の前後に頻発する腸炎についても十分な注意が払われなければならない．これは，悪臭をともなった下痢便で始まり，発熱，下痢，腹部膨満などを伴って全身状態の悪化が認められる．腸炎を放置すると脱水や敗血症，さらにはショック症状を呈するようになる．これらの合併症の発生には，ヒルシュスプルング病腸管の免疫学的な問題と腸液や便の停滞素因が関与していると考えられている．対策として温生理的食塩水を用いて太めの Foley カテーテルを肛門より挿入し洗腸処置を行う．また，同時に抗生物質の経静脈的投与も行う．

表 6-34　ヒルシュスプルング病術後早期の合併症と対策

合併症	対策
術後創感染 (特に人工肛門を造設していたものに多い)	皮膚縫合糸の除去(抜糸)と創部消毒・洗浄(生食水),抗生物質投与
腸管縫合不全 (側々吻合部,特に口側端.極めて稀)	腸管内減圧と抗生物質投与. major leakage では迷わず再手術(開腹)
肛門周囲皮膚びらん	肛門周囲皮膚の清潔・乾燥.軟膏塗布など
腸炎	腸管内の減圧処置と洗浄(生食水).抗生物質投与

> **ワンポイント　ヒルシュスプルング病の腸炎**
>
> ヒルシュスプルング病の手術前後に見られる腸炎は,無神経節腸管が長い重症例ほど頻回に認められる.食欲不振や発熱をきたし,腹部膨満や腸管の形状が腹壁を介して観察できるなどの所見が認められた場合には積極的に腸炎の存在を疑い,早めに治療を開始する.

　術後長期の良好な排便機能獲得が本疾患の治療の最終目標である.これらの術後排便機能成績は,先天性無神経症の罹患範囲に左右されるが,いずれの病型においても直腸肛門領域の管理が重要である.規則的に排便が良好に認められる症例では腸液のうっ滞や腸炎が起こる頻度はより低いといえるが,実際には肛門創部の狭窄や拡張不良によって術後便秘傾向を示す例がみられる.したがって,ヒルシュスプルング病の術後管理においては,腸炎などの合併症を予防するため肛門部のブジーや坐薬の併用によって便秘の防止を心掛ける必要がある.

　つづいて,比較的短い結腸の無神経節症群と全結腸あるいはそれ以上の広い範囲にわたる無神経節症群について,それぞれにおける根治術式の特徴とそれらに引きつづいて起こりうる合併症について記載する.

1. S状結腸までの結腸に無神経節症がとどまるヒルシュスプルング病

　現在,これらの症例に関しては根治術式として Swenson 法,Duhamel 法,Soave 法とそれぞれの変法,あるいは経肛門的術式が行われている.

　Swenson 法では,直腸は全周性に剥離することとなるため,術操作に際して膀胱や尿道,生殖器への支配神経群を損傷する可能性がある.また,肛門近辺までの剥離と縫合操作を要するため内肛門括約筋が全周性に残る結果となり,術後も良好な排便が得られない事例(achalasia)が合併症としてあげられる.また,括約筋(sphincter muscle)の achalasia による術後腸炎を引き起こしやすい.その対策としては術後に肛門管部の拡張(指ブジーなど)を行うほか,頑固な例では括約筋切開(myotomy)を付加手術として施行することもある.

　Duhamel 法は,Swenson 法よりも手術侵襲が小さく,骨盤神経群の損傷に基づく膀胱

表6-35 ヒルシュスプルング病術後合併症と対策

合併症	対策
肛門アカラシア（sphincter achalasia），便秘症	ヘガール拡張器や指ブジーなどによる肛門管の拡張
自動吻合器ペッツによる消化管出血，潰瘍形成，貧血	残存ペッツの除去（内視鏡的除去），吸収素材自動吻合器への移行
腸炎	絶飲食，腸管内の減圧処置と洗浄（生食水）抗生物質投与
腸管栄養吸収不全に伴う貧血	経腸栄養薬などによる栄養状態の改善や鉄剤，ビタミン類の補充．重度の貧血例では輸血
TPN管理に伴う肝機能障害，カテーテル感染など	適確なTPN管理の再検討

障害の危険性も低いため現在最も広く行われている術式である．また，並列腸管の側々吻合にはもっぱら自動吻合器（GIA）が用いられている．当初，チタニウム合金の残存ペッツなどによる出血や潰瘍形成などの合併症が報告されたが，最近では吸収素材によるもの（Poly-GIAなど）が開発され，術後約2～4週間にて肛門より脱落することにより異物を残さないようになった．術後晩期の合併症としては軽度の便秘を認めることもあるが，他の術式と比較しても頻度も低い．術後一時的に排便促進のための坐薬を使用したり，指ブジーなどで拡張を行う．

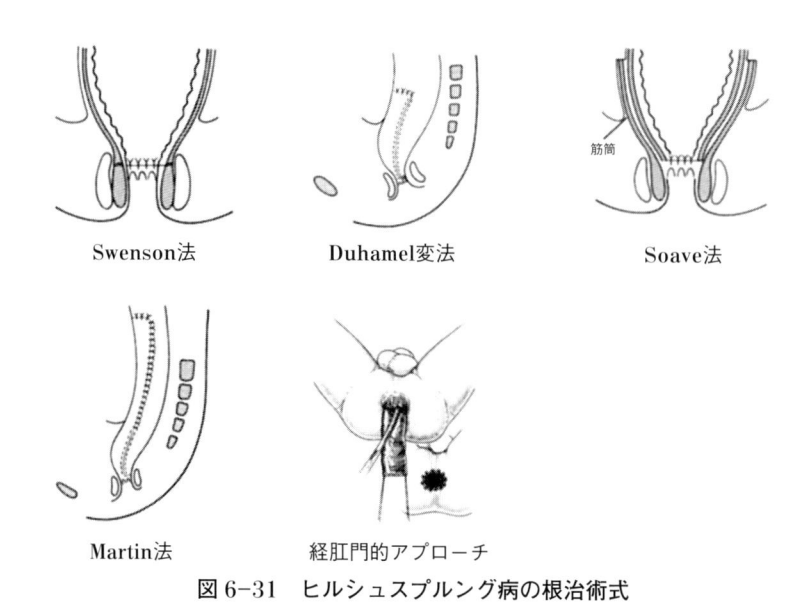

Swenson法　　Duhamel変法　　Soave法

Martin法　　経肛門的アプローチ

図6-31 ヒルシュスプルング病の根治術式

Soave 法は，術式としては骨盤神経叢の損傷がほとんどなく，吻合部の術後縫合不全などの確率は低い．しかし，再建腸管の筋層が二重となるため，肛門部近傍で狭窄をきたしやすい．Soave 法の変法として，本術式を経肛門的に行うことがある．開腹を要さないので術後の回復が早い利点がある．経腹，経肛門的に関わらず術後の肛門狭窄を防止するために術後 2 週頃より指ブジーが必要である．

2. 全結腸型無神経節症ないしはそれ以上広範囲の先天性無神経節症

Martin 手術やその変法が多くの施設において採用されている．結腸全体が無神経節症である症例（total colonic aganglionosis），全結腸よりさらに長い範囲，すなわち空腸や十二指腸，胃にまで無神経節症が及ぶ症例群（extensive aganglionosis, total intestinal aganglionosis）も稀ながら存在し，これらの症例では水分や栄養管理の面から治療の早期から中心静脈栄養管理が併用される．

従来，total colonic aganglionosis ならびに extensive aganglionosis の患児に対する Martin 原法では，腸液や便塊のうっ滞によって恒常的な腸炎が発生し，潰瘍・瘻孔形成，貧血など重篤な長期合併症が報告されるようになった．その後，比較的短く設定されるようになった側々吻合部の腸管においてもその口側端近傍に潰瘍形成や瘻孔を伴う症例が報告され，現在では術前後に TPN を導入したうえで無神経節の結腸を全く残さない ileo-anal anastomosis（IAA）など他の術式が試みられている．

また，無神経節腸管がさらに長く，近位空腸や十二指腸，胃に至る罹患腸管を有する症例では，TPN 管理下にトライツ靱帯から数 10 cm の部位に空腸瘻を造設した上で無神経節腸管の粘膜下筋層切開ならびに帯状筋層切除術（Ziegler 法）が行われる．これらの症例では腸瘻からの水分・電解質の喪失に加えて，TPN 管理に関わる肝機能障害や腸管内容うっ滞による bacterial translocation に基づく敗血症などが認められることが多い．

ワンポイント　　　Martin 変法の合併症

全結腸型の無神経節症患児に対し Martin 変法（GIA 使用）を施行した例で，術後経口摂取が十分に取れているのに体重増加が認められない症例を経験した．精査したところ，側々吻合部腸管の口側端近傍に潰瘍形成が認められ，これがトライツ靱帯を越えた部位の近位空腸と瘻孔を形成し，食事が一部バイパスしていることが確認された．開腹のうえ，瘻孔を閉鎖し，比較的長く残存していた側々吻合腸管を腹膜翻転部から 15 cm までと短く設定し直すことにより上記症状は改善した．

I. 鎖肛

鎖肛（直腸肛門奇形）は，視診や出生後の体温（直腸温）測定時に肛門がないことで気づかれることが多い．新生児期に診断がつけられ，胎便排泄がえられない症例のほとんどで新生児期に人工肛門が造設される．また，心・大血管奇形，染色体異常，泌尿器奇形，他の消化管奇形などを合併していることがある．特に重篤な心・大血管奇形を合併する場合には注意を要する．病型診断には患児を倒立位に保ち，直腸盲端部の位置で診断する Wangensteen-

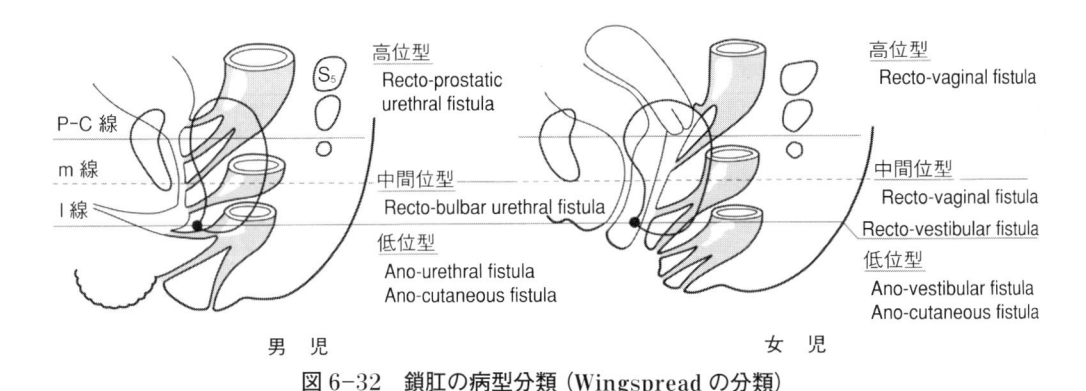

図6-32 鎖肛の病型分類（Wingspread の分類）

Rice の倒立像（図6-33, 6-34），および尿道造影（結腸造影と併用）（図6-35）がある．根治手術の重要なポイントは，発達が不十分なままにとどまった直腸や骨盤底筋群の機能をいかに温存し，少しでも良好な直腸肛門機能を患児が獲得できるようにすることにある．したがって，本症根治術後の合併症を考えるうえにおいても，一般的な消化器手術の合併症に加えて，術後の排便機能に悪影響を及ぼす因子について考慮しなければならない．なお，病型分類については Wingspread の分類（図6-32）が日本では一般的であるが，海外では Krickenbeck の分類が用いられるようになってきた．

1. 低位型

肛門皮膚瘻（ano-cutaneous fistula）や肛門腟前庭瘻（ano-vestibular fistula）など低位型で瘻孔を有する症例のほとんどは新生児期に会陰式に肛門形成が行われることが多いため，手術侵襲は軽微で，重篤な心・血管奇形の合併がなければ術後合併症の頻度は低い．

術直後より排便は良好であるが，肛門形成部の狭窄などで便の排出が滞ることがあるので，手術後2週頃から肛門形成部にヘガールの拡張器を用いてブジーを行う．硬便の場合には緩下剤を投与して便性を整えて規則的な排便を誘導する．また，本症患児では出生前からつづくS状結腸や直腸の拡張が残存していることも，術後の便秘傾向を引き起こす原因となる．本病型では，学童期になるまで便性などに留意し宿便を形成しないように母親の指による肛門部ブジーや，便秘時には坐薬（テレミンソフト坐薬）を投与することにより排便訓練を要することがある．

> **ワンポイント　鎖肛の排便管理**
>
> 直腸肛門奇形の術後患児では定期的に直腸肛門指診を行い，術後肛門管の圧や宿便の有無に注意を払う．持続的な便秘や宿便（時に小児頭大となる）が確認された場合には，摘便や洗腸によって残便を除去したうえで，緩下剤の投与（酸化マグネシウム，頑固な例ではラキソベロン液など），坐薬（テレミンソフト坐薬2 mg），さらに頑固な例ではグリセリン浣腸を定期的に行う．

2. 中間位型ならびに高位型

本病型では新生児期に人工肛門が造設されている．したがって，乳児期に鎖肛根治術を行

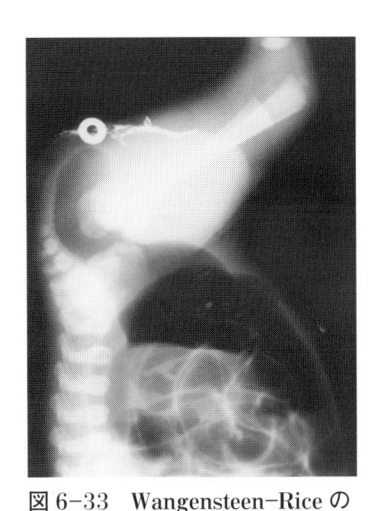

図 6-33 Wangensteen-Rice の倒立像（低位型）
生後 12 時間以上経過した時点で患児を倒立位に保ち，直腸盲端部の位置で診断する．直腸盲端のガス像は坐骨下端を超えている．

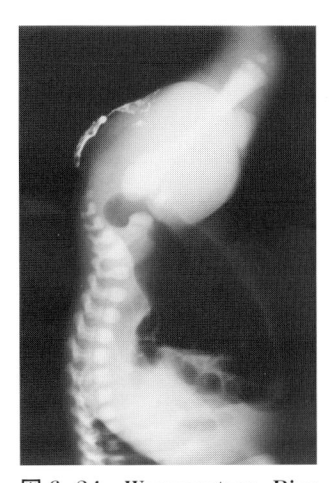

図 6-34 Wangensteen-Rice の倒立像（高位型）
直腸盲端のガス像は pubococcygeal line（P-C 線）を超えていない．

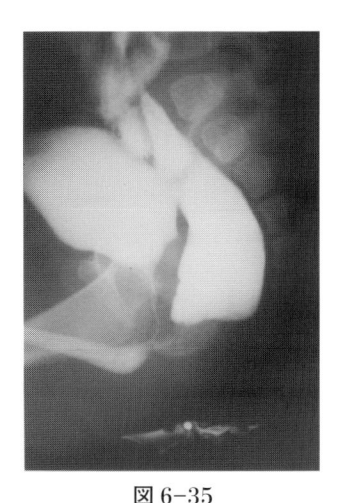

図 6-35
尿道造影と結腸造影（人工肛門より）の併用．
直腸盲端と尿道の間に瘻孔を有する（直腸尿道瘻）．

う症例の多くが中間位型あるいは高位型の直腸肛門奇形である．術式としては，腹会陰式，仙骨会陰式および posterior sagittal anorectoplasty（PSARP）などが多くの施設で採用されている．これらの根治術式の早期の合併症としては，手術時に骨盤底〜会陰部を操作するため，尿管，膀胱，尿道などの圧迫や損傷による血尿，精嚢腺などの損傷，および骨盤神経群の損傷に基づく尿道・膀胱や生殖器障害などが重要となる．これらのうち，術後の肉眼的な血尿は通常 2〜3 日で消失する．

また，直腸肛門奇形における瘻孔の処理操作（直腸尿道瘻，直腸膀胱瘻ほか）に関わる合併症も重要である．瘻孔の不完全な処理や尿路系の損傷は，尿瘻や尿嚢腫などの原因となる．したがって，特に男児例では術後約 1 週間は尿道に Foley カテーテルを留置し，上記合併症が認められないか十分に注意して管理を行う必要がある．また，カテーテルの抜去前には膀胱訓練（カテーテルの定期的クランプ）を行ってから抜去する．肛門形成部に対しては手術後 2 週間頃より肛門狭窄などを予防するためヘガール拡張器によるブジーを行う．新設肛門周囲の皮膚は術前には便と接していなかったため弱く，新設肛門より排便が始まった時点で発赤，びらんなどの強い皮膚炎症状が多くの例で認められる．肛門周囲の清潔・乾燥に心掛け，消炎作用のある軟膏やチンク単軟膏（10％酸化亜鉛単軟膏）の塗布を行う．また，肛門形成部位では引き降ろした腸管の粘膜脱やそれに付随する肛門出血などが長期間にわたって生じることがある．これらに対しては原則的には保存的に加療する．しかし，乳児期になっても下着に血液がにじむような直腸粘膜脱に対しては根治手術を考慮する．さらに，本疾患特有の骨盤底筋群の未発達に由来する直腸肛門機能障害の程度が重要で，一部の症例では頑固な便秘や失禁，便による下着の汚れなどが生じることがある．したがって，便性のコント

ロールや排便習慣の確立（浣腸や坐薬の併用）に向け，社会人になるまで長期にわたって経過観察が必要である．また，便失禁を呈する一部の症例ではバイオフィードバック療法が有用であることが知られており，長期的視野にたった術後管理が必要である．

> **ワンポイント　　　　　鎖肛術後の尿瘻**
>
> 　直腸尿道瘻を伴った中間位鎖肛（男児）に対して，posterior sagittal anorectoplasty (PSARP) にて根治術を施行した．術後2週間でFoleyカテーテルを抜去したが，その後数週間にわたって37.5℃前後の微熱が続いた．尿の混濁や尿中細菌も検出されたため尿道造影検査を行ったところ，瘻孔処理部にminor leakageが確認された．このためFoleyカテーテルを再度留置した．3週間経過した時点で再度尿道造影を行ったところ，瘻孔処理断端部のleakageは痕跡程度になったためカテーテルを抜去した．

> **ワンポイント　　　　　鎖肛術後の排便訓練**
>
> 　中間位型ならびに高位型鎖肛の術後患児において便失禁がつづく場合，術後排便訓練法の導入を次のように進めている．
> 　浣腸，または坐薬挿肛を食後30分〜60分後に行い経過をみる．この間，①毎日食後にトイレへ行く，②排便記録をノートにつける習慣を身につけていく．便失禁が著しい例についてはバイオフィードバック療法を夏休みなどまとまった時間がとれる時期に導入して便失禁の改善を図る．

J．乳児鼠径ヘルニア
1．術後合併症

　小児の鼠径ヘルニアはほとんどが外鼠径ヘルニアであり，手術はヘルニア嚢の高位結紮（simple high ligation）が基本である．手術操作を基本通りに確実に行えば，術中・術後の合併症はほとんど認められない．しかし，この手術は小児外科の入門的な手術として行われることが多いため，頻度は少ないが様々な合併症がある．術中合併症の主なものは，腸骨鼠径神経，精巣動静脈，輸精管，卵管，膀胱，あるいは腸管の損傷である．また，術後の合併症として創部感染，創部腫脹，創下血腫，そして精巣の挙上や萎縮があげられる．まれに，ヘルニア嚢の高位結紮が不十分であることによるヘルニアの再発や，術中に鼠径管後壁を損傷することによる術後の直接ヘルニアの発生などがある．

2．術中・術後合併症に対する対策
1）腸骨鼠径神経の損傷

　術中操作に起因する合併症の予防は，手術手技に習熟することが肝要である．腸骨鼠径神経の損傷は鼠径管を開放する際や閉鎖する際に生じるもので，術後の疼痛の原因となる．あるいは神経切断部断端より神経腫が発生することがある．閉創前に局所麻酔薬を散布することで疼痛の軽減を図り，また誤って切断した際には断端部を結紮しておく必要がある．

2）精巣動静脈の損傷

ヘルニア嚢の剥離操作の際に精巣動静脈を損傷することがある．動静脈を損傷し出血を認めた際には，可及的に圧迫止血を行い血腫の形成を予防する．血腫が形成されたり，完全に動静脈が切断されたりした場合は，後に精巣の萎縮が生じる危険性がある．しかしながら，内鼠径輪のレベルにて精巣血管が損傷されても，精巣と陰嚢の間が剥離されていなければ，陰嚢から精巣への血流が保たれているため精巣の萎縮が回避できる可能性がある．

3）輸精管の損傷
　ヘルニア嚢の剥離操作やヘルニア嚢の高位結紮の際に誤って輸精管を損傷することがある．もし輸精管を切断した際には，不妊症の原因となることがあり修復しなければならない．吻合後の輸精管の閉塞を回避するためにも正確な吻合を心掛け，必要であればマイクロサージェリーを用いる．

4）卵管の損傷
　女児の滑脱型ヘルニアでは，手術操作中にヘルニア嚢を結紮する際に誤って卵管を結紮することがある．これを防止するために，ヘルニア嚢の結紮切離の前に必ずヘルニア嚢を切開し内容を確認することが重要である．ヘルニア内腔から卵管の付着部位を確認しながら，卵管に針を刺入しないようにヘルニア嚢の刺通結紮を行えば卵管を損傷することはない．もし，誤って卵管を切断した場合は，マイクロサージェリーを用いて卵管を端々吻合する．

5）膀胱の損傷
　膀胱の損傷は，鼠径管を開ける際に，誤って内側の腹直筋膜を切開し膀胱壁を内精筋膜に被われたヘルニア嚢と見間違えたり，鼠径管に達したあとで精巣挙筋を開排する際に，誤って鼠径管後壁を損傷して膀胱壁を露出したりすることで発生する．術中に膀胱損傷に気付いたときは，損傷部を吸収糸を用いて二重に縫合閉鎖し，術後1週間は尿道カテーテルを留置する．しかし，術中に気付かず，術後に乏尿や血尿が続いたり，下腹部の腫脹や腹部膨満を認めたりして初めて気付かれることがある．その際は迷わず再手術を行い，膀胱損傷部を確実に縫合閉鎖し，尿道カテーテルを留置する．

6）消化管の損傷
　非還納性の鼠径ヘルニアに対して脱出腸管をそのままにして手術を行う場合や，内鼠径輪が大きく術中に腸管が脱出しやすい場合，あるいは虫垂や盲腸の滑脱型ヘルニアのときに，術中に誤って腸管を損傷することがある．この予防のためには，全身麻酔がかかった状態で極力ヘルニア内容を還納してから手術を行うようにする．ただし，嵌頓ヘルニアの際は，嵌頓した腸管の確認のために安易に腹腔内へ戻してしまうことは避け，術中に慎重にヘルニア嚢と腸管を剥離し，腸管壁の色調等を確認後腹腔内へ還納し，ヘルニア嚢の切離を行うように努める．

7）創感染
　通常創感染を起こすことはないが，手術時間が長くなった症例や腸管損傷や膀胱損傷を生じた症例では注意を要する．予防のため，閉創前に十分に創部を洗浄し，術後も抗生物質投与を3日間行う．
　また，まれに術後数ヵ月以上経過してから創部に発赤や膿瘍を認めることがある．ヘルニ

アの結紮などに用いた縫合糸が感染源となった縫合糸膿瘍で，切開排膿とともに縫合糸の除去が必要である．

8) 創部の腫脹

巨大ヘルニアの術後やヘルニア嚢を遠位側まで剥離した術後に生じる．通常は手術操作に伴うものであるので2～4週間で軽快する．巨大な皮下血腫は感染の危険性もあるので避けるべきであり，そのためにはできるだけ術中の不要な剥離操作を避け，閉創時には十分に止血を確認することが肝要である．また，男児では，術後1～2週間は腫脹のため精巣の触診が困難である場合があるので，術後4週以降に必ず再診させ，精巣の挙上や萎縮が起こっていないことを確認する．さらには，家人に入浴後に軽く精巣の牽引を指導し，術後の精巣挙上を予防する．

9) 精巣の挙上および萎縮

鼠径ヘルニア術後の精巣の挙上は，閉創の際に誤って精索に縫合糸がかかったり，手術終了時に精巣が十分に陰嚢内に下降していることを確認しなかったりした場合に生じると考えられる．さらに先述したように，術後の腫脹や血腫が縮小，消退する際に精巣が挙上することも臨床上認められる．特に乳幼児において頻度が高いように思われるので注意を要する．もし精巣が陰嚢上部より頭側に挙上した場合は，精巣固定術が必要である．停留精巣に対する術式に準じて，精索及び精巣周囲を丁寧に剥離し，精巣を陰嚢底部に縫合固定する．

術後の精巣の萎縮は精巣への血流障害により生じると考えられるので，精巣動脈の直接損傷だけでなく，手術操作に伴う精巣動脈の攣縮や精巣静脈のうっ滞によっても生じる可能性があり，術中に過度に精巣血管を牽引することや，不要な把持は慎むべきである．

10) 術後のヘルニア再発

小児の鼠径ヘルニアの再発は成人に比べて非常に稀であるが，ヘルニア嚢の高位結紮が不十分な症例では再発する可能性がある．すなわち，再発例では内鼠径輪よりかなり遠位側にてヘルニア嚢が結紮されていることが多く，腹膜前脂肪の確認など高位結紮の指標が十分に確認されていないことが原因と考えられる．したがって，このような再発例では再手術にて確実な高位結紮を行うことが重要である．また，再発例として紹介された症例のなかには，ヘルニア嚢が全く処理されていないと思われる例があり，確実に鼠径管内に到達できていなかった結果であると思われる．その他に，稀ではあるが，通常の外鼠径ヘルニアの術後に直接ヘルニアとして再発することがある．これは，ヘルニア嚢を鼠径管内から剥離する際に鼠径管後壁を損傷するために生じたと考えられる．ヘルニア嚢の剥離の際は，精巣挙筋を開排し白色のヘルニア嚢のみを持ち上げるように操作を進めれば，このような合併症は予防できる．

ワンポイント

1) ヘルニア還納時に注意すべきこと

乳児ではヘルニア嚢が菲薄で破れやすいことがあり，注意深い取り扱いが必要である．乳児の嵌頓ヘルニアや非還納性ヘルニアを用手整復した際には，入院にて経過観察する

ことが望ましい．また，続いて根治術を行う際には，整復後少なくとも48時間以上の間隔をあけ，組織の浮腫性変化の改善を待ってから行うことが望ましい．

2) 稀な縫合糸膿瘍

術後数ヵ月経過してから臍部に発赤や排膿を認めることがある．これは，ヘルニア手術創の深部感染巣が臍部にドレナージされたために生じるものである．また，鼠径ヘルニア術後に化膿性尿膜管嚢胞として発見されることもある．いずれも，ヘルニア手術後の縫合糸膿瘍などの感染巣から腹膜外経路にて炎症が波及するために生じると考えられる．

3) 鼠径ヘルニア手術と不妊症

（小児）外科医の入門手術として一般に行われている鼠径ヘルニア手術であるが，不妊症の男性において高率に鼠径ヘルニア手術の既往があるという事実を銘記しておくべきである．手術操作において常に輸精管は愛護的に扱われるべきで，鑷子で直接把持するなどの操作は厳に慎む必要がある．また，ヘルニア嚢の高位結紮の際，輸精管が結紮糸に巻き込まれないように注意する必要がある．

K．神経芽腫

1．術後合併症

神経芽腫は小児固形悪性腫瘍のなかでもっとも頻度が高い腫瘍である．神経堤細胞由来の交感神経節と副腎髄質から発生するため，頸部，胸部，腹部の原発部位により術式が異なり，術中・術後合併症にも特徴がある．また，近年は集学的治療のなかで外科手術を行うため，術後合併症を極力少なくし，術後予定通り次の化学療法にスムーズに入ることができるようにすることが，予後改善の点からも重要である．近年系統的リンパ節郭清は行うことが少ないが，腫瘍全摘術と部分切除術とでは注意すべき合併症の種類も発生頻度も異なる．

術後早期にみられる合併症には，術後出血や創感染などの一般的な合併症に加えて，胸部手術後では乳び胸や胸水，交感神経機能障害があり，腹部手術後では腹水，腎血流障害，腸

表6-36 神経芽腫の術後合併症

```
早期合併症
  一般的合併症
    術後出血，創感染
  胸部手術に関連した合併症
    胸水，乳び胸，交感神経機能障害
  腹部手術に関連した合併症
    腹水，腎血流障害，腸管運動異常，腸閉塞
晩期合併症
  胸部手術に関連した合併症
    胸郭変形，側彎症
  腹部手術に関連した合併症
    腎萎縮
```

管運動異常や腸閉塞などがあげられる．また，晩期の合併症として，胸部手術後の胸郭変形や側彎症，腹部手術後の腎萎縮などがある（表6-36）．

2. 合併症に対する対策

神経芽腫に対する外科手術では，この腫瘍の特性を十分に理解して治療にあたることが，合併症を予防するうえで最も大切である．一期的切除が不可能な進行例では，腫瘍生検後化学療法を先行させる二期的手術を選択する．術前にCTやMRIなどの画像検査にて十分に評価し，切除できる可能性について検討することが重要である．すなわち，腫瘍と主要血管や周囲臓器との位置関係や化学療法前も含めた周囲への浸潤の度合いなどを術前にしっかり把握しておくことが術中・術後の合併症の予防につながる．

1）開胸手術後の合併症

胸部の神経芽腫では術後に胸水の貯留を認めることがあるが，胸腔ドレーンの持続吸引が長期間必要になることは少なく，自然に軽快することが多い．また，術後に乳び胸や交感神経機能障害がみられることがあるが，これらはそれぞれ胸管や交感神経の損傷に伴うものである．したがって，術中にこれらを損傷しないように注意することが基本であるが，上縦隔に発生した腫瘍では，術後に発汗低下などの交感神経機能障害やHorner症候群の発生を免れないことがある．これらの合併症は術後長期の経過観察中に次第に軽快してくることが多い．保存的治療にて軽快しない乳び胸に対しては，外科的治療を考慮する．また，胸部の神経芽腫に対する開胸手術は，通常後側方切開・肋間開胸にて行われるが，近年小児鏡視下手術の発達とともに，胸腔鏡併用による小開胸下手術が行われるようになり，術後の胸郭変形を最小限とするよう工夫している．

2）腎合併症

腹部の神経芽腫に対する重要な術後合併症に腎合併症があげられる．術後早期の腎機能障害と晩期にみられる腎萎縮である．これは術中の腎血流障害に起因するが，術中の腎血管周囲の手術操作により腎動脈の攣縮や腎静脈のうっ滞が生じて，血栓形成を引き起こすために発生すると考えられる．特に乳幼児ではリンパ節郭清の有無に関わらず発生する危険性が高い．また，患側の腎臓だけでなく反対側の腎臓の血流障害を起こすことがある．これを予防するためには，①術中輸液を十分に行い尿量を確保しておくこと，②腎血管周囲の手術操作では常に血管を愛護的に扱うことが基本である．また，術中に腎動脈分岐部にlidocaineを撒布したり，lidocaineを浸したガーゼを腎動脈周囲にあてたりして，腎動脈の攣縮を予防する．血管周囲の剥離操作では腎血管に血管テープをかけて牽引するようなことはできるだけ避けるようにする．特に乳児例など血管径の狭小な症例では，術中にPGE1の持続投与（5〜10 ng/kg/min）を行い血流の保全に努めることも大切である．

3）術後腹水

術後早期にはリンパ液が腹腔内に貯留することがあり，時には乳び腹水が認められる．これは腹部の大動脈や大静脈周囲のリンパ節郭清に伴うものであり，近年系統的リンパ節郭清の頻度は減少したが，リンパ節再発に対する手術後などに認められる．術後腹水は水分や電解質，血清蛋白の喪失を招き，管理に難渋することが多く，腹部膨満も来すため術後の消化

管機能の回復に影響を及ぼす．対策としては術中操作中にリンパ管を丁寧に結紮しておくことが重要で，最近ではベッセルシーリングデバイスを用いることで，ある程度術後の腹水の貯留を減少させることができる．

4) 術後腸管運動の異常

　神経芽腫は後腹膜腫瘍であるため術中操作およびリンパ節郭清により自律神経が障害を受けると，術後に腸管運動の異常をきたすことがある．多くは下痢症状を来すが，通常止痢薬などの投与の必要はなく術後1週間ぐらいで自然に軽快する．術後の腸管運動の異常が原因で腸重積症が生じることもあるので，術後早期に腸閉塞症状が認められた際には注意を要する．また，広範囲にリンパ節郭清を施行した場合は，腸管運動の異常が術後数ヵ月間続くことがある．

ワンポイント

1) 術後合併症の少ない外科手術

　前述した通り近年はとくに小児神経芽腫においては，集学的治療のなかの外科手術の考えにもとづいて治療のストラテジーを構築している．つまり化学療法による腫瘍縮小後の腫瘍全摘術（二期的手術）が増え，ひいては術中・術後合併症の予防や減少につながっている．

2) 後縦隔や後腹膜腫瘍の摘出術

　神経芽腫は後縦隔や後腹膜原発であるので，腫瘍摘出術では椎体に沿った交感神経の解剖や機能についての知識が必要であり，さらには大血管を含めた後腹膜領域の血管支配に関する知識と血管外科的な技術が要求される．これらの知識や技術を習熟することが，術中・術後合併症の予防に重要である．

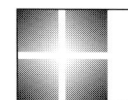

7. 鏡視下手術

A. 胸腔鏡下手術

1. 胸腔鏡下手術の特性と術中管理

1）胸腔鏡下手術の特性

　開胸手術では大きく皮膚・筋肉を切開して胸郭を開放することによって直接視で術野を観察するが，胸腔鏡下手術では内視鏡の情報で手術を行う．胸腔鏡の挿入には肋間にポートを設けて行い，同様のポート・小開胸からさまざまな手術器具を用いることで多くの呼吸器外科手術が行われている．内視鏡を用いると操作対象部位の十分な明るさ・倍率が得やすいことや，情報の共有など多くの利点がある（表6-37）．さらに腹腔鏡手術との相違点として手術の終わりに腫瘍などを取り出す際にも必要となる小開胸を最初から設けることで得られる直接視が利用できる点が挙げられる．変形しない骨性胸郭と脱気することで容積が縮小する肺の特性でワーキングスペースが確保できるため，内視鏡情報と直接視を併用することが可能であることは胸腔鏡下手術の安全性に寄与している．一方内視鏡情報の欠点は全体を見渡せないことである．現に操作している部位をズームアップして見ることができるのと裏腹に，術野から離れた部位で起こっている出血や臓器損傷を見落とす可能性がある．気付かない間に出血が大量となってしまうなどのモニター視野外のトラブルを想定し，とくにポート挿入時・剝離時の止血は十分な確認を要する．

　胸腔鏡下手術のもうひとつの大きな利点は大きな筋肉（呼吸筋）や骨格を損傷しないことで得られる低侵襲性である．入院期間の短縮・術後の疼痛の軽減・呼吸機能の温存の面が評価されている．このため低肺機能症例の縮小手術などでの意義は大きい．また若年者気胸手術・多汗症に対する胸部交感神経切除術など，整容性の高さや入院期間が短縮したことなどで適応が拡大した疾患もある．しかし開胸手術との疼痛や呼吸機能障害といった面での差異は術後早期に留まるため，過大な評価をして手術本来の目的（根治性・安全性）が損なわれないようにする．

表6-37　胸腔鏡下手術の長所と短所

長所
十分な明るさ・倍率が得やすく，微細な操作が行いやすい
術者だけでなく手術室にいるスタッフ全体で術野の情報を共有できる
直視では得がたい部位の情報が得られる
胸郭のダメージが小さく，疼痛の軽減・呼吸機能の温存が期待できる
短所
多くは手を胸腔内に入れることができないことによる
手指の感覚を生かすことができない
視野・術野の展開に習熟を要する
急な出血などに緊急の対応が困難である
器械を操作する上で角度の制約が大きい

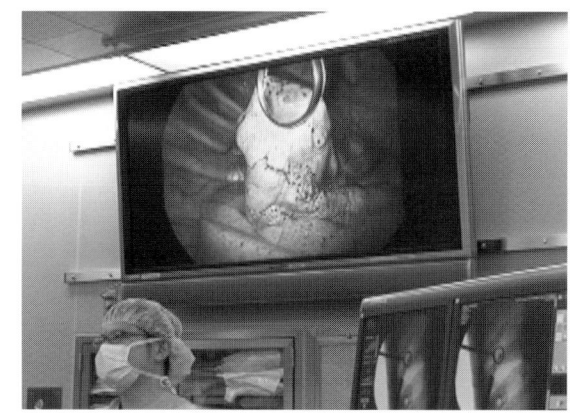

図6-36
A) 胸腔鏡手術用65インチモニター（フルハイビジョン）
B) 胸腔鏡手術用デバイス（oide hook）
肺の部分切除などに用いる．

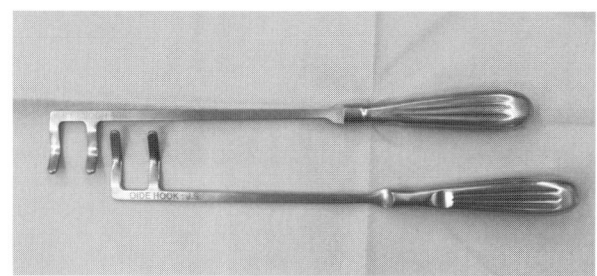

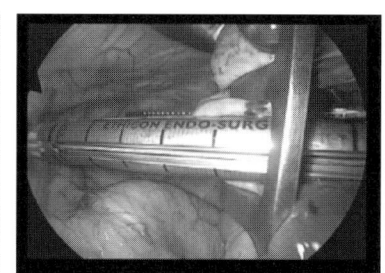

　胸腔鏡下手術はモニターや内視鏡の器具により得られる情報の画像・質に差が出る術式である．このところではハイビジョン画像が利用できるようになったなど，今後も工業技術の進歩に伴って進歩し続けるであろう．また操作に制限があるため開胸手術以上にステープラーや超音波切開凝固装置などの最新の手術器具の特性を理解して十分に活用することが求められる（図6-36）．

2) 術中管理

　胸腔鏡下手術は一般的には分離肺換気下に健側を下にした側臥位で手術が行われ，術中の全身管理を以下の点に留意して麻酔科が行う．第一は健側肺のみで酸素化を維持することが困難である場合の対応法である．これには術中に術側の換気を間歇的におこなう，健側にPEEPをかける，高頻度ジェット換気法（HFV）など換気法の調整などの方法がある．よくあるトラブルとしては健側肺への痰・出血の垂れ込み，左に入れた分離肺換気チューブが深くなりすぎてそのカフが左上葉気管支を閉鎖し左下葉のみの換気となってしまっている場合などがある．

　今ひとつは輸液量である．胸腔鏡下手術に限らず呼吸器外科手術においては過剰な輸液は肺水腫のリスクとなり術後管理を困難にする．麻酔中の循環の安定と背反する要求となりやすく注意が必要である．また不感蒸泄を計算に入れた輸液を勧める成書もあるが，少なくとも鏡視下手術は閉鎖腔の手術であって当てはまらない．

　また呼吸器外科医から手術の進行に応じて次のようなお願いをすることがある．微細な処置を行うために一時的に一回換気量を減らすこと，気漏のチェック・葉間を確認するためな

どの術側肺の換気・脱気である．ワーキングスペースの確保，腫瘤の触知，シャント血流量減少させることのためにも胸腔鏡下手術では術側肺は完全に脱気されていることが望ましい．含気のある状態ではピンク色を呈していた肺は，完全に脱気されると肝臓様の暗赤色となる．そのためには単に送気しないだけでなくて，術側挿管チューブを開放したうえで術側肺を吸引する必要があることが多い．脱気の状態を麻酔科医自身がモニターで確認できるのも内視鏡手術のメリットである．

2. 体位のとり方

1) 開胸手術移行への配慮

胸腔鏡下手術であるからといって特異な体位を取ることは少ない．むしろ移行を検討している開胸手術の方式に応じた体位をとりポートを配置する．前方腋窩切開への移行を念頭において，半側臥位をとって図6-37のようにアクセスすることが多い．完全な側臥位と比べて広背筋が背側に緩み腋窩のアプローチが容易になる．二つのポートを結ぶことで開胸手術に速やかに移行できる．部分切除などでその配慮が必要ないときは側臥位が有利なことも多いが，いずれにせよ十分な術前の検討を行って体位とアクセス部位を決める．

2) 体位の保持

三点での体側板での固定を行う．腹側の体側板は腰が前方にすべり臥位よりの体位とならないようにするため上前腸骨棘に当てる．側臥位とする場合は恥骨結節に当てる．頭側背部の体側板は上半身が背側に倒れてしまわないように配置する．また患者の体型により，腸骨稜が内視鏡などの操作の妨げになる場合は手術台を屈曲させて対応する（図6-38）．

3) 損傷への配慮

第一に神経損傷に注意する．頸部の屈曲などによる引き抜き損傷や術者や器物との接触で麻痺が起こらないように，頸部と上肢の位置を決める．肘を屈曲させた良肢位からの展開を心がけ図のように体位をとる．自分が台上で同じ姿勢をとってみるとよい．脇を開いて高く上肢を挙上すると辛いことがわかるだろう．長時間とりうる肢位が安全である．また開胸手術に準じて腋窩に枕を置くが，肋間を展開するという意義は切開の小さい内視鏡手術であれば自ずと小さく，むしろ下になる側の上肢から肩関節にかけての免荷の意味合いが大きい．また術者・器具の接触による損傷を避けるように注意をはらうが，特に尺骨神経溝には注意し，当科では挙上する上肢の肘を緩衝材で保護している．

開胸手術に移行できるように皮切を加える．小開胸(A)の長さは症例による．

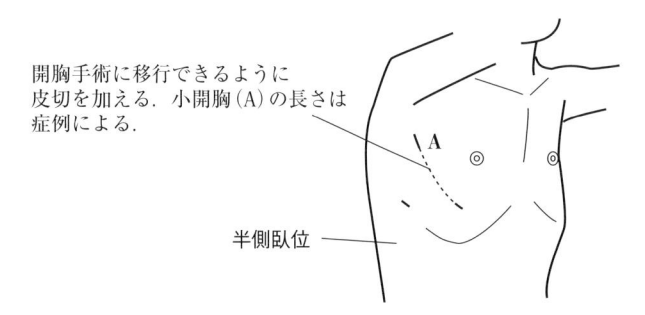

半側臥位

図6-37　胸腔鏡下手術の皮

3ヵ所を対側板で固定する．
腹側は上前腸骨棘か恥骨を固定する．

術側肘関節は屈曲させ
緩衝材を巻く．

健側の下肢を屈曲させる．
両下肢には血栓予防のために
間歇的下肢圧迫装置を装着する．

腋窩に枕を敷く．

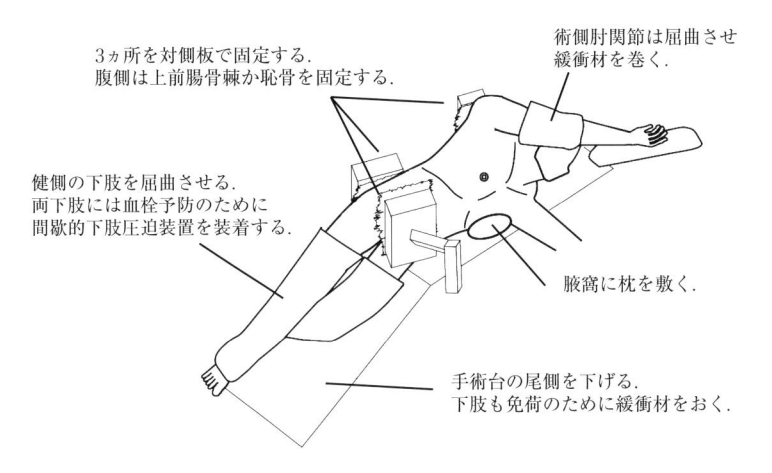

手術台の尾側を下げる．
下肢も免荷のために緩衝材をおく．

図 6-38　胸腔鏡下手術の体位

3. 気胸（適応，手技，合併症）

1）適応

　血胸を伴わない気胸の手術適応のうち緊急の手術となるものは，低圧ドレナージで肺の拡張が得られず酸素化能が不足する症例ぐらいであり稀である．気胸症例の大多数が（準）待機手術であるが，特発性自然気胸（若年型気胸・一次型気胸）と続発性気胸では手術の目的と適応に差異がある．

　続発性気胸の手術は，気漏の遷延している症例に行われることが多い．そのため気漏を閉鎖し胸腔ドレーンを抜去することが手術の目的である．癒着や気漏部位の確認のために複雑な処置を必要とすることも多く，小開胸をためらうべきでない．

　一方特発性気胸でもまず気漏の閉鎖が求められるのは続発性気胸と同じであるが，予防的な処置に意義がある点が異なる．保存的治療単独では概ね半数が再発し，そのうち60〜90％が再再発するとされていることから，保存的治療により退院可能となった症例も手術適応となりうる．開胸手術で行っていた時代からのゴールデンスタンダードとして，再発した気胸を予防的手術の適応としている．予防的手術の意義は，再発がおこるタイミング・重症度の予測が困難であることによるリスクと，保存治療で気漏が閉鎖するまでの期間が予想困難であり，待機手術となるため外科治療を決断しても待機期間が相当生じうることなどで治療期間の遷延することである．とくに活動性の高い若年者でその意義が高いが，あくまで良性疾患に対する手術でもあり，後述する合併症に関しての十分なインフォームドコンセントが必要である．また気胸の程度が再発時に再現されるわけではないが，緊張性気胸となった症例，対側にもブラを認める症例などはより積極的に外科治療を検討する．

　ところで気胸手術は内視鏡下で行う場合が圧倒的に多く，その低侵襲性から積極的な適応も増えている．外科治療を初回発症時に行えば，気漏閉鎖と予防処置を同時に行うこととなる．また保存治療により気漏が閉鎖した症例でも，生涯の入院期間を短縮させる可能性は十分ある．初回発症時に外科治療まで見渡した説明をすることで，選択肢を与えるようにして

いる.

2) 手技

皮膚切開の位置は気漏部位によるが，通常の特発性気胸では肺尖にあることが多く，図6-37のように置くことが多い．続発性気胸では予想される気漏部位，処置に応じて皮膚切開を定める．

まず処置すべき部位を確認する．気漏部位の確認手技としては肺を虚脱させて浸水させたあと肺を圧迫しながら換気を行い，泡が立つ部位を確認する．癒着があるなど部位の同定の困難が予想される症例では，術前に内視鏡下で責任気管支をブロックすることでの気漏の停止による同定が有用である．特発性気胸の場合は予防的に破裂している部位以外の気腫性病変の処置も求められる．術前検討が重要であるが，術中にあらためて病変の分布を丁寧に観察する必要がある．肺尖・S6の頂点近傍・葉間の胸壁にあたるところ・横隔膜縁などが好発部位である（図6-39）．癒着症例では剥離しないと同定できないこともあるが不必要な剥離で肺を損傷することがないように慎重に対応する．

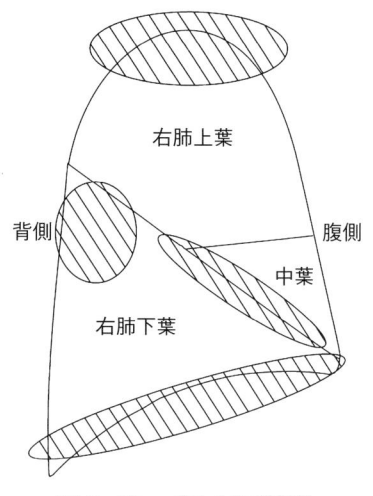

図6-39 ブラの好発部位

ついで気漏部位・肺嚢砲を切除・縫縮で処置する．予防的処置として現に鏡視下に確認された肺嚢胞を切除するに留めると，その再発率は開胸手術での気胸手術より高い．原因は肺嚢胞の見落とし・新生・ステープリングに緊張のための発生などが考えられており，肺尖などを吸収素材で被覆している．

3) 合併症

再発は前項のごとく予防的処置を行う手術でも一定の割合で生じるものであり，単に気漏部位を処置しただけでは後日に処置部位近傍や他の部位にブラに新生・気胸再発となることも多い．特に続発性気胸などでは外科的に全ての気漏を閉鎖しうるものでもなく，また気漏をとめるための手術であるが，切除・縫縮・剥離といった操作のために気漏が残存・遷延することも多い．また被覆剤を用いる場合は，感染がなくとも数日の体温上昇が認められることも多い．

操作については肺の愛護的な処置が必要である．肺の末梢病変という印象が強いが肺門・縦隔近くの操作を要することもまれではなく，血管・神経の損傷に留意する．

続発性気胸の場合は特に高齢・高度喫煙者・COPD・糖尿病・日和見感染・進行癌といった背景を伴う全身状態が不良な症例が多いことに注意が必要である．

4. 肺癌（適応，手技，合併症）

1) 適応

特に胸腔鏡手術を検討すべき症例は低肺機能などのリスクのため，標準的葉切除を避けるような症例である．また播種などで根治的な切除の可能性がないことを見極めるための審査胸腔鏡はいい適応である．逆に避けるべきは進行症例で脈管処理などの安全性が担保できな

い症例である．分葉不全・癒着症例なども絶対禁忌ではないが，術前・術中を通し開胸手術で行う場合に勝るメリットを検討し，コンバートをためらうべきではないが，その理由については鏡視下手術の特性の項で述べた如くである．後側方切開などで肋骨切離を伴う標準開胸手術でも内視鏡を併用すればそのメリットを享受することができる．疼痛の軽減や創が小さいことに固執して，癌の局所治療であるという手術の本質を見失い，患者を大きなリスクにさらすことがないように注意が必要である．

2) 手技

前方腋窩切開の延長上に小開胸併用の胸腔鏡下肺葉切除を行うため，ポートの位置は図6-37のように置くことが多い．開胸は上縦隔の郭清を念頭に置き第4肋間とすることが多いが，下葉切除であれば第5肋間のほうが行いやすい症例も多い．胸郭の変形・病変の部位などを術前に十分検討して決定する．腫瘍を取り出すためには小開胸が必要であることから，操作性・視認性・安全性などから当科では約7 cmのはじめから小開胸を施行する．術後の疼痛が胸腔アクセス部位の肋間神経のダメージによることが多いとされているため開胸器は用いない．内視鏡用の開創具を用いると軟部組織が圧排され，良好な視野が得られる．前述のごとく出血のコントロールは開胸手術より高い精度で求められており，開胸にも超音波熱凝固切開装置は有効である．

術式等の詳細は成書に譲るが，開胸手術と大きく変わることはない．手術の原則は①十分な術前検討を行うこと，②安全な手順で処理しやすいところから行うこと，③同一視野でできることはやりきることである．

肺の脈管の走行にはバリエーションが多く，分葉不全，腫瘍・腫大したリンパ節などにより一つとして同じ手術はないが，全体を見渡すことを苦手とする鏡視下手術では術前検討の重要性はより高い．その上で合理的な手順を考える必要がある．とくに胸腔鏡下手術の前述のデメリットをカバーするためにも，手術のヤマである脈管処理がやりやすくなる手順を考えると胸膜切開・葉間処理を先行させたほうが良い症例が多い．また③も全ての手術の一般則であるが，開胸手術より良好な術野を展開するために時間を要する鏡視下手術では，その意義はより大きい．

3) 合併症

肺癌手術で鏡視下手術に特有の合併症は少ないが，鏡視下手術にこだわることでの合併症が増えることのないようには注意が必要である．内視鏡のモニター画像の情報が二次元情報であることによる操作性の問題からの出血や，止血の困難な点には特に留意する．器械の操作の自由度が低いこと・術野の展開の困難さなど開胸手術に比して不利な点に妥協があると重大な事故につながる．反回神経・横隔神経・胸管などの損傷も同様である．術後肺胞瘻を少なくすることは早期のドレーン抜去＝早期離床を期すために重要であり，丹念に行う必要がある．また鏡視下手術では開胸手術以上に愛護的に，肺をはじめ臓器を操作することを心がける必要がある．手ではなく器具で展開などの操作を行うため一点に力がかかりがちである．肺に対する無造作な肺鉗子の使用などによる胸膜損傷は特に気をつける．

> **ワンポイント** 術後抜管前に必ずX線をとる.
>
> その際にガーゼ等の遺残,ドレーンの位置,肺の拡張(無気肺を示唆するシルエットサイン)などに問題がないことを確認する.
>
> 分離換気の気管支チューブは細いので,必要に応じてしっかり痰・肺内出血の吸える気管支鏡が使える気管チューブに入れ替えて処置を行った後に抜管することが望ましい.

B. 成人腹腔鏡下手術

1. 成人腹腔鏡下手術の特性と術中管理

　腹腔鏡下手術の技術と器具の進歩によって,消化器疾患への腹腔鏡下手術の適応は拡がりつつある.腹腔鏡下手術は,二酸化炭素の気腹下で平面画像として描出される腹腔鏡モニター観察下に鉗子操作によって行う手術である.腹腔鏡下手術の特殊性を表6-38に示す.

　開腹手術と異なり気腹下で行なう本法を安全に遂行するためには患者側の要因を術前から慎重に把握することが不可欠となる.術前検査として通常の開腹手術で行なわれる検査はすべて必要である.

　患者側の要因に関する適応は,手術中の麻酔管理とも密接に関連するので検査データを麻酔医と十分に検討する.患者の年齢や肥満度は腹腔鏡下手術の禁忌事項とはならないが,必要に応じて精密検査を追加すべきである.

　腹腔鏡下手術は低侵襲であるといえども,術中の腹腔内操作は開腹手術とほとんど同じで,必要に応じた体位変換下での気腹や麻酔にも侵襲性があり慎重な患者管理が必要である.気腹圧の上昇は,下肢静脈をうっ滞させ下肢静脈血栓症や肺梗塞など重大な合併症を引き起こす可能性がある.腹腔鏡下手術は気腹操作と手術時間の延長が開腹手術と異なる.したがって,心,肺,腎への負担は開腹手術よりも大きくなると考えて適応を決定すべきである.

　気腹による生理的変化と合併症を表6-39に示す.

表6-38 腹腔鏡下術の特殊性

・二酸化炭素による気腹下での術野
・モニター画像
 1. 平面画像(深部感覚の欠如)
 2. 腹腔鏡視野の制限
 3. 拡大視効果
・鉗子操作
 1. 触覚の欠如
 2. 把持力の調整が必要
 3. 適正な把持部分の選択が必要
 4. 鉗子同士のファイティング
・専用器械・器具の使用
 1. モニターや気腹器など適正な配置
 2. 超音波凝固切開装置など特性を理解し使用

表6-39 気腹による生理的変化と合併症

1) 呼吸器系変化
　1. $PaCO_2$の上昇
　原因：皮下気腫，高気腹圧，低換気，心肺疾患など
　2. CO_2気胸と縦隔気腫
　3. 気管分岐部の位置の偏移
　気腹，体位変換後の片肺換気の危険性
　4. その他
　気道内圧上昇，機能的残気量低下，肺コンプライアンス低下
　無気肺増加，肺胞換気血流比不均等，barotrauma，誤嚥性肺炎
2) 循環器系変化
　1. 血圧上昇または低下，徐脈
　2. その他
　中心静脈圧上昇，肺動脈楔入圧上昇，心拍出量減少，大血管・臓器血流の低下
3) 合併症
　CO_2塞栓，気胸，気管支挿管，皮下気腫，下肢静脈血栓症

ワンポイント　より安全な腹腔鏡下手術を提供するには，術前からの合併症の予測，対処法の検討，場合によっては手術適応の見直しを図ることが重要である．また，不測の事態を早期に発見し対処できるか否かが患者の予後に大きく影響するため，外科医と麻酔科医，コメディカル間のコミュニケーションが不可欠である．

2. 体位のとり方と注意点

　腹腔鏡下手術は，限られたスペースで良好な視野のもと安全に鉗子操作を行わなければならない．そのためには，術前の緩下剤による小腸内容の排出・減圧がまずは基本であるが，手術台を傾け重力を利用し腸管を術野から排除する体位変換を必要とすることが多い．そのため，体を手術台に安全確実に固定する必要がある．
　体位の取り方は，各臓器によって固定法や注意点が異なり以下に概説する．

食道切除

　胸腔内操作においては左側臥位，腹腔内操作においては仰臥位とする（図6-40a，b）．
　食道癌手術では肩枕挿入による頸部伸展位にて頸部操作（頸部吻合，頸部郭清）を行うため両上肢伸展位では腕神経叢の過伸展による神経障害の可能性が懸念される．そのため，両上肢を体幹につける，いわゆる「気をつけの姿勢」にて腹部操作を行うことが重要である．

胃切除

　仰臥位または開脚仰臥位の2種類が頻用されている．レビテーターによる下肢の固定を行っている施設もある．しかしながら，術中の体位変換は，左側ならびに頭側を10度程上げる程度に止めるため，特に体幹の固定は必要としない．

大腸切除

　腹腔鏡下大腸切除において，体位の固定は開腹手術以上に重要なポイントである．小腸や

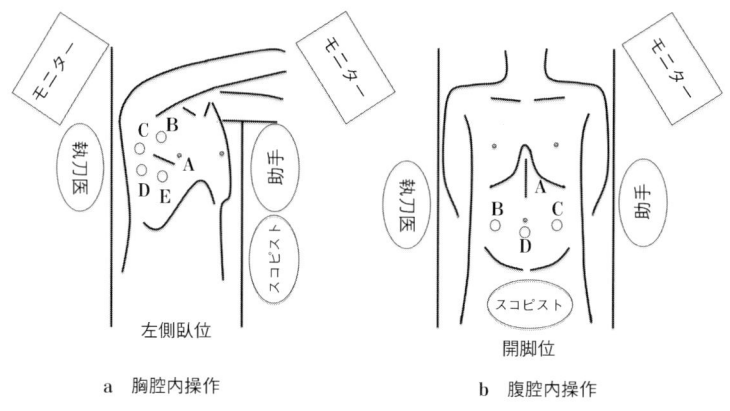

222　6章　術式別にみた術後合併症と対策

　　　a　胸腔内操作　　　　　　　　　　b　腹腔内操作
　　　　　　　図6-40　食道手術の体位

　過長なS状結腸を必要に応じて術野から排除しなければならない．そのためには，手術台を傾け体位変換し重力を利用して腸管を排除する．十分な体位変換を可能とするため，頭部はヘッドギア，体幹はマジックベッドや側部支持器，下肢の固定では，開脚度や股関節角度の自由な調節を可能とするレビテーターが有用である．左側結腸・直腸切除術においては，消化管再建がdouble stapling technique（DST吻合）となることが多く，また，右側結腸切除術では，脚間に術者ないし助手が立つことができるので，いずれの部位の腹腔鏡下手術でもレビテーターを用いた砕石位がよい（図6-41）．深部静脈血栓の予防のため間歇式加圧装置を装着する．手術開始前にローテーションを行い固定具合と循環動態の変動具合を麻酔医との共同で確認する．
　体位変換は，右側結腸切除術では頭低位・左下半側臥位，左側結腸・直腸手術においては頭低位・右下半側臥位をとることが多い．
　体位変換で問題となるのは，手術台を傾斜させることで生じる局所的な圧迫や牽引力による神経障害である．
　上肢の固定では，左右に広げた状態で左右ローテーションがきついと上になるほうの腕が過伸展をきたしやすく，筋・腱の緊張による筋皮神経障害を起こす可能性がある．理想的には両上肢が肩より頭側かつ後ろに伸展することなく固定するのがよい．一方，両上肢を体幹につける，いわゆる「気をつけの姿勢」が上肢の過伸展を防ぐことができるので，この体位を採用している施設も多い．その場合は，マジックベッドを利用し体幹を固定する．その際，両上肢はマジックベッドの外側にしておくことが，上肢の外側に圧力がかからず，尺骨神経麻痺や橈骨神経麻痺を起さないポイントである．そうすることで，術者・助手が腹部操作部から若干遠くなるが，左右ローテーションをかける際あまり気にならない．
　体幹の固定にはマジックベッドを用いる場合もあり，ベッドの傾きによる体幹のズレを防ぎ，圧力を全体に受けることができる．しかし，頭低位がきつい場合には両肩に圧力を受け，これに時間がかかれば，場合によっては腕神経叢が垂直方向へ過度に牽引され，腕神経叢麻痺（とくに下位腕神経叢）を生じることがあるので注意を要する．さらに，マジックベッ

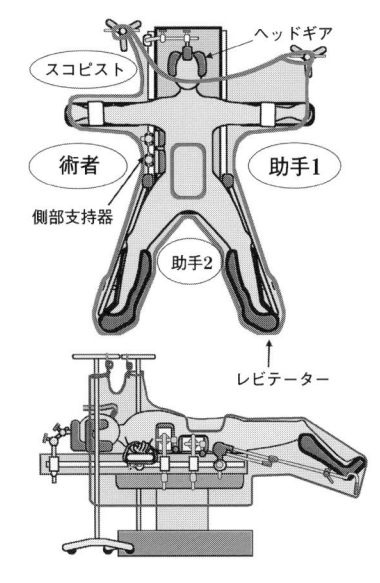

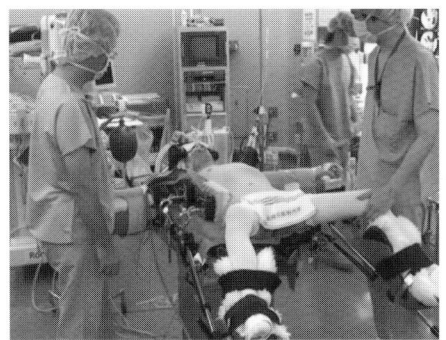

図 6-41　大腸手術の体位

ドと肩との間にアクションパッドなどを挟み圧力の減圧が必要である．また，頭の固定には，ヘッドギアなどを用いているが，マジックベッド使用時には，両側の肩に当てたマジックベッドと頭の間にクッションなどを挟み込んで，頭の固定を同時に行うとよい．

　最後に下肢の固定であるが，従来のあぶみ型支脚器を用い下腿固定を行なうと膝外側部の皮下を走行する腓骨神経の圧迫による神経麻痺を生じることがある．レビテーターは，同神経麻痺などの神経障害が少なく，また下肢の可動性に優れている．

胆嚢摘出術

　体位は，仰臥位または開脚仰臥位の2種類が多い．術中の体位変換は，頭高位とする．肝外側区域が術野の妨げとなるときは右側高位を追加する．特に体幹の固定は必要としない．下肢の深部静脈血栓の予防のため間歇式加圧装置を装着する．

> **ワンポイント**　腹腔鏡下手術では，良好な術野を確保する目的で重力を利用した腸管などの排除を行うため体位変換が行なわれる．特に大腸手術に必須である．通常，腹腔内操作に重点が置かれる傾向があるが手技遂行前の安全な体位固定も大切なポイントである．

3. 食道癌に対する腹腔鏡下手術

　1990年より食道疾患に対する内視鏡下手術が開始されて以来，年ごとに手術数は増加し，日本内視鏡外科学会の集計によると2007年の時点で年間1000例を超える手術が行われており，その中の3分の2の症例が食道癌を対象とするものであった．経験症例数を重ねた施設では低侵襲性とともに直視下手術と同等の根治性が得られることが報告されている．低侵襲性については，術後疼痛の軽減，肺活量の回復が早いなどの利点，根治性については，内視鏡下手術の最大の利点である拡大視効果により直視下手術と同等のリンパ節郭清が施行で

きることが報告されている．日本食道学会による食道癌診断・治療ガイドラインによれば，現時点では研究段階かつ将来期待できる治療法として位置づけられている．

適応

施設によって適応はさまざまであるが，腫瘍因子としてはT3までを適応とする施設もある．前治療として放射線治療を受けた症例では炎症変化により解剖学的層構造が不明瞭となるため一般的には適応外と考えられる．

手技

執刀者と助手共用の1モニターあるいは執刀者と助手別々の2モニター，小開胸の有無，ポートの位置，数等，施設により様々であるが，ここでは代表的な胸腔鏡下食道切除術の手技について述べる．左側臥位，第5肋間中腋窩線上に5 cmの小開胸を置き，ポートは第3肋間中腋窩線上，第5肋間後腋窩線上，第7肋間後腋窩線上，第7肋間中腋窩腺上の4ヵ所に挿入，執刀医は患者の背側，助手，スコピストは腹側に立つ．助手が第3肋間ポートに吸引管を挿入，小開胸創より気管鉤を挿入し縦隔を展開，スコピストが小開胸創あるいは第7肋間中腋窩線ポートより胸腔鏡を挿入し手術野を確保，執刀医は第5肋間および第7肋間後腋窩腺ポートより鉗子，電気メス等を挿入し，開胸による直視下と同様の食道の剥離と切離および縦隔リンパ節郭清を行う．開胸手術以上に助手とカメラ手による手術野の展開と確保が重要となる．最近では腹臥位による胸部操作が助手やスコピストの熟練を要さず良好な縦隔展開が可能な点で注目されている．

腹部操作におけるリンパ節郭清と胃管作成は，大別して完全腹腔鏡下に行う方法と再建臓器である胃を愛護的に扱うという点からHALS (hand-assisted laparoscopic surgery) を用いる方法がある．我々の施設ではリンパ節転移の有無にかかわらずHALSを用いている．心窩部直下に6 cm長の小開腹を行った後，臍下のポートより気腹，左右腹部にポートを挿入，患者右側の執刀医は正中創より挿入した左手で胃を牽引しながら，患者左側の助手が左腹部ポートより挿入した鉗子で大網，胃脾間膜，胃膵間膜を展開しながら右腹部ポートから挿入した執刀医の超音波凝固切開装置にて間膜の切離を進める．左動静脈をクリッピングし切離した後，最後に食道横隔靭帯を切離し縦隔内から食道を抜去し腹壁外へ取り出し食道噴門側胃を切除するとともに胃管を作成する（図6-41）．

合併症

日本内視鏡外科学会の集計によれば，これまで施行された食道疾患に対する手術総数における偶発症，合併症の総数の割合は19.3％である．内視鏡下手術で最も懸念される他臓器損傷，出血（直視下止血を要した例）については，それぞれ2.6％，3.2％，従来手術への移行による処置を要した合併症は11％と報告されている．食道癌に対する手術における合併症の頻度，詳細は不明であるが，反回神経麻痺の発生は開胸手術例に比べて高いとの報告がある．

4．胃癌に対する腹腔鏡下手術

腹腔鏡下胃切除術は，平成14年度より社会保険診療報酬に収載され，近年増加の一途をたどっている．腹腔鏡下手術の長所としては，導入当初に提唱されていた非侵襲性や美容上

の有意点のみならず，術中の微細な構造物に対する近視効果などもあげられる．一方で，これら低侵襲手術を行うにあたっては，癌の根治性が維持されていることが大前提であり，また，合併症などによってそのメリットを損なうことがあってはならない．ここでは，腹腔鏡下胃切除術における適応・手術手技の概略に加えて，注意すべき合併症について概説する．

適応

日本胃癌学会編集の胃癌治療ガイドラインでは，腹腔鏡下胃切除術の低侵襲性などについて記載されているものの，未だ標準治療としては認めていない．2010年改訂予定の第3版においても，依然，臨床研究として行われるべき治療に位置づけられる予定であり，現ガイドラインにおける臨床研究としての適応ステージは，T1N0，T1N1，T2N0であると示されている．日本内視鏡外科学会編集のガイドラインにおいても同様の適応を推奨しており，手術手技の工夫や習熟を要することから，内視鏡外科学会技術認定医もしくは同相当の技量経験を有する外科医が行うことが望ましいとされている．

手技

患者の体位は開脚仰臥位として，ポート挿入部位は，臍下部，左右季肋下および左右中腹部の腹直筋外縁のホームベース型の5ポート法を用いることが多い．手術手順については，基本的には開腹手術と同様であるが，術者と助手ならびにスコピストが共通した意識を持ち各々の施設において定型化することが重要である．

詳細は手術書を参考にしていただきたいが，最初，大網の切離から幽門下部操作にあたっては，術者は患者左側に立つことが多い．助手は右胃大網動静脈の血管束を把持し，術者は同血管束から約5cm程度離した部位で大網の切離を進める．幽門下部に至れば，助手は左手で右胃大網動静脈の血管束を腹側へと牽引し，右手で膵前面もしくは結腸間膜を尾側へと展開することによって，同動静脈根部の露出を行う．次に大網切離を左側へと進めるが，この時点で術者は患者右側へと移動する．助手は，右手で左胃大網動静脈の血管束を把持し，右側へと牽引する．更に左手で大網切離部結腸側を足側へと牽引することで，脾下極部を展開する．左胃大網動静脈は，胃壁への第一枝分岐部近位側まで剥離し切離する．小彎側操作に移るが，肝左葉の挙上による良好な視野確保が重要である．右胃動静脈を根部で処理後，胃を頭側へと翻転し，助手は右手で胃膵間膜を把持し腹側へと牽引する．更に左手で膵臓を背側尾側へと圧排することで，総肝動脈〜腹腔動脈周囲のリンパ節郭清部位の視野を確保する．同部位の郭清操作は開腹手術と同様であるが，術者は郭清リンパ節自体を損傷しないように被膜などを把持するように心がける必要がある．左胃動静脈を根部で処理後，最後に小彎側の胃壁周囲血管処理を行い，腹腔外操作に移る．小開腹創から，胃を体外に誘導し，病変部を確認しながら過不足無く胃を切離した後，確実な吻合を行う．最後に，腹腔内操作に移り，吻合部位の詳細な確認を再度行うことは，術後合併症を減らすために極めて重要である．

合併症

術後合併症に関しても開腹胃切除と殆ど同様である．「内視鏡外科手術に関するアンケート調査—第9回集計結果報告」の胃癌に対する内視鏡下手術の術後合併症を表6-40に示すが，通常開腹手術に比較して，狭窄・通過障害が多い傾向にあり，確実な吻合操作を心がけ

表 6-40 腹腔鏡下胃切除の術後合併症

合併症	頻度
狭窄・通過障害	249 例 (3.0%)
縫合不全	132 例 (1.6%)
創感染	122 例 (1.4%)
腹腔内膿瘍	57 例 (0.7%)
膵炎・膵液瘻	56 例 (0.7%)
呼吸器合併症	50 例 (0.6%)
イレウス	44 例 (0.5%)
出血	39 例 (0.5%)

2006～2007年全8422例中（第9回アンケート調査より）

る必要がある．また，腹腔鏡下手術で特に注意すべき合併症として，他臓器損傷が挙げられるが，腹腔内での操作を常に視野の中心において，丁寧な剥離操作を行うことで，殆どの場合は回避できると考えられる．また，閉腹直前の吻合部の詳細な確認や，他臓器損傷や出血の有無の再確認を常に行うように心がける必要がある．

5. 大腸癌に対する腹腔鏡手術

　大腸は，支配血管の走行が理解しやすく柔軟な構造を呈しているため適切な剥離・授動で小開腹創より体外に摘出可能である．腹腔鏡下大腸手術は，その解剖学的特異性と近年の手術機器・器具の開発や手技の向上とも相まって低侵襲で整容性に優れた手術として急速に普及してきた．1992年渡邊らが開始した腹腔鏡下大腸手術は導入初期には早期癌のみに適応とされていたが，2002年4月より腹腔鏡手術の保険適応が大腸癌全体に拡大されたこともあり，現在では欧米と同様にわが国においても進行癌に適応される場合が多くなってきた．しかし，進行大腸癌における遠隔成績はいまだ十分明らかにされておらず，現在，国内外で臨床試験に基づいた遠隔成績が報告されつつある．ここでは，腹腔鏡下大腸切除術における適応・手術手技の概略に加えて，注意すべき合併症について概説する．

適応

　大腸癌研究会編集の大腸癌治療ガイドライン2009年版では，次のように推奨されている．腹腔鏡下手術には，開腹手術とは異なる手術技術の習得と局所解剖の理解が不可欠であり，手術チームの習熟度に応じた適応基準を個々に決定すべきである．結腸癌およびRs癌に対するD2以下の腸切除に適しており，cStage0～cStage Ⅰがよい適応である．D3を伴う腹腔鏡下結腸切除術は難度が高いので，cStage Ⅱ～cStage Ⅲに対しては習熟度を十分に考慮して適応を決定すべきである．また，横行結腸癌，高度肥満例，高度癒着例も高難度である．直腸癌に対する腹腔鏡下手術の有効性と安全性は十分に確立されていない．

　日本内視鏡外科学会編集のガイドラインにおいても同様な適応基準としているがStage Ⅳにおいては積極的に推奨されないとしており，個々の症例で十分な検討と適切なインフォームド・コンセントに基づいて手術を行うことが望まれるとされている．

手技

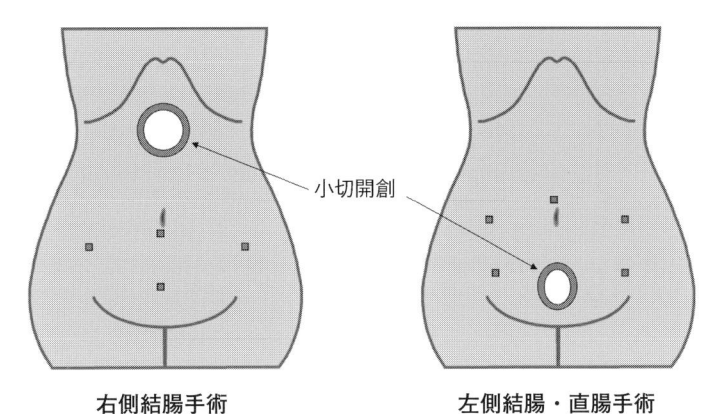

右側結腸手術　　　　　　　　左側結腸・直腸手術
図6-42　腹腔鏡下大腸切除のポート位置

　患者の体位は，右側結腸切除術では頭低位・左下半側臥位，左側結腸・直腸手術においては頭低位・右下半側臥位をとることが多い．ポート挿入部位は，臍部，左右側腹部，下腹部正中に計5～6本挿入する（図6-42，6-43）．

　腹腔鏡下大腸切除の基本的な手技は，十分な腸管の剥離・授動である．剥離操作で最も大切なことは，出血のない剥離層を保持することでありそのことが，他臓器損傷を回避し安全に本法を施行するコツである（図6-44，6-45）．本法には，外側，内側の二つのアプローチ法がある．外側アプローチ法は，剥離・授動を腸管外側より内側方向へ進める方法で通常の開腹手術で行われている．それに対し内側アプローチ法は腸間膜内側の支配血管中枢部近傍より剥離・授動を開始し外側方向へ剥離操作をすすめる方法である．腹腔鏡下手術においては，腹腔鏡の視野の方向と鉗子操作の向きが一致する内側アプローチ法を採用する施設が増えている．しかし，内側アプローチ法は外側アプローチ法に比較し剥離層が toldt's fusion fascia の背側へと深く入り込みやすく尿管損傷など後腹膜臓器の損傷に注意する必要がある．

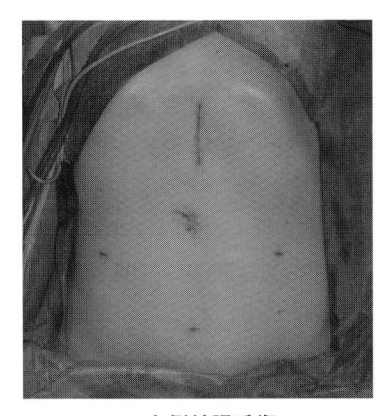

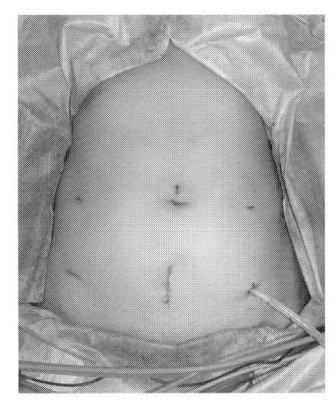

右側結腸手術　　　　　　　　左側結腸・直腸手術
図6-43　腹腔鏡下大腸切除の術後

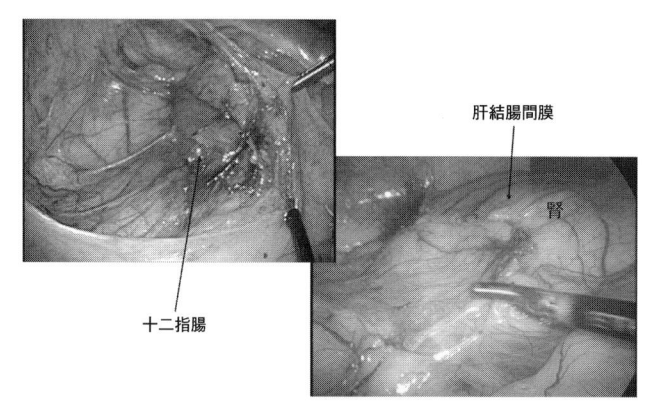

図6-44 適正な剥離層の保持（右側結腸）

　また，左側結腸・直腸手術においては大動脈前面から骨盤腔へ向かう上・下腹神経叢を確認しこれを温存する．
　郭清・血管処理は，電気メス，鋏，超音波凝固切開装置などが用いられる．助手に支配血管のやや末梢側を把持させ術者は両手を用いて郭清操作を行う．進行度に応じた郭清・血管処理を行い，内側からの剥離操作を追加した後，外側の壁側腹膜を切開し腸管の授動を終了する．下行結腸病変では脾彎曲部の完全な授動が必要不可欠であり，授動の目安は網嚢の開放と横行結腸間膜の切開である．その際，脾臓被膜，膵尾部，中結腸動静脈の損傷に十分注意する．
　左側結腸・直腸であれば腹腔鏡下に腸管切離した後，小切開創より病変を引き出し切除後，吻合は体内で器械吻合（double stapling technique：DST）することが多く，右側結腸であれば小切開創より病変を引き出し体外にて機能的端々吻合（functional end to end

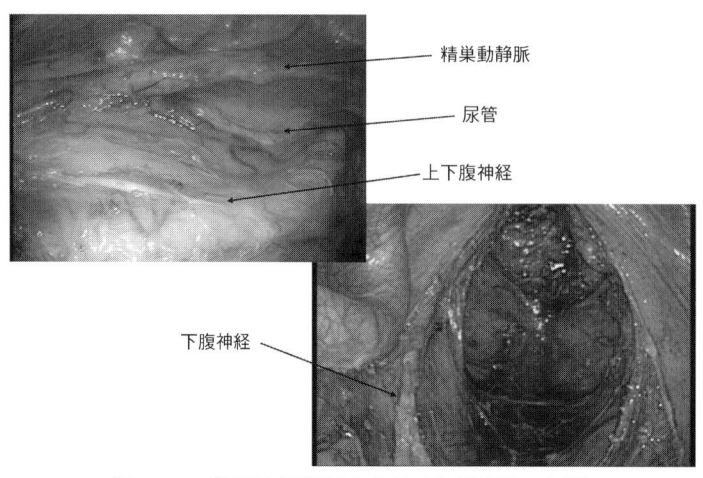

図6-45 適正な剥離層の保持（左側結腸・直腸）

表6-41 腹腔鏡下小腸,大腸切除の偶発症・合併症

	頻度
縫合不全	1,041例(1.7%)
腸閉塞	951例(1.6%)
吻合部狭窄	241例(0.4%)
腹腔内膿瘍	230例(0.4%)
出血(開腹止血を要した)	223例(0.4%)
腸管損傷	205例(0.3%)
呼吸器合併症	117例(0.2%)
他臓器損傷	74例(0.1%)
その他	928例(1.6%)

1990〜2007年全59,497例中(第9回アンケート調査より)

anastomosis:FEEA)を行う.

手術の進行はいくつかのフェーズに分けて考える.たとえば視野展開−剝離・授動−血管処理−腸管切離−腸管露出−切除・吻合であるが,それぞれの目安を決めて同じ術式は同じ手順で行い,それぞれのフェーズで自分なりの完了の目安を決めておくとよい.

合併症

「内視鏡外科手術に関するアンケート調査—第9回集計結果報告」の小腸,大腸疾患に対する内視鏡下手術についての報告では,1991年より小腸,大腸疾患に対する内視鏡下手術が開始され,2007年12月31日までの総手術件数は,66,058例であった.良性疾患が22,839例,悪性疾患が43,219例であった.切除腸管の部位別症例数は,59,497例であった.偶発症,合併症は総数で,4,010例に認められ,その内訳は表6-41のごとくである.そのうち開腹手術への移行ないし術後開腹手術により処置を要した症例は総数で1,507例(38%)であった.偶発症,合併症の報告で最も多く認められたものは,縫合不全で1,041例(1.7%)に認めた.2006,2007年の2年間では,21例の死亡例の報告があり,手術手技に関連する死因では縫合不全11例が最も多い.より慎重な腸間膜処理,確実な吻合操作など手術手技の向上が必須であり,直腸手術における安全な腸管の切離器具の開発が望まれる.

6. 胆嚢疾患に対する腹腔鏡下手術

1990年頃から一般的となっている腹腔鏡下胆嚢摘出術が標準的な手術である.腹腔鏡下胆嚢摘出術の手技はほぼ確立され一般的なものとなっている.

適応

胆石症,胆嚢ポリープ,胆嚢腺筋症,急性胆嚢炎,慢性胆嚢炎などである.胆道癌診療ガイドライン/編(07年)では,「胆嚢癌を疑う症例に対して腹腔鏡下胆嚢摘出術は推奨できず,原則的に開腹胆嚢摘出術を行うことが望ましい」とされている.

手技

体位は開脚位とし,術者は患者の左に立つ.

図1に示すごとく，心窩部と臍窩と右上腹部に合計4ヵ所，1cm程度の切開をおきポートを挿入する．

腹腔内操作の要点

1　calot triangle の露出

　左手の把持鉗子でハルトマン嚢を把持し，エネルギーデバイスをもちいて胆嚢管周囲の脂肪組織を剥離する．時には cherry dissector で鈍的に剥離する．胆嚢管，胆嚢動脈を露出する．

2　critical view of safety

　ルビエール孔を確認し，総胆管，肝管後区域枝が背側に落ちていることを確認できる視野（critical view）をファイバーで胆嚢管を腹側からと背側からの両方から観察する．

3　胆嚢動脈と胆嚢管のクリッピング

　胆嚢動脈，胆嚢管はそれぞれ2重クリップをかけた後切離する．

4　胆嚢床から胆嚢の剥離

　術者の左手で胆嚢管切離断端近傍を把持し，胆嚢と肝床の間にカウンタートラクションをかけて，エネルギーデバイスを用いて肝床から胆嚢を切離する．

5　胆嚢の摘出

開腹移行

　「内視鏡外科手術に関するアンケート調査—第9回集計結果報告」の腹腔鏡下胆嚢摘出術における開腹移行症例数を表6-42に示すが，局所炎症による癒着，解剖不明が最も多く開腹移行理由の71％を占めていた．

　技術に熟達すれば，消化管の損傷の修復などは腹腔鏡で可能であるが，安全に確実に行うために開腹移行を躊躇してはならない．けっして腹腔鏡下で完遂することが目的ではなく胆嚢を安全にかつ確実に摘出するのが本来の目的である．大切なのは患者さんの安全であることを忘れてはいけない．

合併症とその対処方法

　出血や感染等の合併症は他の腹腔鏡下手術と同様の対応とする．腹腔鏡下胆嚢摘出術に特異的な合併症について述べる．

1) 胆管損傷：胆管損傷を起こした場合，胆汁漏を来たしたり，胆管狭窄を来す．「内視鏡外科手術に関するアンケート調査—第9回集計結果報告」によると，胆管損傷の頻度は0.68％である．術後胆道狭窄の頻度は0.052％となっている．

2) 胆汁漏

　胆嚢を剥離した肝床や，腹腔鏡下胆嚢摘出術の場合クリップでとめた胆嚢管断端から胆汁が胆道外に漏れてしまう状態である．ドレーンを適切に働かせることによって，保存的に治療する．あるいは内視鏡的に一時的に胆管内に ENBD チューブを挿入して治療する．

3) 胆道狭窄

　胆道狭窄は胆管損傷部の線維性肥厚によるもので手術後数年を経て発症するものも存在し，なかには，慢性的な胆汁うっ滞による肝機能障害を来したり，胆管炎を繰り返したりしてい

表 6-42 開腹移行

開腹移行の原因	頻度
出血	1,743 例 (0.6%)
胆道損傷	1,057 例 (0.4%)
他臓器損傷 (消化管, 血管, 肝, 等)	241 例 (0.1%)
既往手術による癒着	1,838 例 (0.6%)
局所炎症による癒着, 解剖不明	7,546 例 (2.5%)
その他	1,221 例 (0.4%)
	13,646 例 (5.0%)

1990～2007年全298354例中

る症例も存在する．
4) **遺残結石**：胆嚢内の結石が手術の前や手術の操作により，総胆管に落下してしまい総胆管内に遺残してしまう状態．腹腔鏡下胆嚢摘出術の場合，手術中に判明すれば開腹手術に移行し，総胆管内の石を切石する．また術後に判明すれば，内視鏡を用いて切石する．

C. 小児腹腔鏡下手術
1. 小児腹腔鏡下手術の特性と術中管理

小児では年齢により体重，体格も異なるため，成人とは異なりそれぞれの年齢に応じた対応が必要となってくる．

小児腹腔鏡下手術において，まず最初に注意しなければならないことは，第一ポートの挿入と気腹を成人の場合よりデリケートに行う必要があることである．

乳児や学童初期の子どもの場合，腹壁が軟らかく，さらに腹壁と脊椎の距離が短いため，Veress needle の穿刺による気腹は成人の場合よりもさらに危険度が高い．筆者らはどの年齢においても安全に第一ポートを挿入できる open Hasson 法を行っている．具体的には，臍輪内に小切開を加え，皮下から筋膜までの剥離を行い，筋膜の頭側および尾側をモスキート鉗子で把持し，その中央をメスで切開することにより，開腹に至る．開腹した創縁の筋膜には閉腹用に予めバイクリルでタバコ縫合をかけておく．この糸はポートの固定用にも使う．

気腹に関して重要なことは気腹圧と気腹速度である．気腹圧が高すぎると過度に横隔膜が挙上され，肺のコンプライアンスが低下し，さらには中心静脈圧，動脈中 CO_2 分圧が上昇することが知られている．筆者らは新生児，乳児では気腹圧の上限を 8 mmHg としている．幼児や学童では 10 mmHg を上限としているが，良好な視野がえられれば，できるだけ気腹圧を下げるように配慮している．気腹速度が急速すぎると低体温を招く場合がある．新生児では原則的に 0.5 l/min としているが，ポート挿入部からのエアリークが多く，気腹速度を上げなければならない場合もある．これを踏まえ，筆者らは温度センサー付きの気腹チューブを用いて，加温した CO_2 を温度調節しながら送気することで，低体温を防いでいる．

2. 体位のとり方

前述の如く，小児外科では年齢により体格に大きな差があり，腹腔鏡下手術で最も大切な

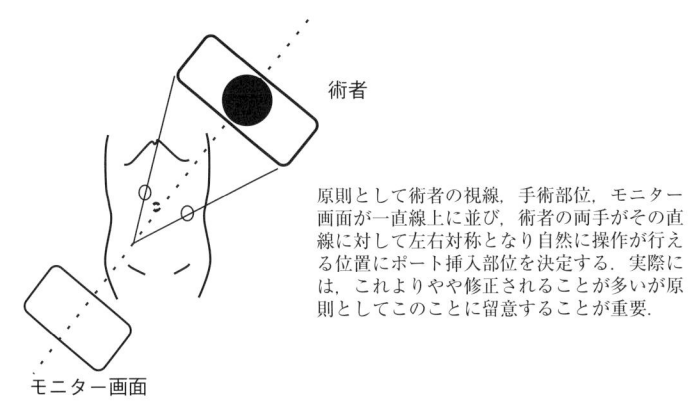

232 6章 術式別にみた術後合併症と対策

図 6-46 体位およびポート挿入部位の原則

原則として術者の視線，手術部位，モニター画面が一直線上に並び，術者の両手がその直線に対して左右対称となり自然に操作が行える位置にポート挿入部位を決定する．実際には，これよりやや修正されることが多いが原則としてこのことに留意することが重要．

ポート挿入の位置が一定でない．しかし，基本的な原則を守れば，開腹手術と同じ感覚で術者が両手を使って手術を安全に施行することが可能である．

原則的には，図 6-46 のように対象となる臓器，モニター画面，術者の視線が一直線になるようにする．そして，術者の 2 本のワーキングポートはこの直線の左右対称となる位置で，かつ術者の肩幅と対象臓器の間で形成される三角形のなかで自然な位置になるようポート挿入部を決定する．このことが手術のやりやすさにつながり，ひいては手術の安全性，時間の短縮，手術手技の向上などに役立つことを忘れてはならない．場合によっては麻酔科と相談し，術者が患者の頭側に立って手術を行うことも必要である．

3. 肥厚性幽門狭窄症

適応：肥厚性幽門狭窄症の乳児では，重度の複雑心奇形があり，気腹による高 CO_2 血症や静脈灌流障害が問題となる場合を除いて，ほぼ全例が腹腔鏡下手術の適応となる．開腹術と異なり，幽門部を創外に牽引，脱転する必要がなく，術後の経口摂取も開腹術に比べて早いという利点がある．重度の心奇形を伴なう場合でも腹壁を特殊な器具で釣り上げて腹腔鏡下術式を行う方法もあるが，視野が不十分になりやすくあまり推奨できない．

手技：図 6-47 のように臍部からカメラポートを挿入し，それぞれ左右対称となる位置に術

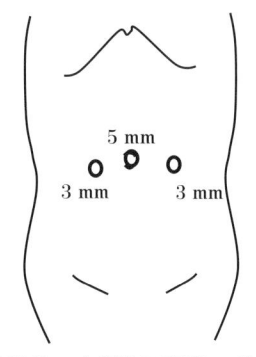

図 6-47 腹腔鏡下幽門筋切開術のポート挿入位置

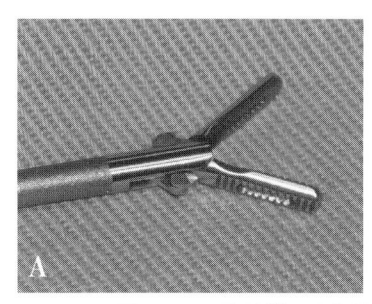

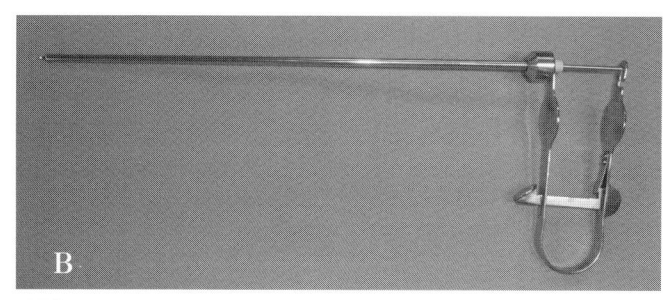

図 6-48　腹腔鏡下幽門筋切開術に用いる pyloric spreader (A) と外筒付メス (B)

者のワーキングポートを挿入する．術者は患者の足側に立ち，両手で手術ができるようなポジションとする．気腹圧は 8 mmHg を上限としている．

　胃を把持し，十二指腸側に順次たどっていくと肥厚した幽門筋が確認できる．十二指腸との境界は pyloric vein の走行で確認できる．

　左の把持鉗子で肥厚した幽門筋の十二指腸側を把持し，右のポートから挿入した外筒付メス（図 6-48 B，図 6-49 A）を用いて肥厚した筋肉を縦方向に切開する．このメスは円筒の中に収められているが，手元のラチェットを操作することにより 2 mm ずつメスの先端が円筒外に出てくる構造になっている．術前に施行した超音波検査で肥厚した幽門筋の厚さを考慮し，2 mm から 4 mm の間でメスの刃を円筒外に出して幽門筋を切開する（図 6-49 B）．粘膜まで切開しないように十分に注意しながら幽門筋切開を行う必要があるが，あまりに粘膜損傷を恐れて幽門筋切開が中途半端になると，幽門筋を開大することが困難になる．

　幽門筋の開大には鉗子の外側にも溝があり，滑りにくい構造の pyloric spreader (Tan の鉗子：図 6-48 A，図 6-49 C) を用いる．

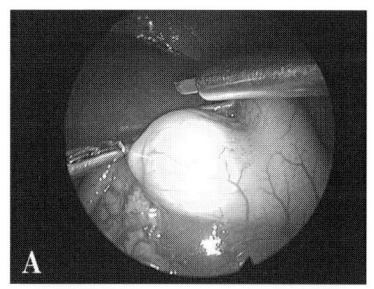

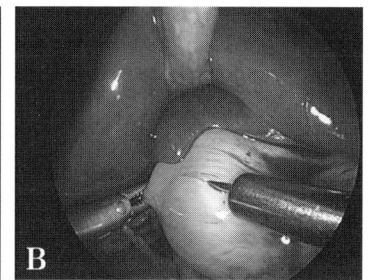

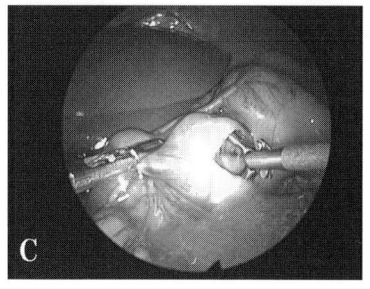

図 6-49
A：左手の把持鉗子にて十二指腸側を把持し，右手のワーキングポートから外筒つきメスを腹腔内に挿入し，刃を出しているところ．
B：幽門筋を切開しているところ．
C：pyloric spreader を用いて，切開した幽門筋を開大しているところ．

> **ワンポイント** このときに重要なのはあまり鉗子を粘膜に押しあてないことである．鉗子の先端が切開した幽門筋内にある程度入ったところで少し力を緩め，やや鉗子を引き気味にしながら幽門筋を開大するのがコツである．

幽門筋を開大し，粘膜が十分に膨隆した事を確認する．幽門筋の開排の範囲は十二指腸側ぎりぎりではなくむしろ十二指腸壁を損傷することのないようにその手前で開排を止め，その代わりに胃側をやや長めに開排している．その後出血の有無を確認し，手術を終える．

合併症：幽門部粘膜損傷が合併症として考えられる．粘膜損傷が認められたら，損傷部位を4-0バイクリル針を用いて縫合し，その後 NG tube から胃内に空気を送り込み，損傷部位から空気の漏れがないか確認する．さらにポリグリコール酸シート（ネオベール）を粘膜にあて，ボルヒールなどのフィブリン糊を塗布することにより，粘膜損傷部位を被覆，補強することも有効である．

4．ヒルシュスプルング病

ヒルシュスプルング病に対する術式も近年大きく変化しており，直腸からS状結腸の肛門側1/3までの short segment type の無神経節症の場合には，経肛門的結腸 pull-through が適応となり，腹腔鏡下手術の必要性はない．さらに術者の工夫により，全結腸無神経節症でも腹腔鏡下手術が可能である点を考えれば extensive aganglionosis 以外のほとんどの症例が腹腔鏡下手術の適応となるが，一般的には腹腔内操作が比較的容易で無神経節腸管の範囲を術中迅速病理検査などで判断しなくて良い症例が腹腔鏡下術式の良い適応となると考えている．すなわち，経肛門的アプローチでは腸間膜処理が不可能なS状結腸肛門側1/3より口側まで無神経節腸管があり，かつ広範囲な結腸の授動を伴わない下行結腸肛門側1/3から1/2までの無神経節症の患者で，新生児期，乳児期に洗腸などの処置で腸炎を予防できる症例が本術式の適応となると考えている．

術式：図6-50のように臍部からカメラポートを挿入し，左上腹部から結腸牽引用ポート，右側腹部から術者のワーキングポートを2本挿入し手術を行う．牽引された結腸の腸間膜をハーモニックスカルペルにて焼灼切離していく．十分に腸間膜の処理ができたら，経肛門的結腸 pull-through と同様の手技にて soave 法により肛門縁から頭側へ粘膜を剥離していき結腸の pull-through を行う．

合併症：腹腔内操作では血管処理の際，不十分な剥離操作で不慮の出血を伴なうことがある．無血管野を十分観察し，丁寧に marginal vessels を残すよう心がける．ハーモニックスカルペルによる血管焼灼の際に，鉗子の active brade の先端で血管損傷しないように注意すれば，特に困難な手技はない．

5．直腸肛門奇形

適応：直腸肛門奇形の中でも高位型では骨盤底筋群の発達が未熟である．現在広く行われている仙骨正中式直腸肛門形成術（posterior sagttal anorectoplasty）ではこれらの未熟な筋肉，特に恥骨直腸筋を切開することが問題となる．これまでこれらの筋群を損傷することなく，直腸と高位の尿道瘻を切離し，直腸盲端を会陰部まで pull-through するには開腹術

図 6-50　ヒルシュスプルング病：ポート挿入位置

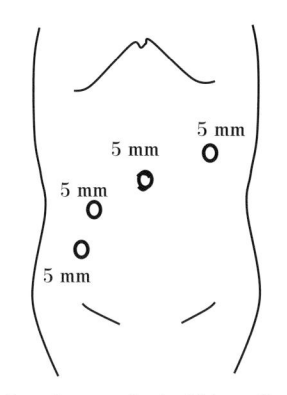

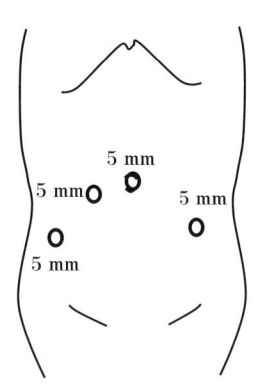

図 6-51　腹腔鏡下腹会陰式直腸肛門形成術のポート挿入位置

が不可欠であったが，これらの手技を腹腔鏡下に行うことにより，良好な視野でかつ直腸周囲の剥離を最小限におさえながら従来の操作を行うことが可能となった．

　重症心奇形や複雑な尿路奇形を伴なう症例を除く高位型の直腸肛門奇形症例がこの腹腔鏡下術式の良い適応となる．

　手技：図 6-51 のように臍部からカメラポートを挿入し，左上腹部から結腸牽引用ポート，右側腹部から術者のワーキングポートを 2 本挿入し手術を行う．腸間膜の処理は腹膜翻転部より行い，十分に直腸を頭側へ牽引し直腸間膜をハーモニックスカルペルを用いて順次焼灼していく．直腸を全周性に剥離する際には，尿管，精管の走行を十分観察し，これらを損傷しないように腸管壁に沿って剥離を進めることが重要となる．直腸壁の剥離を進めていくと，前立腺部尿道に瘻孔がつながっている部位を確認できるので前立腺壁ぎりぎりまで剥離を進め（図 6-52 A），この部位にて瘻孔を切離する．筆者らは瘻孔の切離の際には，まず瘻孔の穿刺結紮を行い（図 6-52 B），切離後さらに endo-loop にて 2 重に結紮している．

　その後，神経刺激装置を用いて骨盤底筋群の収縮を確認し（図 6-52 C），尿道の直ぐ背側にある恥骨直腸筋係蹄の内側を鈍的に剥離することで腹腔内からの pull-through 経路の作成を行っている（本術式に必要な骨盤底筋群，前立腺の位置関係および pull-through point である恥骨直腸筋係蹄の内側の解剖学的位置関係を図 6-52 D に示す）．この際，会陰部からの同時操作にて外肛門括約筋の中心を剥離して行き，腹腔内からの剥離部位と最終的に開通させ，より生理的な pull-through 経路の作成が行えるようにしている．

　開通した pull-through 経路にペンローズドレーンを挿入し，その内腔にヘガールの拡張器を挿入することで徐々に pull-through 経路を拡張し，最終的に剥離した直腸盲端を会陰部へ pull-through している．

　合併症：術後一過性に神経因性膀胱をきたすことがある．直腸の剥離の際，直腸壁に沿って剥離を進め，周囲組織に障害を与えることのないように十分注意しなければならない．このことに注意していれば，不可逆的な排尿障害をきたすことは極めて稀である．

　筆者らは手術時には太めの尿道カテーテルを膀胱内に留置することによって，尿道損傷を

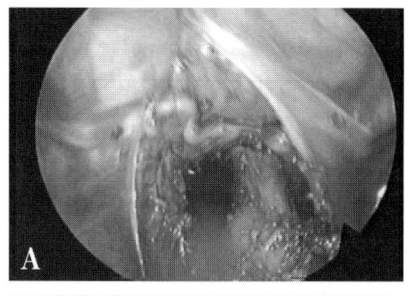

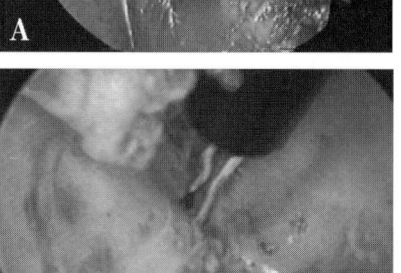

A：全周性に剥離された直腸前立腺部尿道瘻．
B：瘻孔を穿刺結紮しているところ．
C：神経刺激装置にて骨盤底筋群の同定をしている．

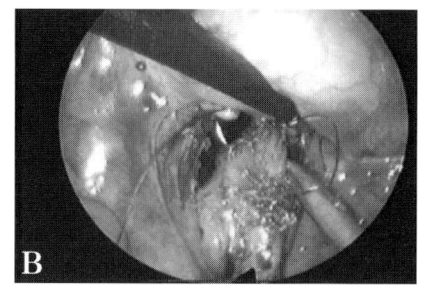

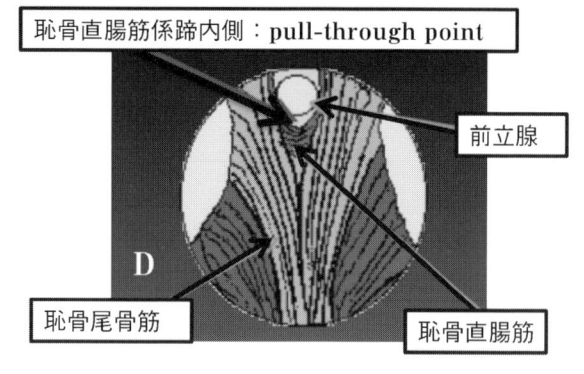

図6-52

予防している．尿道ぎりぎりまで剥離を進めすぎると，術後尿道狭窄などの危険性があることに留意すべきである．

直腸尿道瘻の処理を endo-GIA で行った症例で断端からの leakage を経験したが，尿道カテーテルを術後3週間程度にわたって留置することで保存的に軽快した．瘻孔処理に関しては現在の筆者らの手技で leakage や術後晩期の断端の ballooning などは認めていない．

直腸粘膜脱も術後合併症の一つであるが，直腸間膜の処理を腹膜翻転部から開始し，直腸盲端と会陰部皮膚の縫合の際には，会陰部皮膚を直腸断端に迎えに行くようにして縫合すると粘膜脱の頻度が低くなる．直腸粘膜脱が起こった際には，脱出粘膜の切除を行えば，修復は容易である．

6．鼠径ヘルニア

鼠径ヘルニアに対する腹腔鏡下術式の適応に関しては未だコンセンサスが得られていない．それは従来の鼠径アプローチでは腹腔内を全く触ることがなく，将来癒着性イレウスなどの危険性がないことなどがその理由である．しかし，特に男児で大きなヘルニア嚢を持つ乳児の場合などでは，精管や精巣動静脈をヘルニア嚢から剥離する際，あるいは剥離操作による術後の鼠径管の腫脹などが将来の精巣機能に悪影響を及ぼす危険性が危惧される．また，女児においてはヘルニア嚢を高位結紮する際に，accidental に卵管を同時に結紮してしまい将来の不妊の原因となる可能性や副腎性器症候群の発見が困難なことなども従来の鼠径アプ

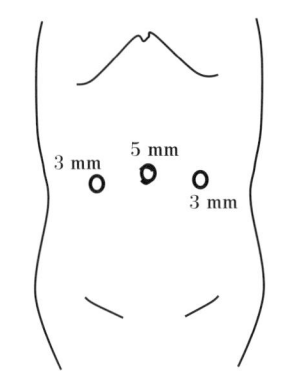

図 6-53　腹腔鏡下鼠径ヘルニア根治術のポート挿入位置

ローチのデメリットである.

　現在,筆者らは腹腔鏡を腹腔内に挿入しても,内鼠径輪近傍の必要最小限度の手術操作であれば術後の癒着性イレウスを心配する必要性がそれほど高くないと考えており,腹腔鏡下術式のデメリットもそれほど大きいとは考えていない.

この術式の利点
① 手術創がほとんど目立たず美容的に優れていること
② 術前には指摘できなかった対側のヘルニア嚢の有無の確認ができること
③ 男児では精巣動静脈および精管をヘルニア嚢から剝離する操作がないため手術操作による精巣への血流障害の心配がないこと
④ 女児では,ヘルニア嚢結紮時の accidental な卵管損傷の心配がないこと,および卵巣の確認が出来ること(副腎性器症候群の鑑別)

手技:図 6-53 のごとく,臍部からカメラ用の 5 mm のポートを挿入しその左右に対称となるように 3 mm のポートを挿入している.腹壁の薄い乳児では,ポートを用いず,メスで腹壁に開けた小切開部より直接鉗子を腹腔内に挿入している.

　両側の内鼠径輪を確認し,片側または両側ヘルニアの診断を行う.右鼠径ヘルニアの場合,術者は患者の左側に立ち,左鼠径ヘルニアの場合には術者が患者の右側に立って手術を行う.内鼠径輪近傍の腹壁から,直接 4-0 プロリンを腹壁を貫く形で腹腔内に刺入し,腹腔内から鉗子にてこの針を把持,牽引し,縫合糸を腹腔内に挿入している.この時,糸の長さは約 10 cm としている.

　内鼠径輪を注意深く観察し,purse string suture をかける部位を決定する.腹膜を左の把持鉗子にてつまみ上げ,これを針ですくうようにしながら縫合を進める.男児では,精巣動静脈,精管を,女児では子宮円索を損傷しないように針を進め,全周にわたって腹膜に purse string suture がかかったところでこの糸を結紮する.腹膜を左の把持鉗子でつまみ上げこれをすくうように運針していくことが重要なポイントとなる(図 6-54).

合併症:男児では精管および精巣動静脈を損傷することが最も危惧される合併症であるが,前述の手技を注意深く行えば危険性はない.むしろ,本来腹腔内臓器を損傷する危険性のな

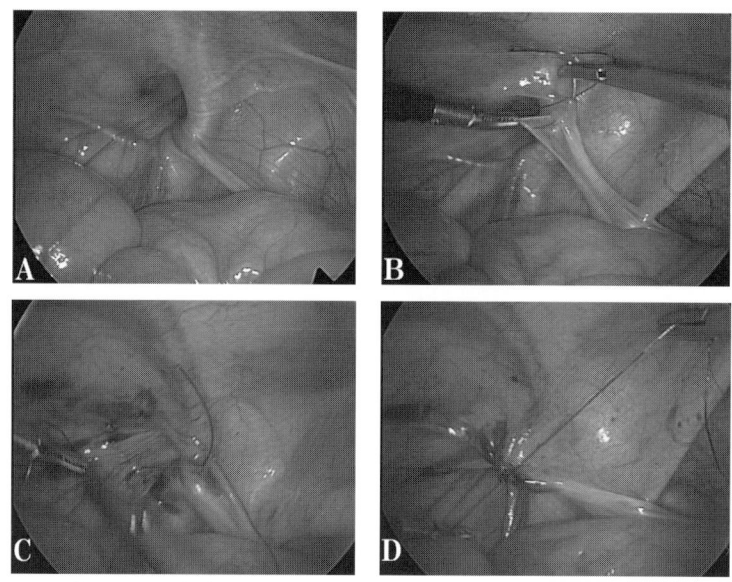

A：開存している左内鼠径輪．
B：左の把持鉗子で腹膜をつり上げ，腹膜のみをすくい手繰りよせるように運針している．
C：全周性に内鼠径輪に purse string suture をかけたところ．
D：結紮縫合しているところ．内鼠径輪が完全に閉鎖されている．

図 6-54

い鼠径アプローチに代わる術式であるが故に，ポート挿入や鉗子操作にて腹腔内臓器を損傷しないように細心の注意を払うべきである．

7章

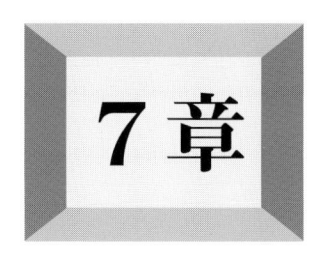

ベッドサイド処置法

A. 輸液ルートの確保

輸液ルートを確保することは日常診療においてもっとも頻繁に行われる手技の一つである．留置針としては，主にテフロンないしポリウレタン製の柔らかいカテーテルが用いられており，比較的安全に穿刺法による血管確保ができるようになっている．四肢末梢の静脈ルートの確保は患者の状態が良好な場合には容易だが，高度な脱水やショックに陥っている場合，小児で末梢静脈がほとんど同定できないような場合などきわめて困難な場合もある．そのよう場合には血管を直接露出させ，カットダウンにより輸液ルートを確保したり，きわめて緊急の場合には骨髄穿刺針にて直接骨髄を穿刺して，患者を救命せねばならない場合もある．

1. 末梢静脈穿刺法

1) 部 位

四肢においては，末梢側の方が皮膚穿刺の際の痛みが強く，また血管も細い．しかし中枢側の比較的太い静脈が頻回のカニュレーションによって閉塞する可能性が高い場合などは，末梢側の血管から利用せざるを得ない．また，カテーテルの固定の際，肘や膝などの関節に近い部位では四肢の可動域が制限される．今後の治療の予定および内容なども含めて穿刺血

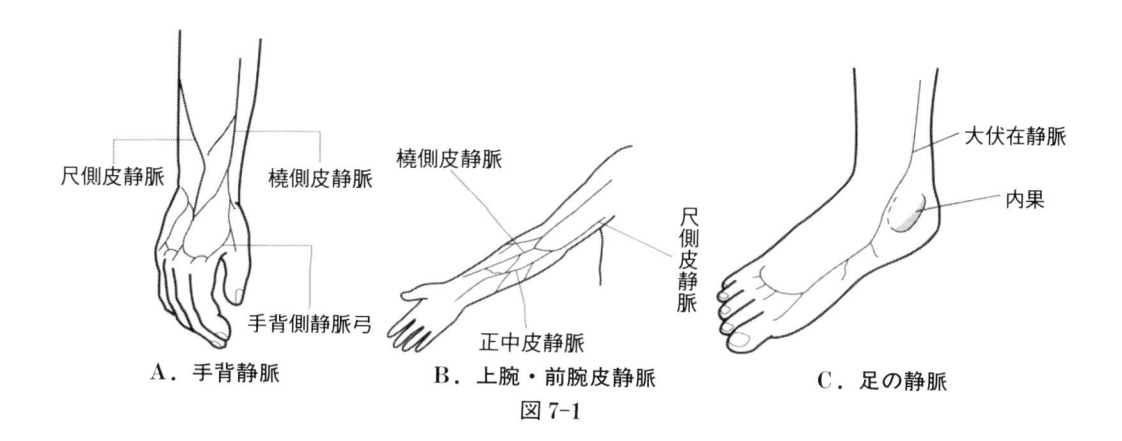

図 7-1

A. 手背静脈 　　B. 上腕・前腕皮静脈 　　C. 足の静脈

管を選択すべきである.

a）四肢末梢皮静脈（図7-1）

手背や足背の皮静脈，前腕，上腕の皮静脈などが，通常輸液ルートに用いられる．欠点としては，高度の脱水がある場合やショック状態では血管が虚脱し，穿刺法では確保が困難なことがある．基本的手技については後述する．

b）大腿静脈（図7-2）

新生児でも比較的安全に穿刺でき，中心静脈カテーテルの挿入も可能である．欠点としては，
①足の運動によりカテーテル刺入部の安静が保てない．
②会陰部の近くであり，新生児・乳児や寝たきりの高齢者では排泄物による汚染でカテーテル感染の危険性が高い．

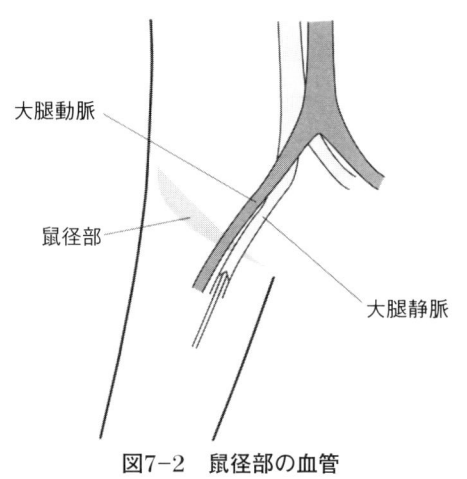

図7-2 鼠径部の血管
大腿動脈の拍動を触知しながらそのやや内側を穿刺する．

ことなどがある．カテーテルの挿入に際しては，鼠径部の血管走行の解剖を熟知することが重要である．大腿静脈は，鼠径部で大腿動脈のすぐ内側を走行している．穿刺時は，左手で大腿動脈の拍動を触知しつつ，そのすぐ内側を大腿の長軸方向に沿って穿刺する．

2）手　技（図7-3）

駆血帯にて穿刺部より中枢側を緊縛し，穿刺部の血管を十分に怒張させる．この際，穿刺部の近くではなく，十分離れた部位を駆血すべきである．具体的には，手背の血管を確保する場合でも肘より中枢側を駆血する．穿刺部の近くでは十分に血管を怒張することができない場合があるからである．血管が逃げないように，術者は左で穿刺部の皮膚を軽く牽引する．針の切り口を上にして，目標血管より手前1cm前後の部位にて皮膚を穿刺し，留置針の先端を血管方向に進める．血管の分岐部を穿刺するのも一法である．

血液の逆流を確認できたら，さらに逆流を確認しつつさらに数mmほど留置針全体を押し進める必要がある．これは，留置針の内筒針と外套の間には数mmのギャップがあり，血液の逆流をみた最初の段階で内筒針を抜去しても外套が血管内にまだ挿入できていないからである．外套ごと血管内に挿入できたら，内筒針を抜去し，外套のみを血管内に根部まで挿入する．

ワンポイント　　　　外套をすすめる際のコツ

血管壁が脆い場合，あるいは血管の分岐があり，外套を押し進めてもうまく挿入できず，血管を損傷してしまう場合がある．この場合は，ただちに留置針を抜去し，別の部位からの挿入を試みるべきである．ただし，例外は静脈弁の存在である．外套のみを押し進めて，途中で血液に逆流が止まった場合は，上記のような血管損傷を先ず考えるが，外套先端が静脈弁にあたった場合でも同様のことが起こりえる．この場合は，若干の抵抗

はあるが，外筒をさらに押し進めると再度血液の逆流をみる．要は穿刺している血管の強さや走行を穿刺前に十分イメージすることが何よりも重要である．

2. カットダウン法

穿刺法にて静脈ルートを確保できない場合，直接末梢の静脈を露出させ，カテーテルを挿入する方法である．

1) 血管の選択

四肢末梢では鼠径部の大伏在静脈，下腿内果部の大伏在静脈，および上腕部の皮静脈が主に用いられる．

2) 手　技（図7-4）

術野をイソジンで十分消毒した後，皮膚を切開し皮下結合織を剝離し血管を露出する．血管の中枢側および末梢側に支持糸として絹糸を通し，末梢側は結紮する．支持糸を牽引しながら，その間の血管壁を鑷子にてつまみ上げ，眼科用剪刀にて血管壁を切開する．鑷子にて挿入孔の端をつまみ上げ，カテーテルを挿入する．挿入孔の対側の血管壁に当てるように押し進めれば，自然に血管内に滑るように挿入できる．この際，カテーテル先端を斜めに切っておくと血管が細い場合でも挿入しやすい．

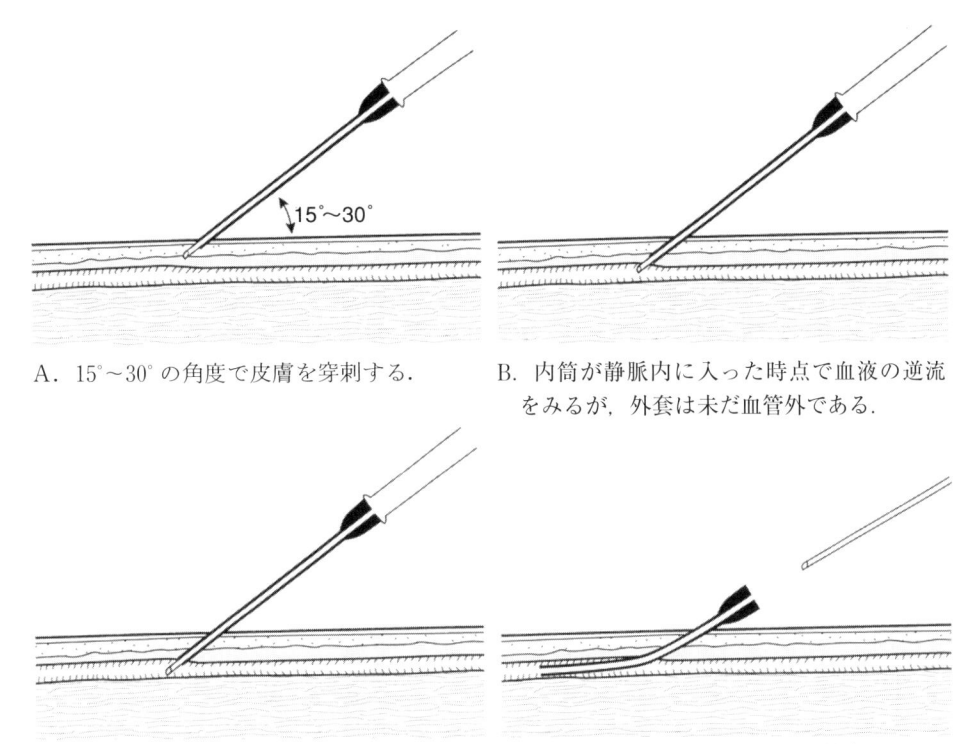

A．15°〜30°の角度で皮膚を穿刺する．

B．内筒が静脈内に入った時点で血液の逆流をみるが，外套は未だ血管外である．

C．Bより数mm外套ごと針全体を押し進める．これにて外套が血管内に挿入できた．

D．内筒を抜去し，外套のみを血管内に挿入．

図7-3　血管穿刺カニューレーション

242　7章　ベッドサイド処置法

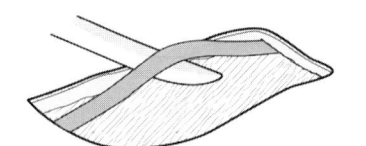

A．皮下静脈を剝離鉗子にて露出させる．

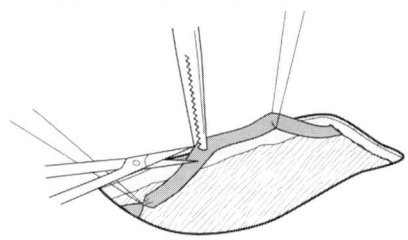

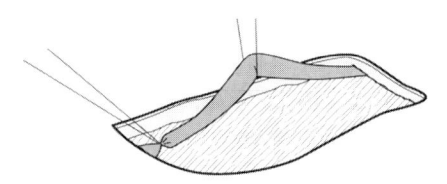

B．支持糸を2本通し，遠位側は結紮しておく．

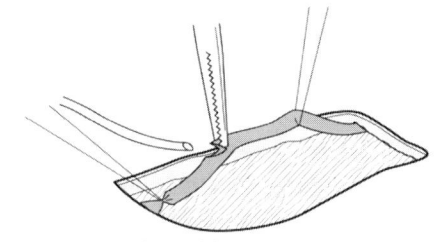

C．支持糸の間の血管壁を鑷子にてつまみ上げ，同部の血管壁を尖剪にてV字型に切開する．

D．カテーテル先端は挿入しやすいよう斜に切っておく．

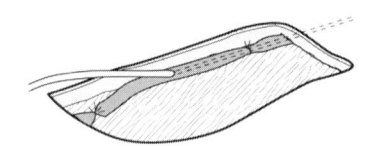

E．カテーテルを挿入し，近位側の支接糸を結紮し，カテーテルの固定を行う．
　カテーテルが結紮糸によって閉塞しないよう，血液の逆流を確認しながら操作をすることが重要．

図7-4　静脈カットダウン法

　カテーテルの挿入が中枢側の支持糸より数cm進んだ時点で，血管とカテーテルを中枢側の支持糸にて結紮，固定する．結紮後必ず血液の逆流を確認しておく．これは，結紮が強すぎてカテーテル内腔を閉塞させてしまうことがあるからである．

　血管を露出した後，穿刺針を用いてカテーテルを挿入することも可能であるが，この場合には直接血管を穿刺せず，いったん創部外の皮膚を穿刺してから血管を穿刺する（図7-5）．

3．骨髄穿刺法

　成人では，緊急の心肺蘇生の際に末梢の静脈が確保できないときには，大腿静脈穿刺により中心静脈を確保することが

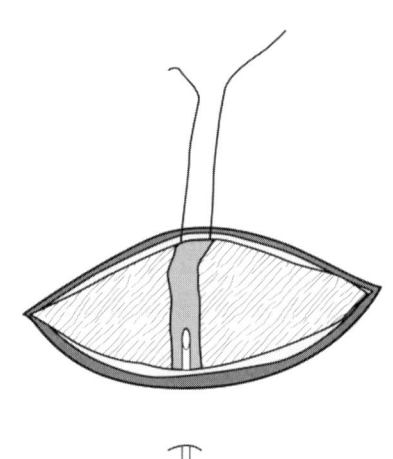

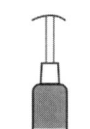

図7-5　創外の皮膚からサーフローを穿刺し，その後血管を穿刺する．

ある．しかし，小児，特に新生児や乳児では，中心静脈穿刺が困難で危険性が高い場合があり，このような状況の際には骨髄穿刺による輸液ルート確保が有効である．

部位は，下肢脛骨を用いる（図7-6）．イソジンで十分消毒した後，脛骨粗面の上部，脛骨隆起の2～3cm下で皮膚に小切開を加え，その部位より骨髄穿刺針を用いて脛骨骨髄まで針を進める．骨髄に到達した時点で抵抗がなくなるので，穿刺針が骨髄内に挿入されていることは容易に確認できる．さらに，注射器にて骨髄が吸引されるのを確認することが確実である．骨髄穿刺針に直接輸液チューブを接続し，輸液を開始する．三方活栓を接続しておき側管からカテコラミンなどを注入すると，速やかに全身に薬物が到達し，緊急蘇生の際には非常に有用である．

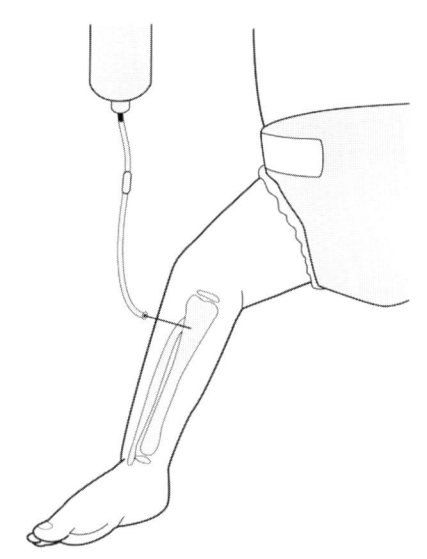

図 7-6 骨髄穿刺針による輸液ルートの確保

穿刺後の創部は骨髄炎を起こさないよう入念に消毒し，ドレッシングする．また，必ず予防的抗生物質投与を行う．全身状態が改善し，他のルートから血管が確保できるようになれば速やかに穿刺針を抜去する．

B. 動脈ラインの確保

動脈ライン（A-line）は，①血行動態の不安定な患者の連続的な血圧の監視，②血液ガス分析用の採血路，③カテコラミンなどの薬剤の効果判定などを目的とする際に適応となる．

1. 穿刺部位

動脈穿刺により血管攣縮や血栓が生じてもその末梢で血流障害が起こらず，また側副血行が良好な動脈を選ぶことが重要である．通常橈骨動脈が用いられるがこの際には必ずAllenテストを行い，末梢の側副血行を確認する（図7-7）．足背動脈は比較的穿刺が容易だが，動脈圧が橈骨動脈よりも高めにでることが多い．その他，上腕動脈や腋窩動脈を用いることがあるが，ベッドサイドでの処置としては実際的ではない．

橈骨動脈を例に実際の手技について

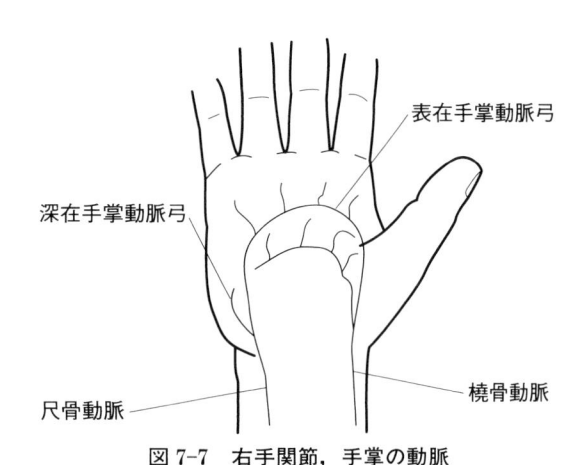

図 7-7 右手関節，手掌の動脈
Allen testを施行し，上記の動脈弓の存在を必ず確認する．

解説する．

2. 準 備

カテーテルには 22G ないし 24G のテフロン製あるいはシリコン製のものを用いる．また，A-line 接続のためにはソルラクト 500ml に対し，ヘパリンを 1ml 加えたものを少量持続注入する必要があるので，加圧バックもしくはシリンジ型自動注入器を用意する．

手関節を 45°過伸展させ，シーネに固定する（図 7-8）．介助者がいればしっかりと患者の手首が動かないように把持してもらう．

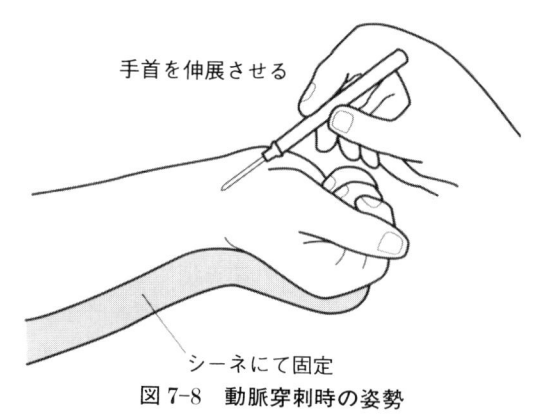

図 7-8 動脈穿刺時の姿勢

3. 穿 刺

穿刺法には大きく分けて，①Seldinger 法，②直接挿入法がある．

①**Seldinger 法**：穿刺針にて皮膚を貫いた後，血管の走行に沿って針を進め 30°前後の角度で一気に動脈を貫通させる．内筒針を抜去し，カテーテルをゆっくり抜いていくと，血液の逆流をみる．この時点でカテーテルの先端が血管内に入ったことが確認できたことになるので，カテーテルを動脈内に押し進める．

②**直接挿入法**：Seldinger 法と違い，穿刺後，血液の逆流を見た時点で，カテーテル挿入の角度を血管に沿うように浅くし，血液の逆流を確認しながらカテーテルを根部まで挿入する方法である．コツは皮膚穿刺の際，カテーテルの角度を Seldinger 法よりも浅い 15°程度の角度で挿入し，血管を貫通させないようにゆっくりカテーテルを押し進めていくことである．また，血液の逆流を見た時点で穿刺針を回転させ，針の尖った部位が血管壁に当たらないようにすることもコツである．ゆっくり進めていく途中で血液の逆流がなくなった場合には Seldinger 法に切り替える．

4. 固定および接続

A-line の固定には，シーネを用い，手関節をやや過伸展にした状態にする．これは，手首の自由な動きがカテーテルの閉塞や不意の抜去につながるからである．小児ではさらにカテーテル刺入部から手までをプラスチック製のカバーなどで保護し，患児が A-line チューブに触れないようにしておく

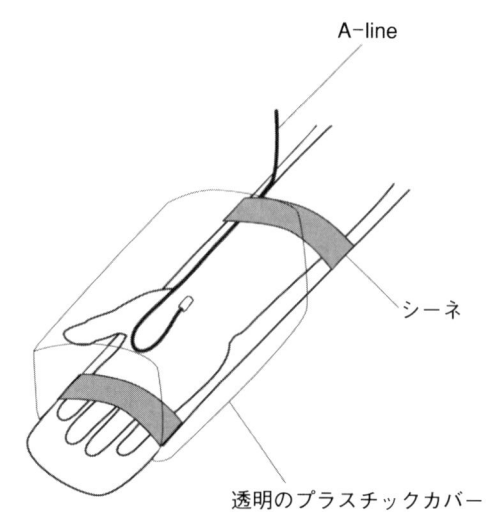

図 7-9 小児でのプラスチックボトルを用いた A-line の管理
末梢静脈ラインも同様の方法で管理できる．

ことが重要である（図7-9）．著者の施設では，点滴のプラスチックボトルを用いてシーネの周囲に固定できるように工夫している．

A-lineに接続するチューブは，耐圧チューブを用いる必要がある．これに三方活栓を接続し，いったん開放して血液の逆流およびルート内のairが完全に除去されているのを確認する．

C. 中心静脈カテーテルの確保

中心静脈カテーテル（central venous catheter；CVC）とは，体表より経静脈的にカテーテルを挿入し，カテーテル先端を中心静脈内に留置する手技をいう．適切な挿入部位は右心房に近接する上大静脈，下大静脈である．右心房内のカテーテルは不整脈の原因となりうるため，右心房に流入する直前で止める．

CVCの適応は，
① 高カロリー輸液
② 末梢静脈からの投与が困難な薬剤（カテコラミン類や抗癌剤）の投与
③ 末梢静脈路の確保が困難な場合
④ 中心静脈圧の測定
⑤ 透析のブラッドアクセスやペースメーカーなどの治療
などがある．

経路としては，① 鎖骨下静脈，② 内頸静脈，③ 外頸静脈，④ 大腿静脈，⑤ 上腕尺側皮静脈などがあるが，通常は鎖骨下静脈あるいは内頸静脈が使用されることが多い．近年，CVカテーテル手技に伴う合併症の報告が増え，死亡事故につながることさえあるため，確実な手技と解剖学的知識を習得することが必須である．ここでは，代表的な静脈穿刺法について概説するが，いずれの場合でもよほどの事情がない限り，X線透視下での処置を前提とし，清潔操作を徹底して行う．

1. 鎖骨下静脈穿刺法

患者のポジションがまず大切である．肩甲骨の下に枕を入れ，適切な穿刺角度が得られるようにする．鎖骨下静脈ができるだけ怒張するよう10°前後のTrendelenburg体位とし，顔面を穿刺部位の対側に向ける（図7-10）．

カテーテルには血液による内腔の凝固予防と，挿入時の静脈内への空気吸引予防のためにヘパリン生食を満たしておく．入念にイソジンで穿刺部を消毒した後局所麻酔する．麻酔部位は，穿刺部・カテーテル固定部皮膚・皮下

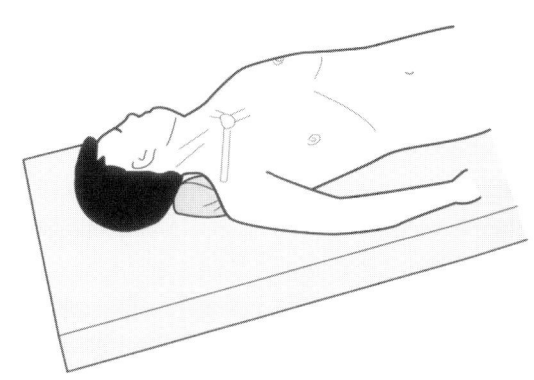

約10°のTrendelenburg体位とし，肩枕を挿入することで頸部〜前胸部を伸展させる．

図7-10　鎖骨下静脈穿刺

```
       鎖骨中線    胸骨上切痕
```

A．鎖骨下アプローチ　　　　　　B．鎖骨上アプローチ

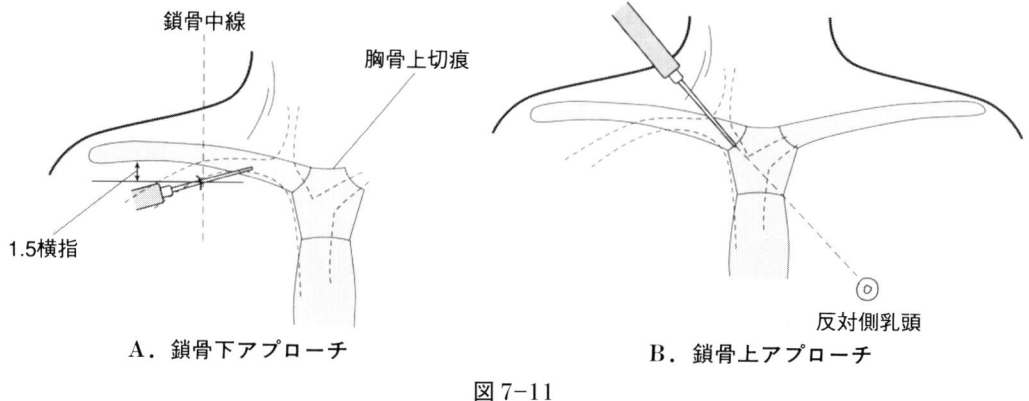

図 7-11

だけでなく，穿刺針があたる予定の鎖骨周囲にも十分麻酔することが大切である．穿刺方法には鎖骨下アプローチと鎖骨上アプローチがある．

1) 鎖骨下アプローチ（図 7-11A）

　刺入点は，鎖骨中点から鎖骨の外側 1/3 で，鎖骨下線より 1.5 横指程度下に刺入する．刺入点が内側過ぎると鎖骨と第 1 肋骨との間隙が急角度になるので本穿刺が困難になる．まず，試験穿刺として，注射器に付けた 22 ～ 23G のカテラン針で試験穿刺する．胸骨上切痕の頭側に向かって，鎖骨直下と第 1 肋骨の間に針を進め，いったん針を鎖骨にあて，鎖骨の位置を確認してから鎖骨下を滑らせるように針を進める．鎖骨下動脈は鎖骨下静脈のやや頭背側に位置するので，針先が胸骨上切痕より頭側に行き過ぎると動脈誤穿刺の原因となる．また，皮膚面に対する角度を急角度にしたり，胸骨上切痕より下に向けたりすると，針は容易に胸腔内に達する．試験穿刺に成功したら針の方向，角度，深さを記憶し，本穿刺を行う．

2) 鎖骨上アプローチ（図 7-11B）

　鎖骨直上で胸鎖乳突筋鎖骨枝と前斜角筋の間を穿刺し，反対側の乳頭を目標に針を進め，水平より約 15°の角度で穿刺する．ただし，鎖骨上穿刺は，気胸の危険性が高いということで最近は推奨しない施設も多い．

　上記いずれかの方法で鎖骨下静脈を穿刺し，血液の逆流を見たらキットに応じた方法でカテーテルを挿入する．成人であれば，穿刺部より 13 ～ 15 cm の部位でカテーテルの先端が上大静脈の安全域に存在するはずである．挿入したカテーテルは皮膚と縫合固定し，消毒の後ドレープで覆っておく．挿入手技の後，必ず胸部 X 線写真で，カテーテル先端の位置確認と気胸・血胸などの合併症の有無について確認する．鎖骨下静脈穿刺の最大の利点は，固定が容易で患者の負担が少ないことであり，長期留置に適する．しかし，気胸や動脈穿刺の合併症が多く，凝固異常のある患者では避けたほうが無難である．

ワンポイント　　　　　CV カテーテルの種類

　現在，多くの CV カテーテルキットがあるが，大きく分けて穿刺針のなかにガイドワイヤーを通すもの（内筒型）と，穿刺針に外套が付いていてこのなかにカテーテルを挿入す

るタイプのもの（外套型）がある．
　内筒型では，本穿刺後にガイドワイヤーを通す際，穿刺針が完全に血管内腔に入っていない場合は，ガイドワイヤーが縦隔内に迷入する危険性がある．これを防ぐためには，本穿刺の際に血液の逆流があった後に，さらに数ミリ進めて逆流を再確認することと，ガイドワイヤーを挿入し，右房内に到達した際に出現する心電図変化を認識することである．また，ガイドワイヤーに沿って新たに外套やカテーテルを挿入する際の注意点は，穿刺部の皮膚を大きめに切開しカテーテルの先端が皮膚に当たらないようにすることである．外套やカテーテルの先端は非常に脆いことがあり，皮膚を通過する際に損傷し，先端部分がささくれ立つおそれがある．たとえ少しのささくれ立ちでも血管内へのカテーテルの挿入はまず無理であり，血管壁を損傷するおそれさえある．
　外套型の場合，本穿刺により血液が逆流しても針と外套との間には数ミリの距離があるので，さらに穿刺針を進めないとカテーテルを挿入できない．

2. 内頸静脈穿刺法（図7-12）

　体位は鎖骨下静脈穿刺と同様であるが，背中の枕は必要なく，肩枕で頸部を十分に伸展させる．刺入点としては，胸鎖乳突筋の胸骨枝と鎖骨枝の合流部が一般的であるが，最近ではエコーガイド下に行うことが多く，穿刺しやすく固定が楽にできる場所であればこの限りではない．

　試験穿刺は22〜23Gのエラスター針で行う．皮膚に対して約30°の角度で同側の乳頭を目標に針を進める．針先が内側を向くと総頸動脈を誤穿刺しやすい．刺入点が低いと鎖骨下動・静脈誤穿刺や気胸をきたしうるので注意を要する．試験穿刺に成功したら針の方向，角度，深さを記憶し，直ちに本穿刺を行う．成人では右で13〜15 cm，左で15〜17 cmで中心静脈に達する．

　内頸静脈穿刺は，比較的安全でカテーテル挿入も容易であるため，第一選択となる場合が多い．

3. その他のアプローチによる穿刺法

1) 末梢挿入中心静脈カテーテル（peripherally inserted central catheter：PICC）

　四肢の皮静脈を穿刺して長いカテーテルを挿入し，大静脈に先端を位置させる．挿入時に，気胸や血胸などの合併症が起こらないことが最大の利点である．欠点は関節を曲げることにより滴下状態が変動すること，静脈炎の発生頻度が比較的高いことであるが，挿入時の安全性はきわめて高いという利点があるため，安全管理を考慮した場合には有用なカテーテルである．新生児・乳児では特に頻用されている．

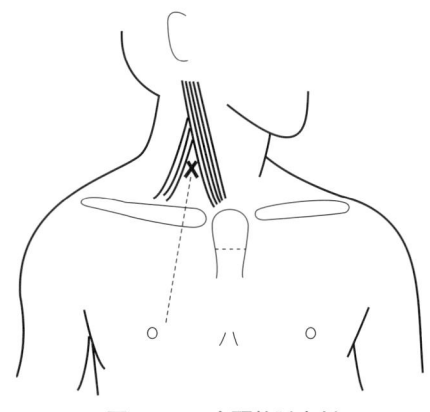

図7-12　内頸静脈穿刺

2）大腿静脈穿刺法

穿刺法は前項で述べたとおりである．重篤な合併症が少なく，ベッドサイドでも比較的安全に刺入できるため，ショックや心肺蘇生時などの緊急時にしばしば用いられる．小児では第一選択となることが多い．反面，清潔を保ち難く，長期留置には適さない．

D．経鼻チューブの挿入と管理

鼻腔よりチューブを進め，胃内や腸内に留置し，減圧や経管栄養に用いる手技である．もっとも注意すべき点は，気管内への誤挿入であり，チュービングにより誤嚥性肺炎から死亡する事故も頻発している．

挿入手技に関しては，まずおおよそのカテーテル挿入長を体表から目算する．キシロカインゼリーをチューブ先端に塗布し，鼻孔にも吸い込ませる．挿入の際は，鼻腔粘膜を損傷しないよう愛護的に行う．また，一気に胃まで進めようとせず，喉頭付近までゆっくりチューブを進め，患者が咳をするのを確認し，いったん挿入を止める．この時点でできれば患者に声をかけ，唾液とともにチューブを嚥下してもらうように指示する．そのタイミングを見計らい嚥下のスピードにあわせてチューブを食道にまで進めるのが安全で患者の負担も少ない．

カテーテルが胃内に到達したことは，まず吸引により消化液が逆流することで確認する．注射器にて空気を注入して，聴診器により心窩部で気泡音を聴取するのも確認の補助にはなるが，食道内・気管内にあっても聴取できることもあり，筆者らは薦めない．また，経管栄養に用いる場合は，必ずX線写真にて先端位置を確認してから使用する．

E．胸腔ドレーンの挿入と管理
1．目的と適応

気胸，血胸，膿胸，胸水などの場合に，胸腔内貯留物の排出および診断目的に行う．気胸に際しては，細径のアスピレーションキットが用いられることがほとんどで，血胸，膿胸の場合は，閉塞を避けるためにそれよりも太いトロッカーを挿入することが多い．

2．手　技

一般に，脱気を目的とするときは，前胸壁の第2・第3肋間鎖骨中線上にて肺尖部方向に挿入する．肺尖部にドレーンが到達していない場合には肺の膨張につれてairのドレナージ不良となり十分な脱気効果が得られないことがあるからである．排液を目的とするときは，第5・第6肋間中腋窩線上，あるいは第6・第7肋間後腋窩線上とする．

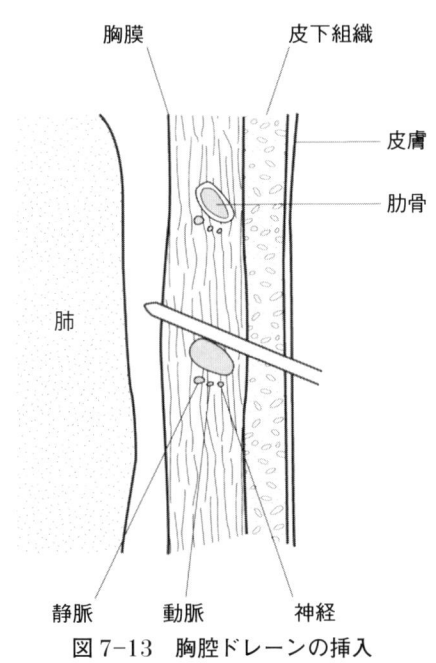

図7-13　胸腔ドレーンの挿入
肋間動静脈を損傷しないよう肋骨の上縁から挿入．

体位は，脱気の場合は仰臥位で，排液の場合は仰臥位または半坐位とする．挿入の際には，肋間動静脈を損傷しないように肋間上縁から挿入すること（図7-13），およびドレーンが胸膜を通過するときに一番痛みを感じるので局所麻酔で胸膜付近まで十分麻酔薬を浸潤させることである．また，カテーテルが胸壁と胸膜の間に入り込んで胸腔内に到達していない場合があるので，コッヘルなどで確実に胸膜を貫通し，その部位よりドレーンを挿入するのが確実である．

　胸腔内にドレーンが留置できたら，胸壁に固定する．固定方法は挿入部付近の皮膚とドレーンを縫合固定するのがもっとも一般的である．この時に，挿入部の皮膚に水平マットレス縫合にて創閉鎖目的の糸を通し，結紮しないでおいておくとドレーン抜去時にこれを用いて創部を縫合閉鎖できる．

　ドレーンは低圧持続吸引（10～20 cm H$_2$O）とし，胸腔内圧を少し超える圧とする．Air leakage や出血がなく，肺の再膨張が良好であればいったんドレーンをクランプし，再虚脱のないことを確認してからドレーンを抜去する．

> **ワンポイント**　　胸腔穿刺の際の注意点
>
> 　下位肋間から胸腔穿刺を行う場合，横隔膜付着部が意外と高く，腹腔穿刺となることがある．したがって，液体をドレナージする場合はエコーガイド下に処置をするべきである．また，胸膜を穿刺した際に，pleural shock を引き起こし，血圧低下や気管支喘息などを惹起することがあるので，局所麻酔を十分胸膜に浸潤することとバイタルサインを随時チェックできるようにすることが大切である．

3．開胸手術後のドレナージ

　良性縦隔腫瘍や肺嚢胞の切除，肺全摘術の場合は，1本のドレーンでよいが，肺葉切除など多くの場合は2本のドレーンが留置される．1本は air leakage の information のためで，肺尖部に向けて留置され，もう一本は貯留液の drainage のため仰臥位で最も低い位置となるよう側胸部から横隔膜背側に留置される（図7-14）．

　2本とも低圧持続吸引（10～20 cm H$_2$O）とし，チューブ閉塞予防に適時ミルキングする．抜去のタイミングは，排液量が成人では 50 ml/day，小児で 25 ml/day 前後となったら，いったんドレーンをクランプ（12～24 時間）し，胸部 X 線写真にて肺の再虚脱がなく，胸水が増量していないことを確認してから抜去する．

F．腹腔ドレーンの挿入と管理
1．目的と適応

　腹腔ドレナージとは，腹腔内に貯留した液体を体外に誘導し排出することである．その目的は，大きく2つに分けられる．

　①情報ドレーン（information drain）：術後の出血，縫合不全，胆汁漏出などの有無の情報を得るためのドレーン．縫合不全などがあった場合は，そのまま重篤化を防ぐための予防的ドレーンとなる．

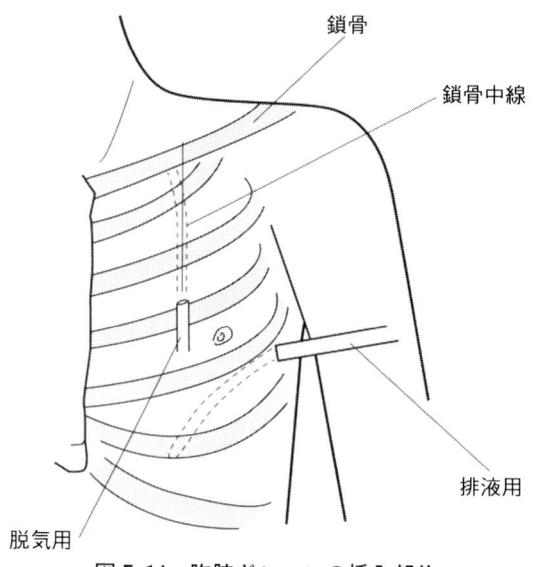

図 7-14 胸腔ドレーンの挿入部位

②治療的ドレーン (therapeutic drain)：すでに存在している穿孔性腹膜炎，腹腔内膿瘍や感染性膵炎などの感染巣に対するドレーンがこれにあたる．超音波検査やCTガイド下に行うのが一般的で，経皮的に穿刺しドレーンを留置する．ドレナージが不良で患者の状態が回復に向かわない場合には，直ちに開腹術に移行する．

　腹部外科において腹腔ドレーンを留置する場合には，そのドレーンを何の目的で挿入しているかを明確にしなければならない．術後の腹腔内感染巣や胆汁漏などの場合は，ドレナージが良好であれば，そのまま経過観察して保存的に治療できる場合がある．しかし，消化管の縫合不全の場合には原則的に早急に再手術を行い，いったん人工肛門を造設して患者の回復を待ち，その後人工肛門を閉鎖するのが安全である．また，ドレーンの挿入がかえって合併症の原因となることもある．ドレーンの先端が吻合部にあたり，それが原因で縫合不全をおこしたり，ドレーン挿入により形成されたfistulaが将来イレウスの原因となる可能性がある．こういったドレーンの功罪を十分念頭に置いた上で，ドレーンの適応，留置期間を考えるべきである．ドレーンからの排液の性状についてもその信頼性を検討すべきである．排液が汚染されていないからといって，縫合不全を簡単に否定してしまうことがある．これは大きな誤りで，排液がなかったドレーンの直ぐ近くに膿瘍を形成していることを再開腹時に経験することがある．ドレナージが十分効いているかということを常に頭に置きながら管理すべきである．

2．手　技

　ベッドサイドで行う場合，仰臥位にて腹部エコーにて安全な穿刺部位を決定する．十分局所麻酔を行い，アスピレーションキットなどで穿刺を行うが，太いドレーンを留置する場合は，小開腹を行う．基本的には側腹部から病巣部位に向けてドレーンを挿入するが，ドレーンの先端が臥床時にもっとも低い位置となるように挿入するのが理想的である．またドレー

ンの方向などは病巣の部位によって異なるが，挿入後早期にドレーンの先端がはねて，目的のドレナージができなくなることのないように十分検討してから挿入部位を決定する．

3. ドレーンの種類

ドレーンには，ペンローズドレーンに代表される開放ドレーンと，プリーツドレーンなどに代表される閉鎖ドレーンがある．

開放ドレーンの場合は，横隔膜下などでは呼吸性移動により腹腔内に空気が吸引され逆行性感染の原因となりうるが，閉塞の可能性は低い．閉鎖ドレーンの場合は，閉塞しやすいが逆行性感染を防ぎ，ドレーンが不要になった時は一気に抜去できるメリットがある．幼児などの小児では太くてこしの強い閉鎖ドレーンは不向きである．

G. 酸素投与法

呼吸不全の患者に対しては，酸素投与を行いながら低酸素血症の原因究明を同時に行うことが重要である．酸素投与が絶対禁忌となるのは，小児の動脈管依存性心奇形だけであり，重症の慢性閉塞性肺疾患患者でCO_2ナルコーシスを起こす可能性があったとしても，低酸素血症の治療はすべてに優先される．酸素濃度は大気中で20％であり，通常成人ではroom airでPaO_2 80〜100 mmHgが正常値である．高齢者や新生児では成人よりも低値を示すことが多い．

酸素投与方法を以下に示す．

1. 経鼻カニューラ

鼻にカニューラをあてて酸素を投与する．酸素流量を1 l/分増加させる毎に吸入酸素濃度は4％ずつ上昇する．6〜8 l/分で吸入酸素濃度はおよそ40％となるが，鼻腔の乾燥をきたし患者の負担が大きいので，まず3 l/分程度の流量で行い，血中酸素濃度の上昇を認めない場合はマスク投与に切り替える．

2. 酸素マスク

鼻と口をマスクで覆い酸素を投与する．5〜10 l/分の酸素流量（40〜60％）がすすめられている．これよりも少ないときにはマスク内に呼気がたまってしまう．

3. リザーバー付き酸素マスク

マスクの下部に酸素をためるリザーバーをつけて酸素を投与する．リザーバーの中に一定流量の酸素が入るので60％以上の酸素が投与可能である．酸素マスクだけでは十分でない時に用いる．酸素流量の約10倍の酸素濃度が期待できる，つまりリザーバー付き酸素マスク7 l/分で酸素を投与した場合，予想される吸入酸素濃度は70％となる．

4. ベンチュリーマスク

ベンチュリー効果を利用して100％酸素に室内空気を混合することで任意の酸素濃度が得られるようにしたマスクで，インスピロンの名で知られている．

以上の方法で，PaO_2が60 mmHg以下，あるいは$PaCO_2$ 55 mmHg以上でさらに悪化傾向がある場合や，呼吸回数が増加してくる状態では，躊躇せずに気管内挿管を施行し人工呼吸で管理した方がよい．

H. 人工呼吸器の管理

　成人ではカフ付きの気管内チューブを経口的に挿入する．小児の場合にはカフなしの気管チューブが用いられる．これは小児では気管が脆弱なため，カフによる圧で気管壁が損傷するおそれがあるからである．
　気管切開が必要となるのは，
①2週間以上の長期にわたる人工呼吸管理が必要な場合
②挿管不能あるいは外傷などにより咽喉頭部の解剖学的異常の認められる場合
③気道からの分泌物や出血が多く，気管切開でないと対処できない場合
などである．

1. 人工呼吸器の作動方式

1) 従圧式

　吸気圧を調整することにより，適正な一回換気量を設定する．肺や胸郭のコンプライアンスの変化により一回換気量も変動するので，呼吸管理中は一回換気量をモニターしなければならない．小児で主に用いられる．

2) 従量式

　患者の体重からおおよその一回換気量を設定する．10〜15 ml/kg が一般的だが，最近はさらに少なめにすることが多い．成人で主に用いられる．

2. 一回換気量

　一回換気量が少ないと，肺の膨張が不十分で無気肺となるばかりでなく，その結果換気血流比の不均等を招き，十分な全身の酸素化ができない．また多すぎると圧外傷の原因となるので注意が必要である．

3. 酸素化の程度

　吸入酸素濃度（FiO_2）を増加させることで血液の酸素濃度を上昇させることができる．しかし，50％以上の FiO_2 で長時間（24時間以上）管理した場合には，酸素の毒性によって重篤な肺障害が起こる危険性がある．成人では PaO_2 80〜90 mmHg，小児でも PaO_2 80 mmHg 前後となるように FiO_2 はできるかぎり低くなるように調整を行う．

4. PEEP（呼気終末陽圧）

　呼気終末に陽圧をかけることで肺胞や末梢気道を拡張させる方法である．成人では 5 cm H_2O からスタートし，肺の拡張が十分でなければ，3 cm H_2O ずつ増加する．新生児では 3 cm H_2O からスタートし，1 cm H_2O ずつ増加する．注意しなければならないのは，新生児では一回換気量のうち死腔換気量の占める割合が成人に比して多いことである．PEEP を増加させすぎると，死腔換気量が増大し，有効換気量が減少して高 CO_2 血症を招く危険性がある．

ワンポイント　　　人工呼吸中の注意点

　人工呼吸中に患者の状態が急変することがある．この場合に考えるべき4項目として，DOPE がある．

```
D : displacement        気管チューブの位置異常（事故抜管，片肺挿管）
O : obstruction         気管チューブの閉塞
P : pneumothorax        気胸
E : equipment failure   人工呼吸器の不動作，回路のはずれ等
```
経験の少ない医師ほどすぐに重篤な病態を考えがちであるが，たいていは気管チューブトラブルのことが多い．挿管時および挿管中一日に一度は胸部X線写真を撮影し，チューブ位置が適正かどうか確認する必要がある．また，肺囊胞を有する患者や高い呼吸器設定で管理している患者では，barotraumaによる緊張性気胸を念頭に置き，疑った場合には直ちに処置を行う必要がある．回路トラブルも頻発するアクシデントの一つである．必ず患者側と機械側の両方のチェックを怠ってはならない．

5. 人工呼吸器からの離脱

人工呼吸に至った根本的な原因が解決すれば人工呼吸器のweaningを開始する．鎮静薬を中止し，自発呼吸を回復させ，患者が自発呼吸にて十分な換気量と酸素化が行えていることが抜管の条件である．手順としては，

① CPAPやPSVにて自発呼吸トライアルを行い，約1時間耐えられるようであれば，抜管を考慮する（小児では長時間のCPAPは大きな呼吸負荷となるので注意が必要）．
② SIMVなどの人工呼吸器の呼吸回数を漸減する．

と，患者の負担が少ないように段階的に離脱を図る．呼吸器設定を変更するたびに血液ガスデータを参照し，離脱を進めるか検討する．また，抜管後の声門浮腫予防に抜管6時間から12時間前に長時間作用型ステロイド剤（デカドロンなど）の投与を行う．

ワンポイント　　　　　　　　　　**非侵襲的陽圧換気法**

非侵襲的陽圧換気法（noninvasive positive pressure ventilation；NPPV）は，挿管せずに鼻マスクやフェイスマスクを用いて陽圧換気を行う換気形式のことである．新生児では，インファントフローシステム，成人ではBiPAPなどが代表的な機器である．人工呼吸器からの離脱困難症例や従来の抜管基準より早期に抜管する必要がある症例ではNPPVは非常に有効である．さらに人工呼吸器関連肺炎の合併を減らし，ICU滞在日数を減らすことが可能とされている．

8章

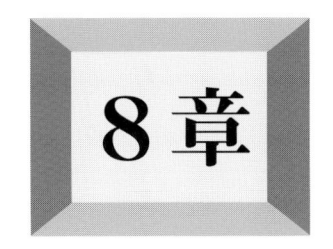

インフォームド・コンセントと癌の告知

A. インフォームド・コンセント

「インフォームド・コンセント」については「説明・理解と同意」,「説明と理解・納得・同意」,「十分な説明と理解にもとづく同意」,「医療を受ける側に立った説明と同意」など様々に和訳されているが,どれも日本人になじむことができず,インフォームド・コンセントという英語のままで用いられることが多い.このインフォームド・コンセントの原点は,患者の人権を保護するという医学倫理のバイブルとされているヘルシンキ宣言にあるといわれている.我々の行なう医療行為を医療従事者と患者との契約行為と考えた場合,医療従事者は患者に対して医療行為の説明義務を負うのは当然であり,また,患者の人権を考えても医療行為に対する選択権を保護する必要があり,医療従事者は十分な説明を行い,理解を得た上で患者に医療行為の選択をさせて同意を得る必要がある.医師の説明義務については表8-1のような法律で定められている.説明と同意は原則として口頭と書面の両方で行なわれるべきである.患者も医療従事者の説明に十分に納得した場合,その方針を受け入れる場合にせよ,拒否する場合にせよ,書面での明確な意思表示を求められる.必ず書面で合意を得るべきという法的根拠はないが,一般的には重要な問題に関しては,ほぼ全例で書面による意思確認がなされる.このような手続きをふまえて同意が成立した場合,医療従事者と患者の両方が,選択された方針とその結果に対して責任を持つことになる.本稿では癌手術におけるインフォームド・コンセントの具体的な進め方について述べる.

1. 病状の説明

病状の説明に当たっては,当事者である患者やその家族などの他に,看護師など患者の治療に係っている医師以外の医療従事者も同席させ,話し声が他人に聞こえないなどの配慮が望ましい.説明にはできる限り専門的な医学用語は用いず,平易な言葉で患者の理解が得られるように心がけるべきである.癌患者に病状の説明をする際には,患者が既に癌の告知をされているか,未だ告知されていないかについて十分注意する必要がある.原則として癌患者は病名の正しい告知をされるべきであると考えるが,やむを得ず癌の告知を行なわない場合は正確な病状説明を行なうことは困難であることを,前もって同席する家族などに十分説

表 8-1　説明義務に関する法律

(1) 医療法第1条の4 第2項
　「医師，歯科医師，薬剤師，看護師その他の医療の担い手は，医療を提供するにあたり，適切な説明を行い，医療を受ける者の理解を得るよう努めなければならない.」

(2) 医師法第23条
　「医師は，診療をしたときは，本人又はその保護者に対し，療養の方法その他保健の向上に必要な事項の指導をしなければならない.」

(3) 保険医療機関療養担当規則第14条
　「保険医は，診療にあたっては，常に医学の立場を堅持して，患者の心身の状態を観察し，心理的な効果をも挙げることができるよう適切な指導をしなければならない.」

(4) 民法第645条
　「受任者は，委任者の請求があるときは，いつでも事務の処理の状況を報告し，委任が終了した後は，遅滞なくその経過及び結果を報告しなければならない.」

明して同意を得る必要がある．病状についての理解を得るためには現在までの診断に至った経緯を含めて，できる限り画像などの検査結果を提示するなどして，また略図を示すなどして理解しやすくするべきである．一方的に説明するのではなく，時々患者や家族などの理解が正しいかどうかを確認したり，積極的に質問を受ける姿勢を示すことも大切である．

2. 手術の必要性

　患者の治療に手術療法が最も有益であると判断した場合は，その必要性について十分説明する必要がある．勿論，積極的な治療をしない場合には化学療法，放射線療法，免疫療法など手術以外の代替療法を行なう場合に予測される危険性，今後の経過，生命的予後について説明する．医師として手術が必要であると考える根拠を十分説明した上で，患者に治療法を選択させる．患者の治療方法の選択権を尊重して，十分な理解と納得を得た上で手術に臨むべきである．

3. 手術の内容

　どのような手術を行なうかは患者や家族にとって最も理解しがたいところであるため，ゆっくりと話し，略図を用いてできるだけ具体的に説明する．例えば「胃癌に対するリンパ節郭清を行なう」では到底理解できないため，どの部分のリンパ節をどのようにして切除するのかを説明しなければならない．手術の際に術式の変更や他臓器の合併切除が必要となる可能性がある場合には予測できる範囲で予め説明しなければならない．また，術前に診断されていなかったが，術中に切除などの処置をしたほうが良いと医学的に判断された時に，医師の判断に任せるのか，あるいは家族などの判断に任せるのかについても承諾を取っておくべきである．最近はほとんどの癌についての治療ガイドラインが出版されているので，それ

を提示しながら説明するのもよい．

4．手術の危険性

手術時に発生するかもしれない合併症は勿論のこと，手術後に発生の可能性のある合併症についても詳しく説明する．発生した合併症によって何らかの後遺症が発生したり，死に至る可能性がある場合にもその事実を隠すことなく説明すべきである．合併症の発生機序や頻度についても詳しく説明し，不必要に患者が不安を抱かないように気を配るべきである．患者が不安がることを恐れ，手術の危険性をあいまいに説明したり隠したりすることは，患者の人権の侵害に繋がるため避けるべきである．

5．手術による治療効果，術後の治療と予後

術後の生存率については患者や家族などの最も気がかりな点であり，手術を施行する施設の治療成績をはっきりと示すべきである．その施設の治療成績を提示できない場合は全国的な成績を参考に示すのも良い．治療成績の提示にはそれぞれの癌のstage毎の5年生存率や10年生存率を具体的に事実の通りに説明するのが望ましい．なお，個々の症例が再発するかどうかは誰にも予測できないため，外科医としてできる限りベストを尽くすことを伝える必要があることは言うまでもない．万一，患者が示された治療成績を受け入れられない場合は，その家族や近親者と相談しつつ時間をかけて対処するように心がけるが，インフォームド・コンセントの中心は患者本人であることを忘れてはならない．

術後の補助療法の必要性については，手術時の摘出標本の組織学的所見が明らかになってから決定し，改めてインフォームド・コンセントを得てから施行することを伝えておく．

6．手術によるデメリット

手術による発声困難，嚥下困難，運動障害，性機能障害，排便排尿障害などが予想される場合は，その理由と障害の程度についてできる限り詳しく説明して理解をしてもらった上で同意を得ておく必要がある．デメリットが不可逆的で重大である場合は，特に精神的なサポートが必要であり，看護師や精神科医だけでなく，家族やケースワーカーなどの援助を要請するのが望ましい．

7．術中に予期されない事態が発生した場合の処置

実際に手術を行なうと，術前には予測できなかった癌の他臓器浸潤や腹膜播種により，インフォームド・コンセントを行なった以上の手術を行なわないと癌を切除できない場合がある．また，病巣の完全な切除のために術前には予測できなかった大出血が起こり，それに対する止血のために予定外の侵襲を加えなければならない事態も起こりうる．現在の画像診断能には限界があるため，やむを得ず手術前の説明以上の侵襲を加えなければならない場合があることも丁寧に説明をした上で理解してもらい，納得を得ておく必要がある．

8．術後の合併症

術後に起こりうると予想される合併症について十分に説明して理解してもらうことは先に記した通りであるが，発生した合併症に対してどのような対策をとるかについても説明して同意を得ておく必要がある．例えば，術後肺炎を併発した場合の気管切開や人工呼吸器の使用，縫合不全や腹腔内膿瘍を併発した時のドレナージ術や人工肛門造設術は術前からある程

度予測できるため，十分説明して理解を得ておく必要がある．

9. 術後疼痛

手術を受けようとする患者のほとんどは初回手術であるため，術後の疼痛がどの程度の強さでいつまで続くのか不安である．そのため，硬膜外チューブの留置や鎮痛薬の使用によって疼痛を緩和することができることを説明する．積極的に鎮痛を行う方針を伝えて理解させることで患者は安心する．

10. 手術および術後経過の概略

ほとんどの癌患者は初回の手術であるため，手術室の様子や麻酔がかかるまでの様子を十分説明する必要がある．長時間の手術の場合は持続導尿されるために排尿の心配がないことも伝えておく．また，手術後にICU入室などのために病室が変わる場合には，前もってその部屋の様子を知らせておくのも有効である．最近はクリニカルパスが普及して術後管理の予定が画一化されているので，離床や食事再開の時期についても説明する．このように手術やその後の様子を理解することで，患者は安心して手術に臨むことができる．

11. 結語

医師が考える以上に，患者は近い将来自分がおかれる周術期の様子について理解していない場合が多く，多くの不安を抱えているものである．そのため，患者に十分理解させるには同じことを何度も説明したり，医師の真意が伝わっているかの確認をする必要がある．手術だけでなく周術期全体について十分説明し，理解を得た上で外科治療の同意を得る必要がある．医療行為が医療従事者と患者との契約によって成り立つ以上，いくら医学的に正しいと判断されても同意が得られない医療行為は許されないことを肝に銘ずる必要がある．患者や家族とのトラブルを避けるためではなく，患者に最適の治療を受ける機会を与えるのは医師の努めであり，そのためにも医療従事者と患者の双方が納得のいく十分なインフォームド・コンセントを行う必要がある．

B. 癌の告知

癌は過去に不治の病であったことから，癌の告知は医師から患者に対する一方的ないわゆ

表8-2 癌手術患者に対するインフォームド・コンセントの項目

1. 病状の説明
2. 手術の必要性
3. 手術の内容
4. 手術の危険性
5. 手術による治療効果，術後治療と予後
6. 手術によるデメリット
7. 術中に予期されないことが発生した場合の処置
8. 術後合併症
9. 術後の疼痛
10. 手術および術後経過の概略

る死の宣告であった．そのため，癌患者に対して正しい病名を告知しないことが多かった．しかし，患者に正しい病名を告知しないことは患者の人権の一種である治療の選択権を奪うことになり，許されるべきことではない．最近は抗癌剤による化学療法や放射線療法が進歩して癌の治療成績が向上したため癌は既に不治の病ではなくなったものの，抗癌剤や放射線療法の副作用のために命を落とすことも稀ではなくなった．そのため，手術は勿論のこと，化学療法や放射線療法についても丁寧に説明し，十分な理解を得たうえで使用に対する同意を得る必要がある．癌患者に的確な治療を行うためのインフォームド・コンセントを行うには癌の告知なしでは不可能である．一方では，癌の告知を行うと患者は精神的な衝撃を受けることも事実であり，患者が事実を真摯に受け止めて，最期まで心身ともに充実した生活を送れるように支援するのが医療従事者の努めである．

1. 癌告知における医師の役割

　癌の告知を受けた患者は精神的な強い衝撃を受けるため，絶望感に陥ることも多い．常に患者に寄り添い，身体的と精神的の両面で患者をサポートする覚悟が必要である．特に予後については患者は自暴自棄に陥る可能性があるため，予後を伝える場合には十分な配慮が必要である．癌の告知を行う際にはわかりやすい言葉を用いて医師の真意を正確に伝えることが必要である．決して絶望感を与えるようなことがあってはならない．また，患者の言葉をよく聞くことは重要であるが，患者は医師に言いにくいことを看護師などのコメディカルに伝えることもあるので，癌の告知をする時にはできる限り看護師を同席させることが望ましい．癌の告知は患者本人にとっても家族にとっても極めて重要でナイーブなことであるため，告知を行うときのプライバシーの確保は必須である．告知した医師が患者をしっかりとサポートする覚悟を持っていることを患者に伝えることが重要であるが，患者の精神状態が異常な場合や精神疾患の既往がある場合には，早めに精神科医に相談することも必要である．

2. 癌告知に対する家族の役割

　癌告知を受けた患者と最も長い時間を共有するのは家族であり，その精神的サポートの役割は大きい．そのため，今後予想される経過や予後を家族に正確に伝えて，医師とともに的確なサポートができるように指導する必要がある．本来は家族よりも患者本人に先に告知を行うべきであるが，家族が患者への告知を拒む場合もあり，そのような時には患者の人権を尊重するためにも，また，的確な治療を行うためにも患者への告知を勧めるべきであると考える．患者が病状の説明を希望しない者が家族の内にいる場合は，患者の希望通りその家族に説明をしないのは当然であるが，患者が希望する家族には病状説明などにはできる限り患者と同席できるように配慮することが必要である．また，医師の説明に対して患者本人だけでなく家族も感性が鋭くなっている場合が多いため，病状説明などを行うに当たっては慎重に言葉を選択し，わかりやすく誤解のないように最大限の注意を払うべきである．

9章

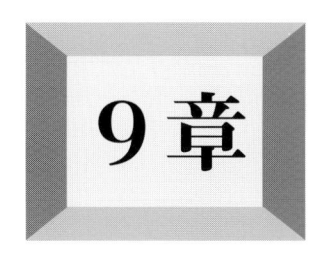

緩和ケア（緩和医療）

A. 緩和ケア（緩和医療）とは

　癌に対する手術，化学療法，放射線治療などにより，術後創部痛，嘔気・嘔吐，息苦しさ，倦怠感，末梢神経障害などの副作用が不可避的に生じる．また癌疼痛も，癌患者の60〜90％に認められる．これらのつらい身体症状を背景に，患者は不眠，不安，うつなどの精神症状を訴え，その家族を含めてQOLの極めて低下した闘病の日々を過ごすことになる．緩和ケアを，今もまだ"ターミナルケアや終末期医療"と同義と考える医師がいる．1989年のWHOの緩和ケアの定義では，「緩和ケアは治癒を目的とした治療に反応しなくなった疾患を持つ患者に対する積極的で全人的なケアである」とされ，確かにターミナルケアであった．しかし，1996年に米国癌治療学会は，「診断から死亡まで，癌治療に加えて苦痛緩和と心理的支援を行うことは癌治療医の責務である」と明言し，緩和ケアは診断時から行うべきとした．WHOも2002年に，「緩和ケアは延命を目的とした治療と共に，早期に適用され，QOLを向上させるのみならず，疾患の経過そのものにも良い影響を与える」として，さらに「生命に危険のある疾患を持つ患者およびその家族に対して，その診断から生命の終わりまで，かつ遺族ケアに至るまで行われる痛みをはじめとする諸症状の緩和とスピリチュアル，心理的なサポート」と定義し，家族ケアも緩和ケアに含めた．つまり患者とその家族の"癌"との闘いの過程で生じるすべての不快な症状，愁訴，精神的症状を癌治療の初期の段階から軽減・緩和することが"緩和ケア"である．"癌"の診断・治療・緩和ケアは"癌"治療を行う施設，医師，患者・家族にとっては，常に"三位一体"のものであり，いつでも，どこでも切れ目のない質の高い緩和ケアが受けられることが現在，必要とされている（図9-1）．

B. 癌疼痛

1. 癌疼痛の定義と分類

　痛みは，「実際に何らかの組織損傷が起こったとき，あるいはそのような損傷の際に表現されるような不快な感覚および感情体験」と定義される（国際疼痛学会用語委員会）．通常，急性痛と慢性痛に分けられるが，病態生理学的には，侵害受容性疼痛，神経傷害性疼痛，心

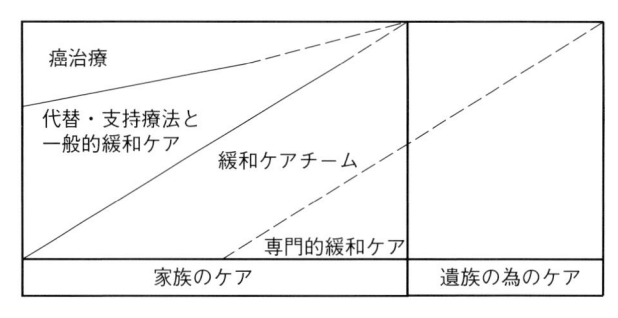

図9-1 本邦における現在の緩和ケアの考え方

　癌と診断されたときから始まり，患者とその家族に対して行われる癌疼痛をはじめとする諸症状の緩和と精神的，心理的，スピリチュアルなサポートのことである癌治療は，手術，化学療法，放射線療法を，一般的緩和ケアは癌治療医，病棟看護師らによるケアを，専門的緩和ケアは緩和ケアチームの介入もしくは緩和病棟，ホスピスでの緩和ケアを指す．緩和ケアチームはすべての経過で関わる．

因性疼痛に分類される．癌疼痛では臨床的，原因別に以下の3つに分類されることが多い[1]．
　①癌の増殖，転移，浸潤による痛み
　②手術や化学療法，放射線療法など，癌治療に伴う痛み
　③長期臥床による筋肉痛や帯状疱疹痛など，癌と直接関係のない痛み

2. 癌疼痛の特徴

　急性痛と慢性痛の両方の性格を併せ持つため"急性反復痛"と考えるのが良いとの意見（米国疼痛学会）もある．初期の段階における癌疼痛は，癌の進展，転移，浸潤に伴う炎症性の侵害受容性疼痛である．癌の進展と共に，脊髄や神経への浸潤や刺激により難治性の神経傷害性疼痛を生じることもある．まれには心因性疼痛を合併することもある．このため"癌疼痛"はこれらの痛みが混在することが多いとの前提での対処が必要となる[1]．

3. 癌疼痛の対策と治療

　鎮痛薬の選択はWHO三段階除痛ラダー（図9-2）を基本に行う[2]．初期の炎症による"癌疼痛"には，NSAIDsが理論的にも有効で，頓用使用ではなく定期，定時に投与する．次にモルヒネ，オキシコドン，フェンタニルなどのオピオイドを使用することになる．"癌疼痛"の鎮痛は段階的に行い，以下の第2目標までは早期に達成する必要がある．
　第1目標　痛みに妨げられず良眠が得られる．
　第2目標　ベッド上での安静時に耐えきれない痛みがない．
　第3目標　体動時にも痛みがない．
　また，癌疼痛を放置すると，①痛み刺激による免疫抑制，②痛みの悪循環の形成による痛みの悪化，③関連痛による痛みの拡がり，④神経傷害性疼痛の発生などが起こるため，早期からの適切な治療が重要である[3]-[5]．

4. 全人的苦痛　total pain

　確かに"癌疼痛"は癌患者にとりもっとも大きい苦痛である．しかし患者にとっての苦痛

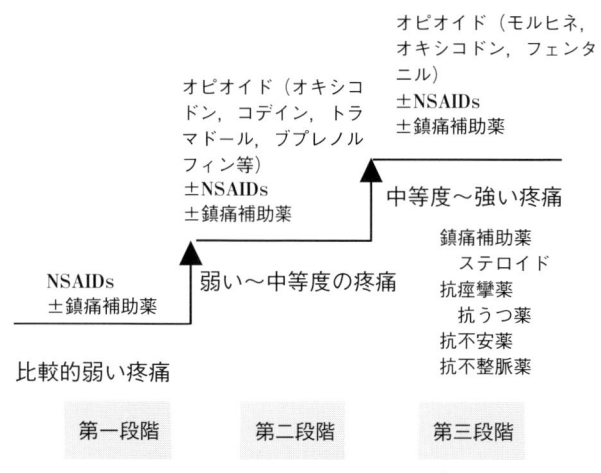

図 9-2　WHO 三段階除痛ラダー

は痛みだけではない．ホスピスの創始者とされる Cicey Saunders は，癌患者は痛みという身体的苦痛に加え，精神的，社会的，スピリチュアルな苦痛を併せ持つとして，"全人的苦痛（total pain）"という概念を提唱した[6]．全人的苦痛に対処するために緩和ケアチームなど多職種による総合的なケアが緩和ケアでは重要となる[7]（図 9-3）．

C. 緩和ケアチーム
1）緩和ケアチームの定義

特定の病棟を持たず，緩和ケアのコンサルテーションを行う多職種からなる専門チームのことをいう．医師，看護師，薬剤師，ソーシャルワーカー，理学・作業・音楽・芸術療法士，宗教家，ボランティアなどそれぞれの専門性をもったスタッフにより構成される．

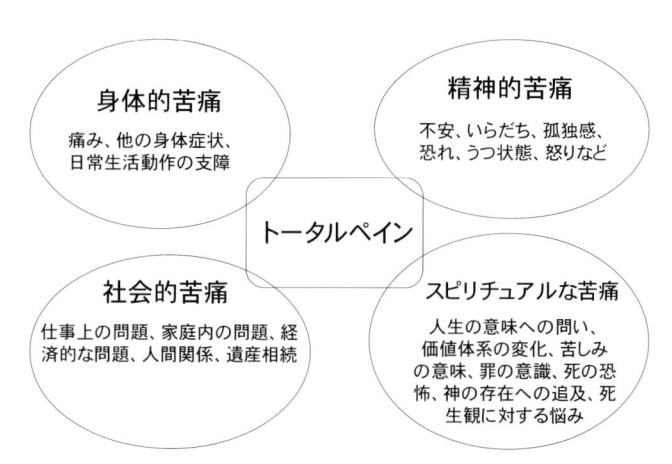

図 9-3　全人的苦痛（文献 6）より引用，一部改変）

癌患者の苦痛を身体的苦痛としてだけでなく，全人的苦痛（total pain）と理解して対処することが緩和ケアでは重要であり基本である．

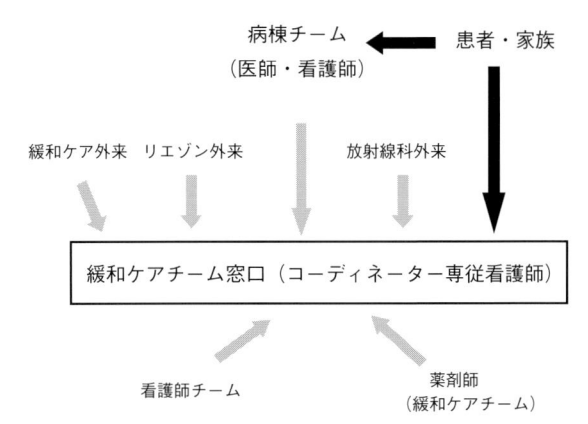

```
                    病棟チーム  ←──  患者・家族
                   （医師・看護師）         │
                         ↓                  │
  緩和ケア外来  リエゾン外来  放射線科外来   │
         ↓        ↓         ↓              ↓
      ┌─────────────────────────────────────┐
      │ 緩和ケアチーム窓口（コーディネーター専従看護師）│
      └─────────────────────────────────────┘
                   ↑              ↑
               看護師チーム      薬剤師
                             （緩和ケアチーム）
```

図9-4　患者・家族からの緩和ケアチームへのコンサルテーションの流れ

患者・家族は緩和ケアチームへのコンサルテーションを病棟の医師・看護師を通じて，もしくは直接にコンサルト出来る．関係する各部署からもいつでも緩和ケアチームへコンサルテーションができる．

2) 目的

入院患者を対象にコンサルテーションを行い，癌患者・家族に質の高い緩和ケアを提供することを一義とする．

3) 役割

①一般病棟における緩和ケアの質の向上　②地域の緩和ケアの質の向上　③院内外の緩和ケア教育　④地域緩和ケアネットワークとの連携　⑤担当医へのアドバイス　⑥病棟スタッフの精神的ケア　⑦コンサルテーションのコーディネート　⑧緩和ケアチームが正しく理解されるように情報提供　⑨鎮痛薬，鎮痛補助薬などに関する情報の把握と患者及び家族・医療スタッフへの情報提供　⑩薬剤の適正使用のチェックと教育，などが中心である．

患者・家族から緩和ケアチームへのコンサルテーションの流れの当院での実例を図9-4に示す．

D. まとめ

緩和ケアに関する上記の基本的な内容を研修医諸氏が理解され，本邦において，癌患者とその家族に質の高い"癌治療"と"緩和ケア"が，いつでもどこでも享受できるようになることを切望する．

＜参考文献＞

1) 細川豊史：19. 侵害受容性疼痛，20. 神経障害性疼痛，21. 心因性疼痛，22. 慢性疼痛，23. がん疼痛．疼痛の概念が変わった―新キーワード100＋α―，編書；小川節郎，真興交易医書出版部，2008：50-59.
2) World Health Organization (2nd ed)：Cancer Pain Relief. Geneva, WHO, 1996.
3) 細川豊史：特集：「がん疼痛管理・再考」―がん疼痛の評価と治療・管理の実際―．軽度の痛みに対するNSAIDsの種類と進歩．Progress in Medicine26 (10)：35-40　2006. 10.
4) 細川豊史：がん疼痛緩和ケアと医療用麻薬（オピオイド）の上手な使い方．厚生労働省「がん疼痛緩和と医療

用麻薬適正使用推進のための講習会」テキスト：2-21，2009．
5) 細川豊史ほか：特集「オピオイド製剤とがん性疼痛マネジメント」，タイトレーションによる疼痛コントロール，薬局 56（2）：1393-1399，2005．
6) Saunders C. Introduction. In : Saunders C, Sykes N (eds), The management of Terminal Malignant disease. London : Edward Arnold. 1993 : 1-14.
7) 恒藤　暁：最新緩和医療学，恒藤　暁，編著，最新医学社　1999：7．

索　引

あ

悪性貧血（胃切除後）　131
アシドーシス，呼吸性　82, 84
　　　　　，代謝性　83, 84
アナフィラキシー　65
アルカローシス　82
　　　　，呼吸性　82, 83, 84
　　　　，代謝性　82, 84, 85
アルドステロン症，原発性
　　　154
アレルギー　8
アレルギー性肺炎　56

い

胃潰瘍　113
胃十二指腸潰瘍　45
胃切除術　128
一秒率（FEV$_{1.0}$%）　4
一回換気量　252
一般血液検査　4
胃内容排出遅延　152
医療従事者用クリニカルパス
　シート　20
イレウス　47, 78, 130
　　，機械的　79
　　，痙攣性　47
　　，絞扼性　47, 78, 138
　　，術後機械的　78
　　，単純性　79
　　，複雑性　78
　　，閉塞性　47
　　，麻痺性　47, 79, 130, 138
　　，癒着性　130, 138
　検査　80
　分類　47

　分類と原因　79
インフォームド・コンセントと
　癌の告知　255
インフォームド・コンセントの
　項目　258

う

うっ血性心不全　120, 122
ウロダイナミック検査　87

え

栄養・電解質の管理（高齢者）
　　　14
栄養管理（術前）　9
栄養状態の評価　3
栄養療法（術前）　9
腋窩郭清術　164
炎症性乳癌　157
エンドトキシン血症　91

お

横隔神経麻痺　111, 122
横隔膜下膿瘍（胃切除）　129
横隔膜損傷　40
横隔膜ヘルニア　195
　　　　，先天性　195

か

潰瘍性大腸炎　47
外傷性血気胸　40
喀痰検査　52
下肢塞栓症　117
仮性大動脈瘤　44
画像診断　8

肩関節運動障害　167
褐色細胞腫　156
カットダウン法　241
合併疾患と術前管理　23
下部直腸癌　143
肝逸脱酵素　5
肝機能検査　5
肝硬変　27
　術前の検査　27
間質性肺炎　52, 56, 58
　急性憎悪　109
患者・家族用クリニカルパス
　シート　21
肝障害　113
肝障害および肝不全の検査　75
環状筋層切開法　194
肝切除術　146
　　，術後肝不全　147
感染症心内膜炎　41
完全静脈栄養法　10
感染性心内膜炎の手術適応　41
感染性肺炎　56
感染性粉瘤　157
完全静脈栄養　81
肝臓移植　182
　合併症と対策　186
　灌流と保存　183
　拒絶反応治療　187
　術後管理　184
　術前管理　183
　摘出手術　182
　免疫抑制薬の主な副作用
　　　185
　免疫抑制療法　185
癌疼痛　261
肝庇護療法　27
肝負荷試験（肝予備能）　6
肝分泌酵素　6

索　引　267

索引

緩和医療	261
緩和ケア	261
緩和ケアチーム	263

き

機械的肺炎	56
気管支瘻	109
気管支喘息	52
気管支肺炎	56
気管食道瘻再開通	193
気管軟化症	193
気胸	59, 120
吃逆	71
原因および原因となる疾患	70
処置	71
機能的イレウス	79
機能的根治手術	119
機能的端々吻合	136, 142
逆流性食道炎	132
急性胃拡張	71
検査および処置	71
急性胃粘膜病変	148
急性化膿性胆道炎	27
急性肝炎	27
手術適応	27
術前検査	27
急性冠症候群	42
急性呼吸促迫症候群	106, 109
急性心筋梗塞	42
急性腎不全	86
透析適応基準	87
急性膵炎	77
基本的治療方針	77
治療	76
急性胆囊炎	75
検査と処置	76
分類	75
急性虫垂炎	17
急性膿胸	39
急性肺障害	109
急性溶血反応	97
胸郭動揺	40
胸腔鏡手術	214
気胸	217
肺癌	218
胸腔ドレーンの挿入と管理	248
胸腔内合併症	107
鏡視下手術	214
胸水	121, 124, 148
胸水貯留	60
胸部X線検査	4, 52, 64
局所麻酔	17
局所麻酔薬	99
虚血性心疾患	11, 14, 42
虚血性大腸炎	46
緊急CABGの対象となるACS症例	42
緊急手術のタイミング	39
禁断症状	102
緊張性気胸	59, 65

く

空腸・回腸閉鎖（狭窄）症，先天性	199
グラフト摘出と保存	182
グラフトの種類	182
グラム陽性球菌	57
クリニカルパス	19
クレアチニンクリアランス	6
クレアチニンクリアランス値（Ccr）	35
クローン病	46

け

経管栄養法	9
経口栄養法	9
経食道的胃瘻	81
経腸栄養（術前）	9
頸動脈内膜剥離術	112
経鼻カニューラ	251
経皮的心肺補助循環法	42
経皮的補助循環装置	62
痙攣性イレウス	47
血液ガス検査（ショック）	64
血液凝固機能異常	37
術前検査	37
術前の補充療法	37
血管穿刺カニューレーション	241
血胸	60, 108
血漿中コルチゾル濃度	32
血小板	4
血清アルブミン値	3
血清クレアチニン	6
血清蛋白分画	5
血中尿素窒素（BUN）	7
血中ヘモグロビン値	3
ケトアシドーシス，糖尿病性	85
検尿一般	8
原発性アルドステロン症	154

こ

降下性壊死性縦隔洞炎	40
高カリウム血症	7
高血圧	14, 25, 67
甲状腺機能亢進症	31
術前術後処置	31
甲状腺機能障害	29, 31
術前検査	31
甲状腺機能低下症	32
術前術後処置	32
甲状腺ホルモンT3	31
甲状腺ホルモンT4	31
抗生物質の抗菌作用時間	57
抗生物質の予防的全身投与	93
高炭酸血症	82
高度進行性胃癌	128
広背筋脂肪弁充填術	166
高頻度振動換気法	195
後負荷（ショック）	63
硬膜外麻酔	17, 99
肛門温存直腸切除術後の合併症	144
肛門腟前庭瘻	206
肛門皮膚瘻	206
絞扼性イレウス	

索　引　*269*

	47, 78, 138, 140	左心低形成症候群	119	術後疼痛・鎮静管理	99
高齢者の術前管理	14	酸塩基平衡異常	82	術後肺高血圧発作	124
誤嚥性肺炎	56	治療	84	術式別にみた術後合併症と対策	
呼気終末陽圧	252	病態と診断	82		105
呼吸管理（術前）	11	病態を考えうる疾患	82	術前管理	9
呼吸管理（新生児）	12	酸塩基平衡障害	82	高齢者	14
呼吸器外科	39	残気量	5	新生児	12
外傷に対する緊急手術	40	酸素化の程度	252	妊娠時	17
自覚症状と理学（他覚）所		酸素投与法	251	術前検査とその評価	1
見	51	酸素マスク	251	術前における手術創感染のリス	
手術後合併症に対する緊急		三尖弁閉鎖症	119	ク	93
手術	39			術前に検討する必須項目	8
重症感染症に対する緊急手		**し**		術野出血（胃切除）	128
術	40			腫瘍切除術	165
呼吸器合併症	23, 51	耳下腺管	68	純型肺動脈閉鎖症	119
胸部検査	55	糸球体機能検査	6	循環管理（術前）	10
術後管理	55	視診	1	循環器合併症	25
術前の処置	53	持続的血液濾過透析	74	食道切除	127
術前の評価と対策	51	脂肪壊死	166	術前検査	25
呼吸器系の管理（高齢者）	15	射精障害	143	循環器疾患の管理（高齢者）	14
呼吸器手術	105	しゃっくり	71	循環機能検査	5, 8
呼吸機能	8	縦隔洞炎	117	消化管出血	68, 148
評価	52	周術期管理	183	原因	69
呼吸機能検査	4	周術期のステロイド補充療法		治療	70
呼吸性アシドーシス	82, 84		33	消化器悪性腫瘍	18
呼吸性アルカローシス		十二指腸閉鎖（狭窄）症，先天		消化器外科	45
	82, 83, 84	性	198	消化器系合併症	26, 68
呼吸不全	115	手術施行時期と妊娠の継続	17	術後肝障害と術後肝不全	
骨異常（胃切除後）	132	出血	39		74
骨髄穿刺法	242	胃切除	128	術後の管理の要点	28
骨盤死腔炎	144	出血部位検索のための検査	69	縫合不全に対する再手術	
コレステロール結石	17	術後イレウス	78		73
		術後合併症と対策	51	縫合不全の検査と治療	74
さ		術後肝障害の原因	75	縫合不全の原因	72
		術後機械的イレウス	78	消化器手術	126
細菌性肺炎	56	術後気管支断端瘻	39	消化吸収障害（胃切除後）	131
採血	8	術後耳下腺炎	68	消化性潰瘍	148
最小発育阻止濃度	57	検査・予防・治療	68	対策	26
臍帯ヘルニア	196	術後膵炎	77	上肢リンパ浮腫	167
鎖肛	205	胃切除術	130	小腸切除術	132
排便管理	206	術後精神障害	102	吻合部狭窄	133
病型分類	206	術後性腎不全	86	小児外科	48
術後の尿瘻	208	術後鎮静	100	緊急手術を行うべき疾患	
術後の排便訓練	208	術後低血圧の原因と対策	122		48

270 索　　引

手術まで多少の時間的余裕がある疾患	48	人工肛門	137	腎不全の術前処置と留意点	35
全身管理を行ってから行うべき疾患	49	人工肛門合併症	145	腎門部の剥離	172
直ちに緊急手術を行うべき疾患	48	人工肛門造設術の合併症	145		
		人工呼吸器の作動方式	252	**す**	
小児外科手術	192	従圧式	252		
呼吸器合併症	192	従量式	252	膵液瘻	130, 149
術後 GER	193	心室細動	62	定義	149
術後合併症	192	心収縮力（ショック）	63	水胸	60
吻合部狭窄	193	腎髄質機能検査	7	膵消化管吻合部縫合不全	150
縫合不全	192	心静止	62	膵臓移植	187
小児の術前管理	12	新生児	12	拒絶反応の診断，治療	189
小児の腎移植	175	呼吸管理	12	血糖の制御	189
小児腹腔鏡下手術	231	術前管理	12	抗凝固療法	189
上部消化管出血に対する内視鏡的治療法	69	循環管理	12	適応基準	187
		体温管理	12	免疫抑制療法	189
情報ドレーン	249	新生児横隔膜ヘルニア	48	膵臓移植に特有の手術合併症	190
静脈栄養（術前）	10	新生児遷延性肺高血圧	195	膵臓同時移植	188
触診	1	新生児特有の呼吸管理	12	膵単独移植	188
食道・胃静脈瘤	148	真性大動脈瘤	44	膵頭十二指腸切除術	149
食道潰瘍	45	心臓・血管系合併症	62	ステレオガイド下組織吸引生検	160
食道癌	126	心臓・大血管手術	115		
食道静脈瘤	45	腎臓移植	170	ステロイド長期投与	32
食道切除術	126	腎臓移植手術	173	術前検査	32
食道穿孔	45	悪性腫瘍	181	術前処置	33
食道破裂	45	肝障害	181	スパイロメトリー	4
食道閉鎖症，先天性	192	高脂血症	181		
ショック	62, 64	免疫抑制療法	177	**せ**	
徐脈性不整脈	11	レシピエント手術	174		
腎，尿管の剥離	171	レシピエントの術前準備	173	生食バッグ挿入術	166
腎・尿路系合併症	86	心臓血管外科	41	セカンド・ルック手術	118
腎移植後膵移植	188	心臓手術後の合併症	115	線維腺腫	157
腎移植手術手技	173	心臓脱	111	全血輸血	98
新犬山分類	28	腎臓摘出と保存	170	穿孔性腹膜炎	48
心エコー（ショック）	63	心タンポナーデ	66, 122	仙骨ブロック	99
腎機能検査	6	ショック	63	センチネルリンパ節生検術	163
腎機能障害	34	心停止	62	先天性横隔膜ヘルニア	195
術前検査	34	腎摘出と灌流	172	術後合併症	195
真菌感染症	96	心電図（ショック）	64	先天性空腸・回腸閉鎖（狭窄）症	199
心筋梗塞	65, 112	腎毒性	179	先天性十二指腸閉鎖（狭窄）症	198
心筋梗塞後の機械的合併症	42	心肺蘇生	62	先天性食道閉鎖症	192
神経芽腫	211	手順	62	術後合併症	192
術後合併症	211	心拍数（ショック）	63		
		心不全	15, 25, 112, 117		

先天性心疾患	119	
根治術後合併症と対策	123	
姑息術後合併症と対策	119	
全乳腺切除術	165	
前負荷（ショック）	63	
せん妄	102	

そ

創感染	113
予防	94
臓器移植手術	170
創部のMRSA	95
鼠径ヘルニア	236
小児	236
乳児	208

た

体温管理（新生児）	12
体外式膜型人工肺	195
代謝性アシドーシス	83, 84
代謝性アルカローシス	82, 84, 85
代謝性合併症	82
体重減少	3
大腸切除術	135
腹腔内感染症	139
術後イレウス	138
術後出血の対策	138
腹腔内感染症の対策	141
腹壁創感染症	141
腹壁創感染の予防策	141
吻合部狭窄	142
吻合部出血	141
合併症	135
耐糖能低下	149
大動脈解離	43, 117
逆行性解離	44
血栓閉塞型	44
大動脈バルーンパンピング	42
大動脈瘤	43
大動脈瘤の手術	117
体-肺動脈短絡手術	119

大葉性肺炎	56
大量輸血	98
脱水症の分類	34
胆汁瘻	146
単純性イレウス	79
複雑性イレウスの相違	80
胆石症	17
胆石性膵炎における胆道結石に対する治療	78
短腸症候群	133
胆道系酵素	6
胆嚢炎	17
胃切除	130
蛋白合成能	5
ダンピング症候群（胃切除後）	131

ち

遅発性溶血反応	97
中心静脈カテーテル	245
中心静脈路の確保	10
虫垂炎	46
，壊疽性	46
，カタル性	46
，蜂巣炎性	46
超音波下吸引組織生検	160
超音波下穿刺吸引細胞診	160
超音波下針生検	160
腸管壊死	78, 116
腸管虚血	118
腸管血流障害（小腸切除）	133
腸管麻痺	99
腸骨鼠径神経ブロック	99
腸重積症	201
聴診	2
ショック	64
腸閉塞	78
直腸肛門奇形	205
小児	234
治療的ドレーン	250
鎮静薬	101
鎮痛薬	100

索　引　*271*

て

低栄養	79
低栄養状態	3
低カルシウム血症	98
低酸素血症	119, 123
低心拍出症候群	115
低炭酸ガス血症	12
低炭酸血症	83
鉄欠乏性貧血	3
胃切除後	131
電解質	7

と

透析療法	86
糖尿病	29
術前検査	29
重症度と術前評価	29
糖尿病性ケトアシドーシス	85
動脈管依存性心疾患	12
動脈血液ガス分析	4
動脈硬化症	117
動脈ラインの穿刺部分	243
特発性間質性肺炎	58
特発性食道破裂	45

な

内視鏡補助下移植用腎採取術	170
内分泌・乳腺手術	153
難治性瘻孔	144
原因と治療	145

に

乳癌	18, 157
化学療法	168
検査	157
術後化学療法	168
術後放射線治療	169
術前化学療法	167

診断	157			板状無気肺	105
組織診断	159	**の**			
タイプ分類	162	濃厚赤血球輸血	98	**ひ**	
転移診断	161	膿胸	60, 108	皮下気腫	107
広がり診断	160	脳梗塞	112, 116	皮下ドレーンによるドレナージ	
補助ホルモン療法	168				94
乳管腺葉区域切除術	165	**は**		肥厚性幽門狭窄症	
乳管内乳頭腫	157	肺炎	39, 56, 105	小児	232
乳児鼠径ヘルニア	208	肺炎桿菌	57, 105	乳児	200
消化管の損傷	209	肺炎球菌	57	非侵襲的陽圧換気法	253
精巣動静脈の損傷	208	肺合併症	105	泌尿器疾患の管理（高齢者）	15
腸骨鼠径神経の損傷	208	食道切除後	126	非乏尿性急性腎不全	86
膀胱の損傷	209	肺活量	4	非閉塞性腸管膜虚血	133
輸精管の損傷	209	肺癌	109	皮弁壊死	166
卵管の損傷	209	肺気腫	52, 59	肥満	3, 29, 30
乳児肥厚性幽門狭窄症	200	肺虚脱	59	術後の注意点	31
乳腺炎	157	肺血管抵抗減少因子	123	術前検査	30
乳腺手術	157	肺血管抵抗増加因子	123	術前処置と術後管理	30
乳腺腫瘍に対する術式の適応		敗血症	65	標準体重法	30
	163	肺血流増加型心疾患	124	非溶血性免疫反応	97
乳腺嚢胞	157	肺血流低下型心疾患	124	ビリルビン代謝	5
乳腺膿瘍	157	術後	119	ヒルシュスプルング病	202
乳び胸	60, 108, 121	肺高血圧，新生児遷延性	195	術後早期の合併症と対策	
乳房円状部分切除術	165	肺梗塞	65		203
乳房切除術	165	肺挫傷	40	腸炎	203
乳房のしこり	157	肺出血	121	貧血	4
乳房の症状と疾患	158	肺循環不全	124	頻拍性不整脈	11
乳房部分切除術	165	肺水腫	106		
乳幼児・学童, 術前管理	13	肺切除術	105	**ふ**	
尿細管機能検査	7	肺線維症	52	腹壁破裂	48
尿中クレアチニン排泄量	3	肺動脈血栓塞栓症	110	腹腔鏡下手術	220
尿濃縮試験	7	肺動脈絞扼術	122	胃癌	224
尿瘻, 鎖肛術後の	208	肺嚢胞	59	食道癌	223
尿路感染	88	排便機能障害	144	胆嚢疾患	229
妊娠時の外科手術	17	排便訓練, 鎖肛術後の	208	小児	231
妊娠時の術前管理	17	肺胞瘻	107	成人	220
妊娠時の特異性	17	肺葉軸捻転	111	大腸癌	226
妊娠時の麻酔	17	播種性血管内凝固症候群	89	腹腔ドレーンの挿入と管理	249
認知症	102	白血球数	4	腹腔内膿瘍	148
		破裂性臍帯ヘルニア	48	複雑性イレウス	78
ね		反回神経麻痺	112, 122	副腎機能検査	33
捻髪音	58	食道切除	127	副腎腫瘍の術前・術中・術後管	
粘膜外幽門筋層切開術	200				

理	154	
副腎摘出術	153	
腹水	148	
腹壁破裂	196	
不整脈	15, 66, 112, 115, 125	
プロトロンビン時間	5	
吻合部狭窄（胃切除術）	129	
原因	143	
対応	143	
吻合部出血（胃切除）	128	

へ

閉塞性イレウス	47
閉塞性黄疸	27
術前処置	28
ベッドサイド処置法	239
ヘパプラスチンテスト	5
ベンチュリーマスク	251
弁膜症	41

ほ

膀胱・性機能障害	143
勃起障害	143

ま

麻酔法の選択	53
末梢血液像	30
末梢血管抵抗	65
末梢静脈栄養	10, 224
末梢静脈穿刺法	239
末梢挿入中心静脈カテーテル	247
末梢動脈塞栓症	117
麻痺性イレウス	47, 79, 130, 138
治療	139
麻薬性鎮痛薬	99
慢性肝炎	27
肝硬変患者の手術適応	28
術前の検査	27
慢性閉塞性肺疾患	15, 56
マンモグラフィ	158
マンモトーム	160

み

未熟児網膜症	12
水と電解質異常	34
術前の検査	34
術前の処置と術後の留意点	34

む

無気肺	58, 105, 121

め

免疫抑制療法のプロトコール	185

も

盲管	134
盲管症候群	134
問診	1

や

薬剤性肺炎	56

索　引　*273*

ゆ

遊離真皮脂肪弁充填術	166
輸液管理（術前）	11
輸液ルートの確保	239
輸血の副作用	97
感染	97
凝固異常	98
クエン酸中毒	98
低体温	98
癒着性イレウス	130, 138
癒着性腸閉塞	134
輸入脚症候群	131

よ

葉状腫瘍	157
溶血反応	97

り

リザーバー付き酸素マスク	251
両側性肺動脈絞扼術	122
両方向性 Glenn 手術	119
緑膿菌	57, 105
リンパ液貯留	167

ろ

肋骨骨折	40

わ

腕神経叢障害	111

A

A-aDO$_2$ 4
ACS：acute coronary syndrome 42
ACT：activated clotting time 116
ACTH 刺激試験 32
activated clotting time (ACT) 116
acute coronary syndrome (ACS) 42
acute lung injury (ALI) 109
acute respiratory distress syndrome (ARDS) 106, 109
air leak 107
alanine aminotransferase (ALT) 5
ALI：acute lung injury 109
alkaline phosphatase (ALP) 6
ALP：alkaline phosphatase 6
ALT：alanine aminotransferase 5
anesthesia mumps 68
ano-cutaneous fistula 206
ano-vestibular fistula 206
ARDS：acute respiratory distress syndrome 106, 109
aspartate aminotransferase (AST) 5
AST：aspartate aminotransferase 5
atelectasis 58, 105

B

barotrauma 59
BCPS：bidirectional cavopulmonary shunt 119
BCPS 術後血行動態 120
bidirectional cavopulmonary shunt (BCPS) 119
bilateral PA banding 122

BKV 180
BK ウイルス腎症 180
Blalock-Taussing shunt 手術 119
blind loop 134
blind loop syndrome 134
Bochdalek 孔ヘルニア 48, 195
bronchial fistula 109
BT shunt 119
BUN（血中尿素窒素） 7
butterfly shadow 106

C

cardiac arrest 62
cardiac standstill 62
cardiopulmonary resuscitation (CPR) 62
carotid endarterectomy (CEA) 112
catarrhalis 46
CEA：carotid endarterectomy 112
central venous catheter (CVC) 245
ChE：cholinesterase 6
cholinesterase (ChE) 6
chylothorax 108
CMV 感染症 180
COPD 15
covering colostomy or ileostomy 137
CPR：cardiopulmonary resuscitation 62
Cushing 症候群 155
CVC：central venous catheter 245
cytomegalovirus 180

D

Delayed primary closure 94, 95
delle 157

descending necrotizing mediastinitis (DNM) 40
DIC：disseminated intravascular coagulopathy 89
DIC 患者の術前処置 38
DIC の診断基準 90
DIC の治療 92
dimpling 157
discoid atelectasis 105
disseminated intravascular coagulopathy (DIC) 89
DNM：descending necrotizing mediastinitis 40
double bubble sign 71
double stapling technique (DST) 136, 141
DST：double stapling technique 136, 141
DST 吻合 136

E

ECMO：extracorporeal membrane oxygenation 195
expander 挿入術 166
extracorporeal membrane oxygenation (ECMO) 195

F

F$_1$O$_2$ 4
FAD：focal asymmetric density 159
FEEA：functional end to end anastomosis 136, 142
fine crackle 58
Fishberg 尿濃縮試験 7
flail chest 40
focal asymmetric density (FAD) 159
Fontan 循環 124
Fontan 手術 119
freeT3 31
freeT4 31

functional end to end anastomosis (FEEA)	136

G

gangrenous	46
GVHD	97

H

hemothorax	108
HFO：hight frequency oscillation	195
hight frequency oscillation (HFO)	195
HPT	5
Hugh-Jones 分類	52
hypercapnia	82
hyperventilation shock	84
hypocapnia	83

I

IAA：ileo-analanastomosis	205
ICG：indocyanine green	6
ICG 試験	6
ideopathic interstitial pneumonia (IIP)	58
IE：infective endocarditis	41
IIP：ideopathic interstitial pneumonia	58
ileo-analanastomosis (IAA)	205
indocyanine green (ICG)	6
infective endocarditis (IE)	41
information drain	249

K

Klebsiella pneumoniae	57, 105

L

LAP：leucine aminopeptidase	6
LCAT：lecithin-cholesterol acyltransferase	6
lecithin-cholesterol acyltransferase (LCAT)	6
leucine aminopeptidase (LAP)	6
Livaditis 法	194
LOS：low cardiac output syndrome	115
low cardiac output syndrome (LOS)	115

M

Martin 手術	205
Martin 変法の合併症	205
microdochectomy	165
MRSA	57
MRSA 感染症	94
MRSA 腸炎	95
MRSA 腸炎のリスク	96
MRSA 肺炎	95

N

NOMI：non obstructive mesenteric ischemia	133
non obstructive mesenteric ischemia (NOMI)	133
noninvasive positive pressure ventilation (NPPV)	253
NPPV：noninvasive positive pressure ventilation	253
NYHA 分類	15

O

oral feeding	9

P

PA banding	122
PAE：post antibiotic effect	57
PAK：pancreas after kidney transplantation	188
pancreas after kidney transplantation (PAK)	188
pancreas transplantation alone (PTA)	188
patient controlled analgesia pump	99
PCA ポンプ	99
PCO_2 の上昇	4
PCPS：percutaneous cardiopulmonary support	62
PEEP	252
PEG：percutanous endoscopic gastrostomy	81
PEJ：percutaneous endoscopic jejunostomy	81
percutaneous cardiopulmonary support (PCPS)	62
percutaneous endoscopic jejunostomy (PEJ)	81
percutaneous transesophageal gastro-tubing (PTEG)	81
percutanous endoscopic gastrostomy (PEG)	81
peripheral parenteral nutrition (PPN)	10, 81
peripherally inserted central catheter (PICC)	247
persistent pulmonary hypertension of newborn (PPHN)	195
PH crisis	124
phenolsulfonphthalein (PSP)	7
phlegmonous	46
PICC：peripherally inserted central catheter	247
pleural effusion	60
pneumonia	56, 105
pneumothorax	59
PO_2 の低下	4
post antibiotic effect (PAE)	57
PPHN：persistent pulmonary hypertension of newborn	

	195	
PPN：peripheral parenteral nutrition 10, 81	spiral myotomy 法 194	tension pneumothorax 59
Pseudomonas aeruginosa 57, 105	SPK：simultaneous pancreas-kidney transplantation 188	therapeutic drain 250
PSP：phenolsulfonphthalein 7	simultaneous pancreas-kidney transplantation (SPK) 188	time above MIC (TAM) 57
PSP 試験 7	Stanford 分類 A 型 43	total parenteral nutrition (TPN) 10, 81
PT 5	Stanford 分類 B 型 43	TPN：total parenteral nutrition 10, 81
PTA：pancreas transplantation alone 188	Staphylococcus aureus 57	TPN 処方 10
PTEG：percutaneous transesophageal gastro-tubing 81	STEMI 42	TSH 31
pulmonary edema 106	Stensen 管 68	tube feeding 9
pyothorax 108	Streptococcus pneumoniae 57	
	subcutaneous emphysema 107	**V**
R	surgical site infection 113	Vater 乳頭 198
Ramstedt 手術 200	SVR：systemic vascular resistance 65	ventricular fibrillation 62
	systemic vascular resistance (SVR) 65	**W**
S		Wangensteen-Rice の倒立像 205, 207
Soave 法 205	**T**	Wingspread の分類 206
	TAM：time above MIC 57	

外科周術期マニュアル

2010年6月1日　第1版第1刷発行《検印省略》

編　集	岩井直躬　　IWAI, Naomi
	大辻英吾　　OHTSUJI, Eigo
発行者	市井輝和
発行所	株式会社金芳堂
	〒606-8425 京都市左京区鹿ヶ谷西寺ノ前町34番地
	振替　01030-1-15605
	電話　075-751-1111(代)
	http://www.kinpodo-pub.co.jp
印　刷	共同印刷工業株式会社
製　本	新日本製本株式会社

ⓒ 岩井直躬，大辻英吾，金芳堂，2010
落丁・乱丁本は直接小社へお送りください．お取替え致します．

Printed in Japan
ISBN978-4-7653-1436-7

JCOPY ＜(社)出版者著作権管理機構　委託出版物＞

本書の無断複写は著作権法上での例外を除き禁じられています．複写される場合は，その都度事前に，(社)出版者著作権管理機構(電話 03-3513-6969，FAX 03-3513-6979，e-mail: info@jcopy.or.jp)の許諾を得てください．